中医火神派名家之『华山论剑』

卢崇汉 李可 吴荣祖 刘力红 著

扶阳论坛

（增补版）

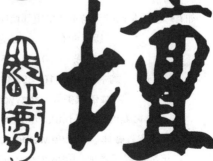

中国中医药出版社 北京

图书在版编目（CIP）数据

扶阳论坛. 1 / 卢崇汉等著. —增补版. —北京：中国中医药出版社，2016.4（2023.5重印）
ISBN 978-7-5132-3201-2

Ⅰ.①扶⋯　Ⅱ.①卢⋯　Ⅲ.①中国医药学–文集　Ⅳ.①R2-53

中国版本图书馆CIP数据核字（2016）第039392号

中国中医药出版社出版
北京经济技术开发区科创十三街31号院二区8号楼
邮政编码 100176
传真 010-64405721
山东华立印务有限公司印刷
各地新华书店经销
*
开本 787×1092　1/16　印张 16　字数 232千字
2016年4月第1版　2023年5月第5次印刷
书　号 ISBN 978-7-5132-3201-2
*
定价 48.00元
网址 www.cptcm.com

首届扶阳论坛记

　　中医之理论博大精深，中医之著述浩若烟海，究其旨归，不过阴阳而已。故《黄帝内经》(以下简称《内经》)有"阴阳者，天地之道也，万物之纲纪，变化之父母，生杀之本始"之说。阴阳固以和谐平衡为要，然何以和之？何以平之？历代所见不尽相同。有补之使和，补之使平者；有泻之使和，泻之使平者；有清之使和，清之使平者；有温之使和，温之使平者；亦有调其中，而使和平者。中医之历史，各家之学说，大抵赖此而生成。近几十年来，由于诸多因素之影响，中医之各学派研究逐渐退位，代之以教材一统天下。教材虽涉百家，然多流于泛泛。学问之道，首务专深，故有一门深入之法。以一门能够深入，方堪通于百家也。是以鼓励各家深入，扶持学派发展，实乃当今中医学术之大事要事。有鉴于斯，藉"泛中医论坛·思考中医2007"召开之际，蒙各大家及学界内外各同仁之支持，尤蒙世界华人协会之襄助，于2007年冬至日在广西首府南宁举办了"首届扶阳论坛"。论坛之圆满成功，使扶阳学派之研究应用得到了初步之推动与昌明。

　　中医学之重阳、扶阳思想源自《周易》《内经》，并于张仲景之《伤寒杂病论》中得到充分体现。张仲景以降，此一思想虽延绵不绝，然或损或益，或偏于理上一得之解，或限于临证一方之用，终未能成体系之学。及至晚清，邛州郑寿全出，始将此一思想之来龙去脉及临床运用之层层次第揭露无遗。若于学派言，殆此乃得构成。郑氏之学，卢氏等继之，是方有今之扶阳学派云尔。此次论坛，得卢崇汉、李可、吴荣祖诸扶阳大家光临，畅谈心法，与会大众欢喜踊跃，叹未曾有。更为可庆者，中国中医药出版社之王国辰社长、张立军编辑亲临论坛，为使各大家之宝贵心法惠及更多有缘，乃不辞辛劳，组织力量，将此次论坛之语音进行编辑转录，复经各老之斟酌补益，而成是书。书将付梓，国辰社长索序于末学，末学浅陋，何敢言序，但将其中大事因缘记之耳。

刘力红

戊子仲夏吉日记于南宁青山

出版说明

扶阳之火，照耀中医师承之路

——我们为什么推出《扶阳论坛》系列图书

随着《扶阳讲记》和《扶阳论坛》系列图书的出版，我们和全国广大中医同仁们一起见证了"扶阳学派"从一枝独秀到百花齐放的全过程。扶阳学派作为中医各家学说中具有独到理论、临床实效的学说，已经受到越来越多中医同仁的关注和喜爱。

扶阳学派，也为中医的教育和传承开辟了一条新道路。传统的师承教育往往是"手把手""一对一"的形式，即一位名老中医通常只能培育十多位骨干弟子，而没有精力亲自培养上百、上千名嫡传弟子。而扶阳学派则打破传统师承受教范围过窄的流弊，通过"系列图书""年度论坛"的开放方式，让千名、万名医界读者直接受益。

特别是近年来每年一度的学术论坛，由扶阳大家亲临论坛，讲解临床体悟，解答听众疑问。卢崇汉、李可、吴荣祖、刘力红、唐农等中医临床名家汇聚一堂，言传身教，堪称中医师承的年度盛会。

《扶阳论坛》系列图书"完全现场实录"的鲜明特色，让无暇参会的广大中医同仁、中医爱好者也能够感受完整真实的"实录现场"。但正因为《扶阳论坛》系列图书"完全现场实录"的特色，书中不可避免地存在表述不够严谨之处。同时，既然名为"论坛"，也必然存在每个主讲人的观点会引起仁者见仁、智者见智的争鸣。我社本着开放、包容的态度来出版这些图书，目的也是为了贯彻"百家争鸣，百花齐放"的方针，促进学术的争鸣与发展，倡导"畅所欲言，愈辩愈明"的学术传教新风尚。衷心希望读者提出宝贵意见。

　　对于《扶阳论坛》系列图书，我们不断根据读者意见进行修订。如很多读者来信说，"希望在书内增加扶阳学派经典著作精华内容，以便能更好地理解论坛专家演讲的精髓所在"。故借助《扶阳论坛》系列图书重印修订的机会，我们在《扶阳论坛1（增补版）》中增补扶阳学派的代表作《医理真传》（1869年刊行），其中《阳虚症门问答》《阴虚症门问答》《杂问》相当于扶阳学派鼻祖郑钦安先生亲自主持问答的"扶阳论坛"。诸惑得解，何快如哉！

中国中医药出版社

刘观涛

2016年2月

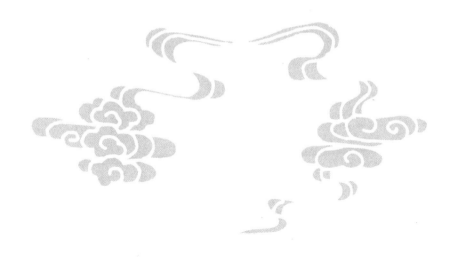

扶阳论坛宗旨

上承经旨　中启百家　下契当代　力倡扶阳

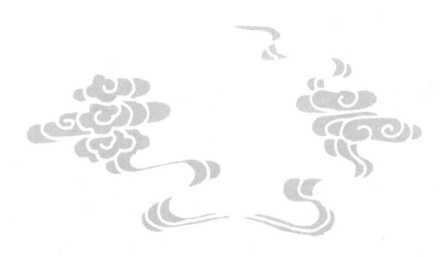

扶阳论坛

颜正华题

二〇一三年十月

首届国医大师、北京中医药大学颜正华教授为扶阳论坛题词

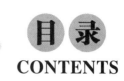

目 录
CONTENTS

扶阳理论的核心思想与运用

卢崇汉（2007 年 12 月 22 日下午）

今天很高兴能够来参加这个扶阳论坛，这也是我一直在追求的。为什么呢？因为我祖父卢铸之先生 1908 年就在成都筹备了一个扶阳讲坛；到了辛亥革命，也就是 1911 年以后，这个扶阳讲坛就不断地壮大了。如果从扶阳讲坛筹备算起，到今天，这个扶阳讲坛已经 99 年了。当时我祖父为什么要力倡扶阳，为什么要搞扶阳讲坛？从 1903 年到 1906 年，他用了 3 年的时间，走了全国二十几个省，到各处考察，考察什么呢？去考察各个地方人的体质状况，各地中医的辨证思维和临床路子。通过 3 年的时间，他走了北方、走了南方、走了东方、走了西方，他得到了一个看法，就是基本上在整个中国，都没有明确地认识到阳气的重要性。那么他为什么这么做？这也就是他的老师郑钦安先生的一个嘱托，说必须去看一看，了解一下。

他当时有这个条件，卖了家里的很多田产，才有了这次考察的经费。回到成都后，他就搞了扶阳讲坛。扶阳讲坛一直持续到 20 世纪 60 年代，到他去世，然后是我的伯父卢永定先生承接，一直到 20 世纪 80 年代。在 20 世纪 80 年代初期，我也很想把这样的讲坛纳入到官方的王道中来，所以我在成都中医学院打过多次报告，争取在成都中医学院开设《中医扶阳学》这门课程。我说的《中医扶阳学》，牵涉到从基础理论到扶阳的诊断、到扶阳的辨证、到扶阳的用药，是一个比较完整的体系。当然由于当时整个中医大环境不许可，所以我连续 6 次提出这样的要求，最后都没有办法实施。

今天很有幸，在广西中医学院经典中医临床研究所和世界华人协会的共同努力下，我们有了这个新的开端。过去的扶阳讲坛总是只有我们卢氏在讲，我祖父讲，我大伯父讲。现在搞"扶阳论坛"，就是希望以后大家都能讲，这样就更有意义了。因为中医的根就应该是扶阳，所以我经常就在

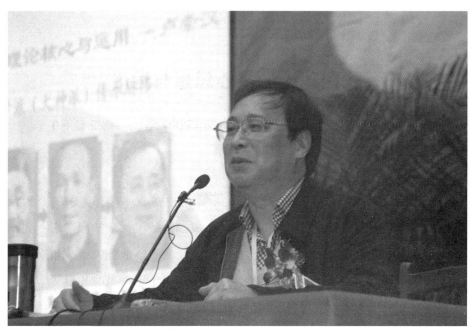

卢崇汉在做主题演讲

比喻，扶阳的思想，扶阳的理、法、方、药就相当于一个树的主干，而其他的都是分枝。当然，这要通过我们努力，如果我们没有在这上面去花工夫，花力气，可能就达不到。也可以说从今天的扶阳论坛开始，我们都应该力争在中医学术和中医临床付出不断的努力。

为什么要扶阳？为什么大家都很崇尚扶阳？因为扶阳有道理，那它的道理在哪里呢？今天我将就这个问题来谈一些个人的认识，认识树立起来后，才会有信念，这样才能够有意志力去摸索它，这样才能够有所得。

在开讲之前，首先请允许我代表扶阳论坛的所有参会者，向中华中医药学会、广西中医学院、广西壮族自治区卫生厅以及世界华人协会对我们的支持表示衷心的感谢！

今天我谈的题目是扶阳理论的核心思想与运用。我们首先看扶阳的基本概念是什么。

扶阳的"扶"字，在清代阮元编著的《经籍籑诂》里面是怎么解释呢？他解释"扶"，一个是"助也"，帮助的"助"；一个是"护"也，保护的"护"；一个是"治也"。所谓"扶"，从字意上来理解，它就有帮助、保护、调节、治理的意思在里边。而"扶阳"呢，它本身就有宣通、保护、温助、调理阳气的意思，通过这样的扶阳，就能够使我们人体的阳气得到宣畅，得到强盛，所以我们应该扶阳。

从郑钦安先生到卢氏的几代人，从他们的著书来看，有公开刊行的，有还没有刊行的。不管是在上述两种不同形式的著作中，还是在这几辈人传承的大量临床实践当中，都贯穿了这个精神。并且在这个精神思想的指导下，结合临床实际，确立了一系列的原则、方法以及具体的方药。临床上，一旦发现病邪有可能伤阳的趋势，就及时采取"以防为先，以防为急务"的措施，果敢地阻断损阳的病机。而对于阳虚的情况，就应该使用"温扶阳气"的方法。当然，在"温扶阳气"上，我们提倡应该大剂量地使用温阳剂，为什么我要提大剂量呢？因为我探索过这个问题。在诊断很准确的情况下，我用小剂量的温阳剂在病人身上，发现没有明显的效果，但是加大几倍的剂量后，效果就立竿见影了。那么所谓小剂量，就是按照国家的《药典》和部颁的教材所规定的剂量。一旦出现阳郁的状态，就应该先宣散其阳；一旦是阴阳两气不相顺接，那么就应该扶其阳而使其通达顺接；如果外邪闭阻，阳气不能正常枢达，那么就应该采取枢转阳气的方法以达邪。以上所举的这些原则，都是郑钦安和卢氏在应用扶阳思想上的具体体现。有了这种思维，才会指导你在临床上去应用。这是简单地谈到扶阳的基本概念以及它的含义。

要扶阳，那么扶阳的核心思想是什么呢？就是下面这几个字：阳主阴从观。"阳主阴从观"本身是一个哲学上的概念，而《内经》全面地接受了这个哲学理念。因为从中医学的属性来讲，它本来就是一门自然学科，而所有的自然学科都必须接受哲学的指导，所以这就顺理成章地解决了《内经》在哲学上的这一"阳主阴从"的观念。由于这一观念的影响，《内经》对人体阳气在生理病理上的认识是相当明确的，并且把阳气放在极其重要的一个地位。《素问·生气通天论》上讲"阳气者，若天与日，失其所，则折寿而不彰，故天运当以日光明……"。当今的一些学者，当然他们不是医学专业的，他们通过天文现象和物理现象的研究，观察到在日全食期间很多病人所产生的症状，都可以用阳虚或者阳气受到干扰来进行解释。这

3

就很好地印证了张景岳说的一句话，他把人的阳气比喻为"一丸红日"，所以我们如果能够去扶持和保护机体的阳气，就等于天的"红日"能够正常的东升西降，我想这应该是我们防治疾病的最基本的一个支撑点。作为医者应该认识到这一点。因为阴阳学说是中医学的理论核心，钦安也好、卢氏也好，他们的扶阳思想都没有脱离阴阳学说的基本理论，所以就提出了中医阴阳学说的核心存在着阳主阴从的关系。上世纪 70 年代初，我明确提出了"阳主阴从"是中医阴阳学说的核心。阳气还是我们机体生命活动的原动力，所以它极其重要。有阳气的存在，我们就能生存；如果一旦没有阳气，那么人的生命也就不存在了。早在先秦诸子百家的时代，就有很多很多重阳的思想基础。比如《周易》，它以阳爻和阴爻代表一切事物之间相互对立、相互依存和相互消长、相互转化的这种矛盾关系，有了这种关系，才能够促进事物的发展。但是《周易》提示了阴阳这两者的对立制约、依存互根和消长转化的关系，在运动变化当中，阳是极其重要的。这方面有很多论述，比如说乾元的时候，就谈到"大哉乾元，万物资始，乃统天"；那么在谈到坤元的时候就提出了"乃顺承天"。为什么《周易》会有这样的论述呢？因为它强调阳在万物的生命活动当中是居主导地位的，而阴居从属地位。还提到了"气者生之充也"，"夫有形者生于无形"，这可以说明什么呢？这就说明了一旦没有阳气的温煦化育，阴也就不可能独立存在，既然不可能存在又怎么能发展壮大呢？当然不可能。所谓"天行健，君子以自强不息"。只有阳气健运，才能够导致事物的生生化化，才能够发挥事物本身应有的作用。这说明《周易》的根本核心就是它强调阳的一面。这就是说，没有阳也就无所谓一切事物的生生化化、生长壮大。所以对于一切事物的这种解说，如果没有阳也就没有物质的动力，也就不可能导致阴阳两气的相推相感。但是在现在的中医教材里面，在谈到阴阳学说的这部分内容时，片面地、绝对化地看待了阴阳的平衡关系，以为阴平阳秘就是阴阳对等，阴阳之间没有主从，那么一旦阴阳之间有主从关系，整个教材也就无法解释。所以我认为，现代中医教育在理论上的最大一个问题，就是没有很好地指出在阴阳之间有一个主从的关系，这个关系没有指明，很多的实际问题就没法解决。《周易》的核心思想是强调阳的重要性，我认为这应该是《周易》对阴阳学说给出的一个基本原则，也可以称之为它的科学内涵，这是《周易》最有用的地方。

由于《周易》的这种思想，它给先秦诸子的影响就很大，为先秦诸子哲学理论奠定了一定的基础，从而就提出了一切有形物质都是由无形之气变化而成的观点。所以《庄子》里面就有了："察其始，而本无生；非徒无生也，而本无形；非徒无形也，而本无气。杂乎芒芴之间，变而有气，气变而有形，形变而有生。"《管子》把精和气也做了描述，提出了"精也者，气之精者也"。这说明了精这样一个更精微的气，也都是由气所生成的。精与气在人体是维持生命活动的极端重要的物质基础，但是精与气的生存、精与气的变化仍然都离不开阳的作用，由于阳导致了阴阳这两气相推相感的作用，而只有当阴阳这两气相推相感，才能够使精化为气，气化为精。这是阳为主导的更深一层次的含义。无论是《周易》也好，还是先秦诸子的认识也好，都不是专门讨论我们人体医学方面的专著，所以它也就不可能对我们人体的生理、病理以及治疗等方面做比较详尽的探讨。但是它难能可贵的方面，就是这些认识的形成，对《内经》作者的重阳观念奠定了极其重要的思想基础。这就可以看出来，从《周易》开创阴阳学说到《内经》形成阴阳学说理论用于医学上的学术渊源。

所以后世的张景岳就讲："易之变化参乎医，医之运用参乎易，易具医之理，医得易之用，用易者所用在变，用医者所用在宜。"我们可以从《内经》的很多篇章中发现这一联系，比如《素问·阴阳应象大论》中就谈到："阴阳者，天地之道也，万物之纲纪，变化之父母，生杀之本始，神明之府也，治病必求于本。"又如"人生有形，不离阴阳。"这是《素问·宝命全形论》明确提出来的，这说明了什么呢？这就说明《内经》完全继承了《周易》的"一阴一阳之谓道"的思想。有了这个思想，就能够对宇宙变化的规律做出进一步明确的阐述，就可以揭示自然界一切事物相互作用、相互运动以及生长、变化、消亡的根源，就可以解释我们人体的生理、病理的本质。对于阴阳对立、统一这两个方面的认识，《内经》同样也是强调阳的重要性，并且从我们人体的生理病理的本质上进行了阐述，这就对我们后世医学的发展产生了极其深远的重要影响。所以也可以这样认为，就是它与《周易》或先秦诸子的重阳的哲学思想完全是一脉相承的。

比如《素问·阴阳应象大论》里谈到的"阳生阴长，阳杀阴藏"，实际上就是《内经》作者用阴阳来分析一切事物的功能以及人体生理、病理现象的一个最基本的概括。所谓"阳生阴长"就是说明一切事物的生长功能，而"阳杀阴藏"则说明一切事物的收敛功能。从自然界来看就更明确了，春夏的阳气旺盛，万物都随阳旺而得以生长发育到壮大，而秋冬阳气逐渐衰减，万物也就会随着阳的衰减而伏藏，或者有的就会死亡。今天是冬至，也是一年之中阳气开始动的时间，古人有"冬至一阳生"的说法，所以这个时候我们来讨论扶阳是很有意思的一件事。

结合人体的生理病理来看，阳气的旺盛可以促进机体吸收，从而才能生化充足，化源充足，阴精也才能逐渐逐渐地旺盛，这样才能够体魄健壮。一旦我们人体的阳气衰减了，那吸收就肯定有问题了，吸收也就会迟缓，那么阴精本身的化生也就必然会减弱，从而出现体力衰弱。

正如一代扶阳宗师郑钦安先生的弟子卢铸之在《重注伤寒恒论》里面所谈到的"郑师为仲景后第一人也"，所以郑钦安先生也被中医界公认为扶阳的首领，后世又称他为"火神派"首领，那么实际上都有雷同的意思。在《四川省医药卫生志》里就明确地提到了这一点，说钦安先生是"扶阳派"首领，是"火神派"首领。他在《医理真传》里讲："阳行一寸，阴即行一寸；阳停一刻，阴即停一刻。"这说明什么呢？说明了阳为阴之主，气为血之帅，气行血随，气滞就血瘀，气停就血停。说明了在人的生理上，阴阳两者的关系必须以阳为主，以阴为从。我认为，这应该是我们人体的正常生理。

那么在阴阳的具体功能上，《内经》里高度概括的"阳化气，阴成形"又说明了什么呢？这说明了一切生化机能是无形的，这个无形的生化机能称为"气"。"形"可以说是有形的物质。也就是说一切生化机能都应该是无形的，它属于阳；而有形的物质就属于阴，而阳能化阴。所以我们人体生命活动的一切物质基础实际上都是靠阳的功能来化生的，而阴能够构成我们的形体。虽然构成的这个形体有固有的性质和功能，但是作为形体由小逐渐到大，由弱逐渐到强，仍然离不开阳的生化功能所起的作用。所以阳能化生阴，从而使阴的形逐渐得到强壮。就人体生理来讲，存在阳主阴从的关系；就整个大自然看，太阳的存在对我们宇宙当中所有行星的运行，对地理、天文、气象、历法以及对万物的生长化收藏都起到了很大的作用。而我们人体的阳气，可以说从生命开始到生命结束的整个过程，也就是生长壮老已的全过程都充分体现了它的作用。可以说万物生长靠太阳，而人体机能的运行以及我们人体的生存是靠阳气。一旦我们人体阳气受损，那么就会导致身体衰竭，就会出现贼风数至，邪气弥漫，就会导致疾病的发生，严重者就可能会夭折。

就人体生理病理而言，阳气是人体生长、发育、繁殖之根源。《素问·上古天真论》有很长的一段描述说："女子七岁肾气盛，齿更发长；二七而天癸至，任脉通，太冲脉盛，月事以时下，故有子……七七任脉虚，太冲脉衰少，天癸竭，地道不通，故形坏而无子也。丈夫八岁肾气实，发长齿更；二八肾气盛，天癸至，精气溢泻，阴阳和，故能有子……"到八八六十四这个阶段，"天癸竭，精少，肾藏衰，形体皆极，则齿发去"。《内经》作者在此处谈到的虽然是身体的盛与衰，但实际上指的是我们人体阳气的功用，因为阳气就能决定你身体的盛与衰，决定你肾精的充与弱。阳气旺盛，我们的机体就旺盛；阳气衰竭，我们的机体也就会随之而衰竭。阳气还是我们人体各个脏腑、组织、经脉发挥正常功能，以及精、血、津液输布的原动力。人体的五脏六腑、十二经脉得到阳气的激发，就能够各行其职，这样才能够共同维持人体正常生理功能。

比如人体的呼吸、语言、声音，耳之能听，目之能视，鼻之知香臭，脑之能思维，以及肢体运动、精力强弱，这些都与阳气密切相关。人体的精、血、津液的化生、输布及代谢产物的传送排泄，都要依赖阳气的作用，才能够达到生化不息。我们机体之所以能温，我们食物的水谷之所以能化，都离不开阳气。所以"上升则以养神，达下则以柔筋"。我们肌表有防御外邪的功能，阳气布散到肌表，它就能够"卫外为固"。但凡邪气能够中人，都是因为我们人体阳气不足所致。

《内经》上讲"阳者卫外而为固"，而李念莪进一步强调："阴主内守，阳主外护，阳密于外，则邪不能相侵，而阴得以固于内也。"这说明了什么呢？这说明了阴精所以能固守于内脏，去营养我们机体的内脏，完全依赖阳气的卫外作用。如果阳气不能发挥固密于外的功能，阴精还能够内守吗？不能够。阳气若不能够卫外，还能够抗御外邪吗？也不能。所以这样就可能导致我们脏腑的气机紊乱。比如伤于寒邪，就可以导致寒邪入皮毛，传经入里，从而造成脏腑的气机紊乱，从而演变成诸多疾病，导致病变百出，这都是因为阳不卫外，使阴不内守的结果。

　　如果人体阳气能够固密，那么，于外邪气就不能相侵，于内机体脏腑的精气就会平静不乱，这样才能够维持我们身体的正常生理状态。我们要使人体的阴阳相对平衡协调，阴阳两者之间虽然各有所主，但起决定作用的仍然是阳气。这就说明了在我们人体的正常生长发育中，阳气最重要、最关键。如果我们能够保持机体阳气旺盛，就能够使我们获得一个健康之体，就有健康长寿的可能。

　　华佗在《中藏经》中讲："阳者生之本，阴者死之基，阴宜常损，阳宜常益，顺阳者生，顺阴者死。"张景岳在《传忠录·辩丹溪》里面讲："人得天地之气以生，而有生之气即阳气也。凡阳气不充，则生意不广，而况

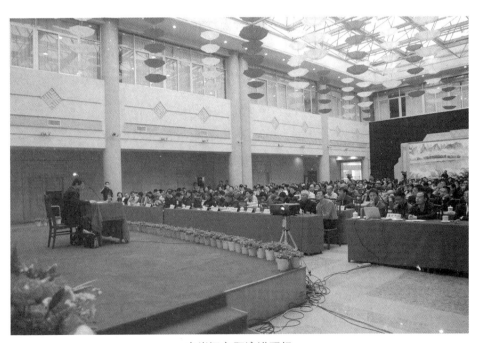

卢崇汉主题演讲现场

乎无阳乎，故阳惟畏其衰，阴惟畏其盛。凡万物之生由乎阳，万物之死亦由乎阳，非阳能死物也，阳来则生，阳去则死矣。"

所以，天地万物的生长、衰退、死亡，可以说都是由阳所主宰。如果一旦打破了"阳主阴从"的这个关系，就会使阴阳相对平衡协调的生理状态发生改变，就会导致以阳为主导的"阴平阳秘"的关系失调，就会发生疾病。大家必须认识到，"阴平阳秘"的这种生理状态始终是以阳为主导的，我想这是最重要的一个问题。如果一旦阳气虚于外，就会导致机体失去温煦肌肤及抗御外邪的功能，那么就容易导致六淫之邪侵袭而发病。如果一旦阳气虚于内，就会导致机体脏腑功能动力减弱，精、气、血、津液的化生和输布也就会失常，十二经脉的运行也就无力，就会使机体出现虚衰的病理变化。

《内经》的这个重阳思想，对后世医家的理论和临床都产生了较深的影响。张仲景在撰述《伤寒杂病论》时就继承和发展了《内经》的重阳思想。我们根据什么认为他是继承和发展了《内经》的重阳思想呢？从他的著述里面可以很明显地看到这一点，比如在《伤寒论》中明显谈到阳气损伤的条文基本上是二分之一，在有记载的 112 个方子中，运用辛温热药的处方共有 85 个，112 个方子中有 85 个方子都是辛温热药组成，这可以看出什么呢？就可以看出损阳伤正的病理和证治在张仲景的论述当中是十分突出的。张仲景在六经证治当中极其重视把好太阳、少阴两大关。他强调了太阳阳气在发病当中首当其冲的作用，由此可以看出其与《内经》是一脉相承的。因为张仲景始终遵循"阴阳之要，阳密乃固"的精义。这更进一步说明了在阴阳两者的关系当中，人体的阳气在生命过程中起的主要作用。在阴阳胜负的病机当中，虽然体现了人身阴阳之气互为其根，但仍然是以阳为主。

郑钦安、卢铸之、卢永定深得《内经》和张仲景的重阳奥旨，在其著述中，他们始终强调治病重视阳气，尤其重视扶阳。他们在辨证论治当中倡导扶阳的这种认识，实际上贯穿了唯物的哲学思想，从而形成了较为系统的扶阳学术思想和原则。在扶阳学术的渊源上，钦安、卢氏几代人可以说是扶阳的积极倡导者，实际上，倡导扶阳是继承和发展了《内经》和张仲景的理论精神。他们在对疾病的辨证论治过程中真正继承了《内经》和张仲景重阳思想的精髓，而不是采用生搬硬套的方式。在六经病证论治过程中，处处都贯穿了扶阳的指导思想。钦安的《伤寒恒论》《医理真传》《医法圆通》，始终强调理论应密切联系临床实际，从而把《内经》和张仲景的重阳思想进行实质性的转化，制定出了很多能够针对疾病各个病机阶段的治疗原则、方法和不同的扶阳方剂，在这一过程中，亦形成了对大剂量辛温扶阳药物的运用经验。卢铸之在《本经药物阐述》里，将附子誉为药物中最大的英雄，"以之治人，人健而身轻，以之治国，国泰而民安，以之治天下，亿万年皆成盛世也"。从他对附子的这个论述，可以充分看到卢氏在倡导扶阳上的深度。钦安、卢氏向我们展示了不同的扶阳方剂，展示了运用大剂辛温扶阳药物的直接经验，这样可以使医者能够很便利地掌握运用，我以为，这应该是钦安、卢氏最伟大的成就！也可以说是钦安、卢氏对《内经》和张仲景重阳思想的一个创造性的继承和发展。我们倡导扶阳，强调扶阳，那么扶阳的理论核心是什么呢？扶阳的理论核心就是阳主阴从观。如果我们真正认识了"阳主阴从观"，我们对很多问题就会有新的认识和看法，就会对《中医基础理论》《中药学》《方剂学》《中医诊断学》《中医内科学》等一系列的现代教材另眼看待，在临床上也会有一种新的思维。

2006年我出版了第一部著作《扶阳讲记》，这本书实际上也就是将我在各地讲学的内容串接起来而成的。书出版之后，收到了很多读者的来信，这些读者当中，有本身就是从事中医工作的，有高级的中医，有中级的中医，也有初级的中医，还有一些读者只是中医的爱好者。从这些来信中可以看到这样一个问题，在他们过去的认识里，都是教材的那一套，与重阳的认识是完全不一致的。通过阅读《扶阳讲记》，他们感觉过去走了弯路，过去的认识存在问题。思维的这一改变，使他们在临床辨证的路子上与过去完全不同了，辨证的路子不同，那么在立法、处方、用药上也就不一样了。按照这个路子去辨证、去用药，他们发现在临床疗效上有了很大的提高，尝到了成功的甜头。这个时候才发现扶阳的思想是那么宝贵。所以我认为，扶阳是中医的根本，当然这样一个认识会有很多人不同意，我想这不要紧，可以慢慢来。当今的中医是一个什么情况呢？站在比较客观的角度，我认为作为国家来讲是很支持中医的，修了那么多中医院，建了那么多中医药大学，招了那么多愿意学中医的学生。但是由于这几十年来各个方面的原因，中医实际是每况愈下。为什么会这样？我认为这个还是自身的原因，我们应该从自身找原因。如果你自身强了，那么你就不怕其他的来侵袭你，来干扰你。过去，我大部分时间都是在四川，最近两三年来，我到了很多地方，看到确实我们的中医院校是越盖越大，中医医院是越修越高，中医医院的床位是越来越多，但是真正能用中医的思维在这个医院里面唱主角的，我基本上没有看到。就我们卢氏来讲吧，郑钦安先生就不用讲了，因为那个时候还没有西医。但到我祖父和大伯父的时候就不一样了，这个时候已经有很多的西医，祖父和大伯父对西医的态度是完全排斥的，排斥到什么程度呢？就是只要是来诊的病人，你如果要采取西医的手段治疗，他绝对不给你看。如果你过去采用过西医的手段治疗，现在转过来寻求中医的治疗，那你所有的西医手段必须全部停掉，否则绝对不会给你看。当然，我的情况又跟我的祖辈不完全一样，我在大学里面工作，我要从事中医基础理论的教学，还要从事中医临床，可以说我几十年来，我没有为一位病人用过西药，我没有为一位病人开过一张化验单。当然这是理念的不同，但我不反对其他的中医去开化验单，我也不反对其他的中医适当地考虑使用一些西药。但是，当你们认识到这一点后，应该设法逐渐地丢掉。那么怎样才能丢掉呢？这要靠我们大家共同的努力。怎么样使中医的治疗水平提高，使临床的效果提高，这才是根本！如果没有这个作为前提，其他全部是空话。但这又是我们当今整个中医界的软肋。有人讲用西医乃是出自经济的因素，因为有大量的设备商、大量的检查商、大量的西药商在做工作，但我认为并不完全如此。如果我们单纯用中医中药，那么在临床上我们能不能把大病、险病、重病拿下来？就在我到这儿来前不久，可能是两个星期前，四川华西医科大学多次打电话给我们学校领导，邀请我去会诊，这在过去，那是很少的啊。大家知道，华西医科大学是国内很有名的一所大学，作为这样一所大学，去邀请一位中医大夫来会诊，这在以往，那是很掉价儿的一件事情。这一位病人是一个肿瘤病人，他是从北京到成都来治病的，当然是一个比较有身份的人。因为他的病惊动了卫生部，也惊动了四川省，所以说才会有这样的结果出来。这个病人他患肿瘤，我过去给他治疗过。他是肾膀胱的肿瘤，通过治疗情况明显好转。由于当时他已经出现肾功能衰竭，虽然我不开化验单，但是我能看懂化验单，当时他的肌酐已经超过 300 μmol/L，尿素氮超过 15mmol/L，血压也很高，血色素很低，他们所采取的只是像输血等一类针对性的治疗。找我之前，他一直在北京 301 医院做治疗，但就是解决不了。解决不了什么呢？一个是血压一直解决不了，一个是肉眼血尿解决不了，再一个就是肾功能一直解决不了。所以他是专程从北京到成都，在成都住下来找我给他看，这样治疗了 5 个月的时间，各方面的情况都有非常明显的改善。肌酐逐渐地降下来了，降到 141 μmol/L，尿素氮降到 7.4mmol/L，肉眼血尿消失，只是在例行检查时还有潜血。当时达到这个效果，病人已经很满意了。但是，也就在一个多月以前，病人突发腰椎骨折，这样就住进了华西医科大学，住进华西以后，做了很多针对性的治疗。作为西医来讲，他们所有的治疗可以说是最先进的，用最先进的方式、最好的药物、最拿手的手段，但是没有效果。因为这个阶段中医没有干预，因为他在华西医科大学，我在中医药大学，这样在治疗上就脱节了。结果 3 个礼拜的时间，这个病人就已经折腾得不行了。肌酐又上去了，血尿又出来了。为什么呢？因为他用了很多在我们看来是不应该用的药，他们都是用损阳的药啊。最好的抗生素，而且是大剂量的使用，因为他骨折以后就感染了，就发烧了，所以才有了这一次的会诊。作为西医来讲，他们也想听一听我对这个具体病人的看法，当然我完全是从中医的角度去谈。在场的都是很有名的专家教授，他们希望寻求中医的配合，我说要是寻求配合，那我就没有办法了，因为你那里还照样不停地去损阳，我就是再好的方法也是白搭。如果大家是想寻求最后的办法，因为病人已经到了病入膏肓的地步，那么我可以提出我的治疗思路、我的治疗原则、我的法和方，结果他们都同意了。为什么要同意呢？这种情况下，病人已经再经不起折腾了，一个月时间完全是两个人了，衰竭得太快了，阳气已经衰竭了。所以我就采取了非常专一的大剂回阳救逆法，这个法用了一个星期，病人的情况稍微有一点点改善，然后我就到这里来了，还没有再联络。为什么举这个例子？举这个例子说明什么问题呢？就是说临床上很多疾病单靠中医中药是完全能够得到解决的，这样的临床例子太多太多。作为一个临床医师，我行医已经整整44年，可以说在这44年里，一天都没有离开过临床，包括大年初一也没离开过。不脱离临床是要有前提的，也就是首先要让你有临床的机会才行，那怎么才能有这样的机会呢？那就一定要在中医的理论和临床上下工夫。实际上，中医不是那么玄的，它要能够在临床上解决实际的问题，要硬碰硬，如果把中医越说越玄，这不是一个好事。

我相信古人不一定比我们聪明多少，如果我们能够把握中医的要领，那么对于帮助我们提高临床的疗效是很有意义的。在我的病人当中，有一半以上都是四川省省外的，当然也有海外的。这个情况已经有很长的历史了，那为什么他们会不远千里，甚至不远万里来看中医啊？我觉得这就是扶阳的结果。因为现在的中医，无论从理论还是临床方面，提倡扶阳的都太少太少，为什么会是这样的一个局面呢？这跟我们中医的教育有很大的关系。那是不是说，我是从事中医教育的，那我所教育出来的学生他们就能够扶阳呢？没有。为什么呢？因为我必须遵从教材，遵从教学大纲的要求，这一点真是太难了。我曾经为这个犯过戒，说我扰乱教学秩序，停过我的课。我上课，学生觉得很好，但是考试就出问题了。我在教学的时候，谈到扶阳的理念，给同学们讲为什么要扶阳？同学们听了觉得确实是那么回事，再参照一些病案，然后到临床上实际地看我解决问题，同学们都很来劲。但是由于教学大纲没有这些内容，标准答案没有这些内容，尽管你说它是中医的根本，也没办法获得通过。现在讲的是规范性教学，院校之间要交叉检查，那么大家的标准就必须一样，不一样不行。我刚开始谈到曾经想设立一门《中医扶阳学》，也就是在这样一个时期（20世纪80年代初）提出来的。因为当时正是衡阳会议过后，是中医的春天。但这个愿望经过多次的努力，还是没有能够实现。

前面我们谈到了扶阳理论的核心，这个核心就是阳主阴从观。那么扶阳的这个思想怎么去运用呢？我想这是大家最注意、最关心的问题。我以为，扶阳思想最重要的一个体现就是强调"治未病"，这与本次"思考中医"论坛的主题是一致的。扶阳强调治未病，那么反过来讲，如果"治未病"思想离开了扶阳，那是办不到的。因为只有扶阳，才能够使我们脏腑的功能强健，精、气、血、津液才能旺盛，我们机体的抗病能力也才强盛，邪气才不可干。所以在临床治疗当中，如果能够早期地使用扶阳的方法，就可以使人体阳气不至于受损，这就能够把很多疾病消除于萌芽状态，乃至于不发病。那么通过扶阳的方法，它能够使五脏之间、脏腑之间，相互协调、相互安和，从而就能够阻止疾病的互相传变。通过扶阳还可以把握住疾病进一步发展的趋向，能够增强机体的康复能力，从而使已受病之体早日康复。我们倡导扶阳，首先就要重视预防和消除损阳的因素，这是保持人体阳气充盛的起码条件。这就要求医者在治疗疾病的各阶段中，注意保护阳气，消除各种损阳因素，从而达到邪去正安的目的，也只有这样，才能够达到"治未病"的目的。另一方面，你得了病我不让你传变。糖尿病最可怕的是什么呢？最可怕的是并发症。糖尿病本身不可怕，西方医学对糖尿病的治疗还是有一整套的措施，但是他们对并发症是无奈的，这是西方医学的弱点。但是通过扶阳能够解决这个问题。慢性肾炎的病人，如果你始终去扶阳，就不至于导致肾功能衰竭。很多慢性肾炎的病人最终出现了肾功能衰竭、尿毒症，这就到晚期了。这个虽然也有扭转的可能，也有治愈的希望，但是难度就大多了。我们为什么不早一点切断它呢？这实际上也体现了"治未病"的思想。肝脏疾病也是一个很头痛的疾病，所谓头痛就是绝大多数的治疗手段都是采取"清热、解毒"，都是怎么样保持肝阴的充足。因为它始终有肝气郁结，肝气郁结就容易化火，这就会导致阳亢，就会损伤肝阴，肝阴一损伤就会导致肾阴的损伤，因为"肝肾同源"，这就是教材里讲的。那么为什么不重视肝阳，如果肝阳气正常，它能够正常地疏泄，它能够正常地藏血，正常地调节血量，那么肝脏疾病就不会一步一步地发展下去，我们就切断了它发展的路子，从而使它尽快地得到治愈，而不是像很多广告威胁的那样，发展成肝硬化、肝癌。这在临床上太多太多了，这并不是不能解决啊，我们用扶阳的思想、扶阳的方法是能够解决的。但是一般人绝对畏惧在肝脏疾病上用大剂量辛温扶阳药，那是忌讳的。为什么？这就是在理论认识上的不同。所以我们要有正确的理论，这样才能够指导我们去正确地治疗。怎么样才能消除病理性的损阳因素呢？临床上任何疾病都存在着损阳伤正的情况，无论什么疾病，都会损阳，都会伤正。比如外感病，损阳伤正的病变主要是产生在邪正相搏的这个阶段。因此，我们要消除病理性的损阳因素，就必须在临床上谨守病机，充分重视驱邪。由于在六经病的不同阶段各自的病变特点不同，这使得消除损阳因素的方法也不尽相同。比如太阳病它是邪正相争在表，一旦误治、失治，就有造成伤阳内传或造成变证的可能。在治疗上以汗法为原则，张仲景有麻黄汤、桂枝汤二方。对于太阳病，卢氏主张用桂枝法作为主方，桂枝法实际上是从桂枝汤演变而来的，既简单又很复杂，这个复杂就在于它的增损。如果以后有机会可以专门来讨论桂枝法，大家要是能够接受，那在临床上可以说是轻车熟路的。通过用麻、桂这两方就可以发汗祛邪，表邪得解，正气才能够安和。而阳明病阶段，邪热和正气的斗争是相当剧烈的，采用清法、下法作为手段，这是张仲景的常法。但是由于邪热盛实的病机会造成耗气伤津，往往一旦出现正气不支，阳明病同样也可以入阴，甚至导致津枯亡阳。所以张仲景的清法、下法能够祛邪泄实，能够使津液自保，阳气也才能够因之而安。但在临床上真正的阳明病是很少见，如果一旦是真正的阳明病，那么就应该直用清下，这就很简单了。我临床这么多年，加起来可能也没有遇到一二十个真正的阳明病。那么一旦真正遇到了，也是一样的承气，一样的泄实。不是说扶阳就不能够用清下，用清下的目的还是扶阳，这个过程同样有扶阳的理念在里边。

到了少阳病阶段，正气逐渐衰弱，邪到了半表半里，引起枢机不利，张仲景提出了和法，用和法既能够枢转气机，又能够祛除邪气，所以这实际上就排除了"三阳为尽，三阴当受邪"的可能。三阴病是以阴邪强盛、阳气不足作为一个普遍的病理，那么就应采用温散寒邪、温扶阳气的方法。针对损阳伤正的病理，使阳得其扶、寒得其去，这实际上就达到了扶阳的目的。总之，要想避免这种病理性的损阳因素，必须把握好太阳、少阴两关。把握这两关，可以说又是张仲景的核心思想。因为外邪致病，太阳首当其冲，所以这是外邪损伤阳气的起始点。如果我们能够及时正确地治疗，就可以使邪去而病愈。而一旦失治、误治，就会导致邪气伤正，从而出现内传。所以说在临床上防治太阳病是治疗外感病当中的关键环节，因为所有的疾病都与外感有关。钦安曾言："万病不离伤寒。"那么，他这个寒就是指感受外邪。在张仲景的《伤寒论》里面，太阳篇条文接近180条，几乎占全书的一半。对于太阳经证、腑证、兼证、变证的论述是相当详尽，也可以说是辨治入微了。处在六经病理层次最浅的太阳病和处在层次最深的少阴病，这两者的关系是最为密切的。这是因为太阳与少阴既有经络的联系，又有脏腑的表里关系。所以钦安先生谈到，太阳之底面即为少阴，少阴之底面又为太阳，少阴真阳蒸化太阳经气，从而成为人体气化的主要来源，亦为两者内在联系的核心。所以治疗太阳病，处处都应该慎防伤及少阴的阳气。对于把握太阳少阴两关，卢氏在临证上采用的一个是桂枝法，一个是四逆法。任何疾病都可以归属到这两关，你没有在这两关，我让你到这两关来。作为医者你要有这个主动权，你要让病程按照你规定的路子走，这样你才能够把握住疾病，才能够进退自如。一旦病入少阴，这就会危及真阳，阳虚阴寒盛是少阴篇的主要病机。如果真阳都已经衰弱了，出现了"手足厥冷""下利清谷"甚或阴寒盛极的格阳证或戴阳证，这些都是四逆汤类方的首选证。张仲景反复告诫医者"少阴病是生死关"，"阳存则生，阳亡则死"。所以，使用扶阳的治疗，就必须要积极、要主动、要果断。如果在这个时候你还思前想后、辨证不准，这就会贻误病机，最后导致病人的衰竭。很多疾病就是这样演变过来的，完全能够治愈的疾病，最后却搞得这样不了了之。很可惜呀！所以说，如果真正等到少阴真阳衰危的显象已经具备，那个时候才考虑回阳救逆就已经晚了。当然这个时候仍然还可能十救一二，本来是100%的能救，或者是99%都能救的，但是你错过了机会，这就是医者之罪！在这个时候药力往往难及了。所以，在治疗上，应该宜急不宜缓，一定要抓住疾病前期的苗头，采取积极的措施，作为医者决不能够等闲视之。这是为什么要死死抓住太阳少阴这两关的关键所在。

再一个就是宣通与温补是扶阳的两大法门，因为阳气的不断运动，它能够使机体的脏腑、经络、气血、关窍的很多功能得以实现，所以我们在治疗上，一方面要保持阳气运动的宣畅，另一方面，对阳气的虚损又应当主动而积极地去温扶。这亦说明了阳气的病变显然涉及两个方面，但在具体疾病的病机上又各有侧重，所以在论治上也就各有特点。

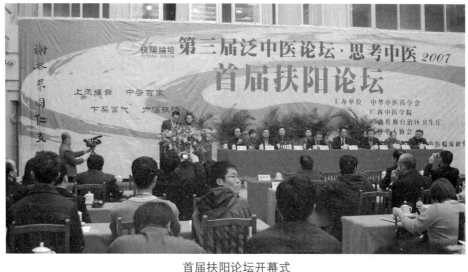

首届扶阳论坛开幕式

比如对三阳病的治疗，作为医者应以保持机体阳气宣通为要务，因为三阳属于三阴之表，往往属于疾病的早中期，邪正相争往往比较剧烈，阳气在与邪气抗争的过程中，容易因病邪阻滞而造成运行障碍。赵献可有句话讲得好："凡外感病者，俱从郁看。"由于三阳病的这个病理特点，就决定了我们在治疗中常常采用祛除郁闭的方法，采用消除病理性瘀滞和调理人体气机的原则，从而保持阳气的宣通。最具代表性的宣通阳气的方法有以下几种。

一个就是温散法：由于风寒邪气郁闭在表，不仅能够阻滞阳气的正常出入，并且还能够损伤卫阳，这就表现出了"脉浮，头项强痛而恶寒"的这些临床症状。张仲景以麻、桂两方为代表的温散法，既可以发汗祛邪，又能够鼓舞阳气外出抗邪，邪气一去，阳气的出入就自然恢复正常。体表的阳气一旦被寒邪闭郁，在局部上往往就显得比较强盛，这样便会进一步影响肺气的宣降功能，就会出现"无汗而喘""喘而胸满"。郁闭之盛阳与邪相争，就会出现"发热""脉浮而数"，甚至郁而化热，从而出现烦躁诸症，凡此种种，实际上都可以用温散法。卢氏在温散法上的代表就是桂枝法。

再一个宣通的方法是调枢法：调理少阳枢机，实际上也是调节阳气运行的一个重要方法。因此阳气运行不畅，枢机不利，就是少阳病理的最主要方面。张仲景讲"血弱气尽，腠理开，邪气因入，与正气相搏，结于胁下，正邪纷争，往来寒热……"。那么这当中，"搏""结"与"纷争"体现了什么呢？体现了枢机不利的一种病理状态。所以通过调枢，恢复少阳的枢转功能，就能够使阳气重新回到既可出又可入的正常生理状态。张仲景用小柴胡汤为基本方，通过调枢，从而促进了阳气的正常升降。在这一点上，我们认为小柴胡汤如果把握不好，就会因为过升少阳之气而带来弊病。所以我们把调枢法也归在桂枝法里，这样也就没有后顾之忧了。这是通过调枢使阳气的升降出入正常，从而改善和促进阳气御血的功能。通过调枢，也使其阳气振奋，祛邪外出，从而达到了扶正祛邪的目的。

还有一个是通阳法：这个法也是三阳病当中使用的一个法则，因为太阳是寒水之经，如果病邪深入于腑，就会导致太阳主水的功能障碍，从而形成蓄水证。这个时候太阳气化的功能受阻，就会出现小便不利，由于阳气的布运障碍，津液不能正常上承，就会出现口渴。张仲景用五苓散通阳、化气、行水，使其水道通畅，阳气的气化正常，诸多临床的症状就可以消除。再一方面，阳气的功能受到影响，水饮湿邪往往由之而生，水饮湿邪产生后，又可以反过来阻碍阳气的运行，这就造成了三阳病中的一系列兼证。比如就有风寒表实兼水饮喘咳的小青龙汤证，有少阳证兼水饮内停的柴胡桂枝干姜汤证，这些方里，都兼顾了通阳的思想法则。湿邪往往还会与热相合致病，比如阳明病湿热发黄、小便不利，用茵陈蒿汤清利湿热。湿热得到清理，三焦得到通利，阳气运行也就能够恢复正常。在上述的通阳扶阳过程中，作为卢氏，仍然还是用桂枝法作为主导，这样同样地会免除其他的后顾之忧。

所以，在三阳病中，宣通阳气是我们所用的常法，但是宣通阳气又不能够仅仅拘泥于这些方面。比如说在出现变证的时候，如阳明病邪热郁闭胸膈而致气机阻滞，症见"胸中窒""心中结痛"等，以及阳明经证邪热壅盛，从而妨碍了阳气的正常运行，甚至郁阳不得外达，而出现"热深者厥亦深"的白虎汤证。通过清、下二法，使壅遏的阳气得到宣通，这实际上也是另外一种扶阳的表现形式。所以，在三阳病当中，阳气往往因为邪气的侵袭而运行受阻，宣通阳气的意义就在于使病邪去、阳气宣畅，正胜而病愈。

三阴病就应该重在温复阳气，因为一旦病至三阴，机体的抗病能力就已经衰退了，就会表现为阳虚寒证。比如太阴病，是以寒湿内困，脾阳虚损，运化失职的病机为纲。而太阴篇当中所谈到的八条条文，实际上都含有中阳虚损的病机在里面。所以治疗须守"当温之"，用方不离四逆汤、理中汤，温复脾肾之阳，燥湿祛寒，使病能够得到痊愈。

少阴病是以"脉微细，但欲寐"为纲，它的病机不外乎心肾阳气虚衰。可见阳虚、气血不足之精神不振及损阳伤正的系列证候。在治疗上，温复阳气是极其重要的。在具体的论治中，若脾肾两虚，中外兼寒者，应该以四逆汤或四逆汤的类方或四逆法来温运脾肾之阳；若阴盛于内、格阳于外，则用通脉四逆汤通达内外阳气；若阴盛而格阳于上，则应以白通汤宣通上下之阳。阴寒内盛，除可格阳于外与格阳于上，同样可以格阳于下，这一点应该引起重视。阴盛阳虚的情况一旦兼水气浸渍，那么在治疗上又应该温肾阳、利水气，可用附子汤、真武汤一类。这些在临床上还是很好把握的。

厥阴病的问题大家要引起注意，厥阴是处在两阴交尽之地，与太少二阴一样，它的阴寒极盛，而就在阴寒极盛的状况下，它会出现另外一个机转，这就是我们常说的"重阴必阳""寒极生热"。就相当于今天的冬至，冬至意味着什么呢？冬之"至"也，也就是冬到了极限，阴寒到了极限，然而正是在这个极限中孕育着一阳来复。厥阴病就是在这个阴寒极盛当中蕴含阳热来复的转机。虽然厥阴病的病机相当错综复杂，但不外乎成无己所描述的"厥为阴气至也，热为阳气复也"。如果能把厥、热作为辨证要点，把握阴阳消长的机转，尤其是把握住阳气来复的机会，那么厥阴病就会得到治愈。临床上，对于厥热胜复的实质必须认识清楚，在扶阳的治疗过程中，即便出现阳复太过的热化现象，仍然不能否定"热多者生，厥多者死"的这一规律。尤其在存亡之际，如果医者脚跟不稳，自己把握不住自己，往往就会错失良机，以致酿成阳不复生，厥逆不还，阴阳离绝。所以对厥阴病的治疗，一定要把握这一点，始终温复阳气，只有这样才不会有险象发生。此诚为千钧一发，犹豫不得，顾虑不得。

我们这里谈到的宣通阳气和温补阳气两法，它们之间有区别，但更重要的是它们又有联系。因为宣通实际上是针对阳气被郁、运行不畅来讲的；

温补则是针对阳气虚损、失其温壮而言。但是临床的病变错综复杂，阳气运行不畅和失于温壮往往又是相伴而行。所以在治疗上，应当重视这两方面共同互济的联系。这个思路必须具备，因为宣通阳气能够使阳气运行宣畅，这就可以促进和发挥阳气的功能。比如说我们用麻黄法，我们用桂枝法，这些方药辛温解表以祛邪，宣畅了阳气，使卫阳营阴之间得以和调，达到调和营卫的目的；而温壮阳气法反过来亦能促进阳气的活动力。比如温阳化气，气化水行，使其阳气畅旺。所以三阳病当中，扶阳应该以宣通为主，但又不拘泥于宣通。一旦病有伤阳之候，温补同样也不可少。比如太阳病误伤中阳，出现胸满、微恶寒的症候，用桂枝去芍药加附子汤，既有宣通之用又具温补之功。在太阳病之变证中，有很多病证都属于损阳伤正所致，在扶阳的治疗中也就往往会宣通与温补合用。结合到现代人的体质，温补法实际上运用非常之广，比如我一个半天要看50个病人，其中很可能有45个要用到温补，用得好，可以立马见效。

三阴病当中，扶阳应该以温补为重，但是我们又不能够局限于温补，拘泥于温补。比如说阳虚而又兼有瘀滞的病人，就应该兼以通阳。又比如寒湿中阻，身目为黄，这个病用单纯的温补往往解决不了，还应当从寒湿中去求治。这类疾病即便有热象，也不能贸然清热，这个热往往都是假象。在厥阴病当中，既有血虚的寒厥，也有阳虚的寒厥，但都是由于"阴阳之气不相顺接"所致，对这些厥往往既可以单纯采用温补之法，通过温补振奋阳气以通阳；又可以采取温补兼宣通的方法，以使阴阳之气能够顺接。由此我们可以看到，温通和温补既有明显的区别，但是又有紧密的联系，使得在临床上难以截然区分。重要的是我们应该认识到这两者之间的区别以及它们的互通互补，这样才能够将扶阳的思想很灵活地运用于临床。今天我就扶阳理论的思想核心谈了个人的一些认识，虽然没有很具体地谈到法和方药的运用，但我想思路是更重要的问题，思路解决了，其他的事情也就好办了。当然也希望今后有机会和大家谈谈具体的运用问题。

从以上的讨论可以看出，我们通过古人的唯物哲学观和《内经》医学思想的回顾，认为人体的正常生理是以阳为主导的阴阳二者相对平衡协调的结果，而人体疾病的发生和发展，是以阳气为主导的阴阳对立统一协调的正常生理关系遭到破坏所致。这就从生理和病理的角度为扶阳的理论和扶阳思想的运用奠定了基础。郑钦安先生在《医理真传》中讲："子不知人之所以立命者，在活一口气乎。气者阳也，阳行一寸，阴即行一寸，阳停一刻，阴即停一刻，可知阳者阴之主也。阳气流通，阴气无滞，自然百病不作。阳气不足，稍有阻滞，百病丛生。"著名中医学家卢铸之、卢永定在他们的著述中也谈到："人之生成，纯在天地之中，阴阳之内，五行之间，一切动静都随阴阳之气而转。业医者须识得《内经》所论'凡阴阳之要，阳密乃固'，'阳气者，若天与日，失其所则折寿而不彰'等奥义，认明阴阳之虚实，变化之盈缩，刻刻都随五行运化之中，上下内外息息相通，无一刻停滞，随日月昼出夜入，昼作夜息，为养生治病之一大纲领也。"这里用了"纲领"的字眼，实际上就是提醒我们应该认识到阳气是极端重要的。

在这个理论的指导下，提出了"人生立命在于以火立极，治病立法在于以火消阴"，力主扶阳的学术见解。在辨证论治当中，强调始终遵循扶阳为治病要诀。并进一步提出"病在阳者，扶阳抑阴；病在阴者，用阳化阴"。卢氏的这一思想，实际上正是倡导了"治未病"为本的原则，主张"养生治病，以扶阳为纲，保天下众生长寿健康"。卢氏几代都业医，所用的药物都是以辛温扶阳之品为主，其目的就是通过扶阳使人体的五脏六腑安和、经脉通达、气血调畅、生机勃勃，从而达到祛病延年，健康长寿的目的。

今天在这里跟大家一起讨论了中医扶阳的理论问题，我们首先在"理"上要明，只有在"理"上明了了，在"用"上才好办，如果"理"上不明了，想在"用"上达到一个高度那是很困难的。所以在"理"上大家一定要设法明了才是。谢谢大家！

论坛执行主席：非常感谢大家！在今天下午两个多小时的时间，我们没有事先宣布会场的纪律，可是整个会场鸦雀无声，基本上没有听到手机声，这无疑是大家在用自己的心支持这个论坛，作为论坛的执行主席，衷心感谢大家！

今天论坛主席卢崇汉先生给我们做了一堂非常好的报告，从今天下午的秩序我们应该可以评价卢先生的这样一个讲座。卢老师的这一堂报告可以说是我们作为扶阳，或者是作为我们这样一个论坛的总动员，也是思想的纲领。就是他把为什么要扶阳的这个"理"跟大家作了解说，这是非常重要的。作为临床医生，经验当然是可贵的，我们怎么用这个药？怎么用这个方？但是从长远来讲，如果"理"上面没有真正的解决，那"用"是很难广大的。所以我们应该珍惜，把今天的思想进一步消化，进一步琢磨，今后才有可能运用到具体的医疗实践当中。今天报告结束以后，请代表们正常用餐，晚上好好休息。因为今天是冬至，冬至一阳生发，我们可以聚一聚，可以聊一聊，但是不要太晚，要注意保护阳气啊。还有一点，明天演讲的两位扶阳大家，第一位是李可老中医，李老会跟大家谈他临床的体会，尤其是最近几年的体会，可能还会谈到如何运用大小续命汤，从这个角度来谈扶阳。宋代以后，中风的治疗基本是从内风的角度，这实际上走入了另一个极端，造成了中风治疗的误区。李老根据近几年的成功案例，将会对这个问题提出自己独到的见解。李可老先生之后会是著名的吴佩衡先生，也就是云南吴附子的长孙吴荣祖老师来给大家作演讲。今天下午和明天上午我们都没有安排提问，目的是为了让三位大师能够有更充分一些的时间来介绍自己的感悟，使大家能够有更大的收获。明天下午我们将会安排专门的提问时间，我想明天下午的活动，无论从形式上还是内容上都将会更精彩。大家可以好好琢磨一下自己心中的疑问，利用这个宝贵的机会向三位请教，我想他们一定会用平生所学来回答大家。当然这还要看大家提问的水平，能不能把三位心中的窍门秘诀给勾出来。所以大家应该好好把握住这个难得的机会。这次论坛也有一些同道提出应该有一些时间来发表各自的看法，介绍各自的经验，我想这是很好的建议，但由于时间的关系，以及第一次论坛的特殊因缘，恐怕不能很好地满足大家的这个要求。组委会商量，第一次的论坛，可能更多的人还是希望能够听一听过来人的心声，因为这一点我们太需要了，包括我自己在内，无论从"理"上还是"用"上都感到非常缺乏，是一个很饥渴的人，所以十分希望能尽可能多地从老一辈那里吸取营养。我们通过这些年的学习，有没有感受呢？当然会有，但是与三老一辈子的经验相比，那是微不足道的。所以我们应该珍惜这样一个机会，多多地向他们请教，向他们学习。我们年轻人来日方长，有的是时间讲，只要大家学好了，不愁没有展示的地方，因为这个论坛就是向大家开放的。举办这个论坛，除了让老一辈畅所欲言，让年轻一代受益，更重要的是能够藉此发现新人，只有这样，中医才有后继的希望。谢谢大家！

扶阳论坛

扶阳理论的核心思想与运用

治未病——救胃气，保肾气

李可（2007 年 12 月 23 日上午）

昨天是冬至节，我的身体出现了一些特殊变化，所以没有跟大家一块儿，很对不起！

关于这次治未病的问题，大家谈得很多。总的来讲，治未病思想，是中医对待生命与疾病的战略观点，因为世界上一切疾病的产生，首先是人体本气自病。而无病先防，有病早治，是中医对待疾病的战略手段！《内经》预防为主的思想在世界医学文献上最早出现，是独一无二的，这个光辉思想，现在和将来永远要指导人类的生命活动。

西方医学界在 20 世纪初提出了威胁人类健康的几大医学难题：心脏器质性病变，癌症，脑血管病（包括高血压等一系列症状），肺结核，糖尿病系列病症，免疫缺陷病，血液病，慢性肾衰，运动神经元疾病，艾滋病！面对这些医学难题，有些西医对我说"你们空谈什么治未病，就像遮羞布，一个挡箭牌，我们束手无策的疾病，你们也没有什么高招"。当然这都是一些老朋友说的。我就对他们说，我说："同志，你们错了，因为你们不懂中医几千年的历史，现在所说的十大医学难题，并不是现在才有，而是古已有之，早在张仲景的时代、孙思邈的时代，对其中的一些重要的、威胁人类健康的难题，已经做了比较好的解决了。"

但是由于历史的原因，中医的传承发生了断层。宝贵的医学遗产没有能够继承下来，特别是近百年来，中医处在被四面围剿的困境中，为了寻找出路，最早选择了中西汇通，拿我们民族的东西、拿东方的东西向西方靠拢！然后进一步搞科学化、现代化，最后结果只能是自我毁灭。这些情况大家可以说是有目共睹。这就不必细说了。

那么中医复兴的路在什么地方？我说不是在现代，而是在 2000 年前的

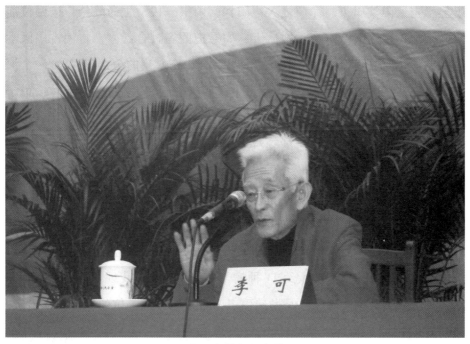

李可在做主题演讲

古代，不是西方，而是东方，中医的生命、中医的灵魂是中华文化智慧的结晶，走《易经》与《内经》结合，而不是中西医结合，是《伤寒杂病论》——医圣张仲景创立六经辨证一整套的理法方药，它可以囊括百病，是攻克世界医学难题的一把金钥匙！我在基层第一线从事中医工作52年，我在青年时代，通过读左季云《伤寒论类方汇参》，从中得以见到一些他所引用的清末火神派始祖郑钦安的一些观点，以及一些思路精华，如元阳为生命之本的观点，以后读民国初期实验系统古中医学派创始人彭子益的著作，得以领悟到凡是病都是人体本气致病的原理。中气为后天之本，中气为生命之"轴"，十二经（也就是五脏六腑）的经气好像轮子，中气的升降带动了十二经气的旋转，于是生命运动不停，当升则升，当降则降，是为无病。一旦中气受伤，升降乖乱，就是病。彭子益的理论源自于河图五行理论，到他逝世前发展为《圆运动的古中医学》。他在《伤寒理路篇》进一步指出五行以中土为中心，运中土可以溉四维，中气升降源源不断地供应五脏以生命的活力。火可以生土，假使脾胃病用本药治疗无效，就要益火之源以生土。先天阳气属火，命门之火叫阳根，阳根一拔，生命终结！这两位前辈，一个重视先天，一个重视后天，如果把两者融合起来，将使古中医学更为完备。他更明确指出，中医的医易结合，伤寒论的全部奥秘，"一个河图尽之矣"！一个河图的道理包括了中医所有的道理，它是一个整体。彭子益的主要贡献，是使中医学成为一个系统的医学科学理论，这个贡献很大。在当时取缔中医、消灭中医的潮流当中，把古代中医的精华保留下来！所以我尊他为中医复兴之父！

　　我学医的经历就是受两位前辈的启发引导，然后走上了中医的路子，在52年的实践当中，逐渐地破疑解惑，经过彻底的洗脑，脱胎换骨，逐渐有所领悟，最后运用《伤寒论》和《圆运动的古中医学》的理法方药，对十大医学难题中几个门类大约11种病，进行了攻关。我现在简要地跟大家报告一下，供大家参考，也是抛砖引玉，希望能够把各位的经验贡献出来，共同复兴中医。

　　第一个大类是器质性心脏病，包括风心病、肺心病、冠心病、扩张型心肌病，据统计，全球每年死于这类疾病有500万～700万人。现在我国已进入老龄化社会！心脏病威胁已经非常严重。且有低龄化趋势，有些十多岁的小孩有得心脏病的，与现在的生活习惯，盲目引进西方饮食，大量地吃麦当劳，喝各种饮料有很大关系。这些病在我一生当中大约治过有6000例，其中1000多例以上，是现代医院已经发出病危通知书放弃治疗的，经过治疗后这些病人基本救活，基本恢复健康！所以在器质性心脏病的领域，中医基本取得完全的成功！

　　现在把这四种心脏病的治法叙述如下：

　　第一类，风心病和肺心病。我对其病因病机的认识为，本气先虚，风寒之邪外侵，正气无力鼓邪外出，反复受邪，由表入里，由浅入深，层层深入，最后深伏在三阴经的本脏，成为半死半生的格局！根据《内经》的理论，六淫风寒暑湿燥火犯人，皆因本气虚，如果本气不虚，不会受侵犯，即《内经》云"正气存内，邪不可干"。总的来讲，论病因，则阳虚十占八九，阴虚百难见一，寒湿为病十占八九，火热为害十中一二，世多真寒证，又多假热证，辨之稍有差异，生死攸关。总的一句话，病因虽有多端，总根源只有一个，人身皮毛肌肉，经脉官窍，五脏六腑但有一处阳气不到，就是病，这个可以统摄所有病的主要病因。

这个阳气，是先天肾气、后天脾胃之气结合在一起的混元之气！很难分清哪个是中气哪个是肾气。肾气又称元阳，命门真火，生命的根基和原动力。所以《易经》讲："大哉乾元，万物资始！"通俗地讲就是有了太阳才有了生命，阳气就是人身的太阳。从养生治病的经历来看，阳微则病，阳衰则危，阳亡则死；所以救阳、护阳、温阳、养阳、通阳，一刻不可忘；治病用药切切不可伤阳。所以古人云：万病不治求之于肾。求之于肾就是救阳气。

我记得傅青主有一段话讲大出血之后怎么样来挽救治疗，原话是"已亡之阴难以骤生，未亡之气所当急固"。大出血之后，损失的血不能马上生出来，但是一旦阴损及阳，阳气一散，这个人生命就终结了。所以说"已亡之血难以骤生，未亡之气所当急固"这是治病的要点，这个关一定要把好！

再下来讲胃气，一般叫中气，先天肾气和后天中气的关系。后天无先天不立，先天无后天不继。《内经》云"五脏皆禀气于胃"。所以引申出重要的原则，有胃气则生，无胃气则死。古人比喻脾胃如釜，肾气为釜底之火，肾气就是肾阳。所以《易经》对后天脾胃云"大哉坤元，万物滋生"。一个先天，太阳是万物的开始，脾胃是保证人体生生不息的重要脏器，所以结论是厚德载物，这是赞扬脾土，所以后世治法补中土以溉四旁，中气运转，五脏得到保证，元阳就保住了。凡是脾胃病，假使理中不效，速用四逆，就是补火生土！中气伤犹可救，肾气伤，彭子益叫做拔阳根，从根拔起，生命终结！

由以上几点可归结为，脾肾为人身两本，治病要以顾护两本为第一要义。明代张景岳《景岳全书》说，治病的时候，假使你错了，宁可错于误补，不可失于误攻，误补犹可解救，误攻则噬脐莫及（表示悔恨到了极点）。从这话里可以体会出这位老先生在临床中一定走过很多弯路，一定犯了好多错误，世界上百行百业难免错误，唯独我们医生不能错误，一旦错了就是以人的生命为代价！所以以上这几点我们要刻骨铭心，时时牢记，切切不可忘记，这就是治未病的思想！本来中医治病就是以本气为主，以人为本。不管任何病，本气强的，受邪从阳化热化实；本气虚的，从阴化寒化虚。中医治未病的思想，虽然是养生的大道，但治病的时候是我们始终遵循的一个道理。

那么风湿性心脏病、肺源性心脏病又怎么治疗？我们通过以上分析，了解了风心病、肺心病的来路，是从太阳之表而来，都是外感。还有一句话，这是我读各家伤寒论注时发现，他们都具有这种观点，即病的来路就是病的去路。病从太阳来，通过各种方法，再把它透发出去就好了。不要见病治病，不要见到现阶段的东西，花费了很大力气，不知道来龙去脉，抬手动脚就错了。

《素问·阴阳应象大论》关于病因有这么一段话，"邪风之至，急如风雨"。四时不正之气侵犯人体的时候，急如风雨，防不胜防。我们应当怎么办？下面讲了"故善治者治皮毛，其次治肌肉，其次经治脉，其次治六腑，其次治五脏，治五脏者，半死半生也"。讲得非常明显，病入五脏，就是半死半生的格局，这是《内经》的结论。这就是病的来路。所以无怪乎现代医学从产生到现在不足200年，西医同道没有把问题解决下来，这是可以同情的！

对于病因方面，《灵枢·百病始生》作了补充，描述了百病由浅入深，说明什么问题？就是寒邪侵犯人体之后，由表入里，由浅入深，由腑入脏。而且由于反复受邪，外邪一层层堆积起来，每次得病外邪去掉一部分，留下一部分，再次得病又去掉一部分，留下一部分，每次这样，如果我们治疗错误，就帮了病的忙，所以《内经》说"上工取气，救其萌芽"，这是治未病的观点。疾病最初进入人体轻浅表层，就是《伤寒论》太阳经，所以太阳经条文最多，误治最多，救误方法最多，所以我们知道了来路，也就知道了疾病的去路，治疗就是让它从哪儿来，到哪儿去！这就是治未病的思想在临床的应用。你知道来龙去脉，就不要见病治病。就是说不管前因后果，不管人体体质强弱，反正我是治病，结果就要治标害本。怎么样达到这个目的？就是汗法，解表法在八法为首，汗法不仅仅是出汗，而是开玄府，通利九窍，托邪外出！

这样就有个问题，既然诸证当先解表——这是非常重要的，在治未病思想指导下产生的治则。那么解表是不是应该用麻黄汤？这又是一个治未病的问题！因为用麻黄汤治外感，恰恰犯了见病治病的毛病，因为你不顾人的本气，现代人的本气无一不虚，没有一个人是完全健康，就是大家经常说的亚健康状态等。所有的外感病全都夹有内伤。所以单纯解表的麻黄汤之类的方法不能用。外感内伤同时发病，就是《伤寒论》太阳少阴同病。大家都清楚，应该采取固本气、开表闭，就是麻黄附子细辛汤，如果很虚的话可以加点人参。

这里说明一点，我用方子，凡是用古方就必须用古代剂量。原则上折算方法，就是汉代一两，等于现在 15.625g。如果少于此量，就不能治大病！关于古方，特别是《伤寒论》的剂量问题，过去大家都讲，好多古人认为张仲景方不传之秘在于剂量。我在一生当中，有一次偶然的机会误打误撞，发现了这个秘密。我在 20 世纪 60 年代初期从甘肃回到山西，曾经治过 7 例心衰。治心衰毫无疑问是少阴病主方四逆汤，但是用四逆汤这些人都没有救过来。以后我就想《伤寒论》四逆汤原方是炙甘草 2 两，干姜 1 两半，生附子 1 枚，生附子毒性超过制附子 5 倍以上，一枚大者约 30g，小

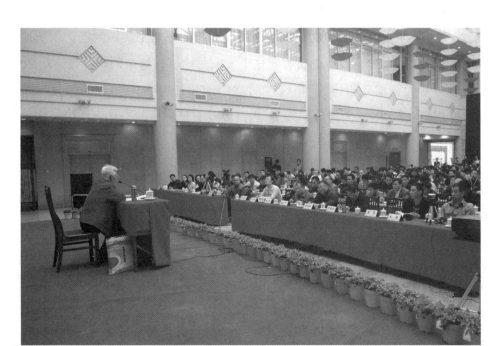

李可主题演讲现场

者 15 ~ 20g，一两照 3 倍来计算，四逆汤用制附子起码 3 ~ 5 两左右，就是古代剂量！但是从明朝李时珍开始，对古方作过一番研究，认为古今度量衡变化不太清楚，究竟应该怎么办，他最后来了个折中，说古之一两，今用一钱可也。也就是《伤寒论》古方只用到原方量的十分之一，这样就等于把《伤寒论》阉割了。

我怎么样发现的呢，有一次，一个老太太病得很厉害，她儿子和我是朋友。医院下了病危通知，他就抬回家准备后事，然后就找我去看，我一看四肢冰冷，脉搏非常微弱，血压测不到。当时开了方子，用了一两半的附子，开了三剂药！我说回去以后给她煮上吃，看情况，如果四肢冰冷，吃了药后温度能回来，就可能救活。结果第二天他又来找，说他母亲情况很好，已经能够坐起来，已经吃了很多东西，同时自己张罗着要下地帮媳妇做点家务活。我说不对，我昨天给你开了三剂药啊。当时正是老太太病重的时候，他手忙脚乱，又要准备后事准备老衣服，又要熬药，所以三剂药熬在一块了。一剂一两半，三剂就是 100 多克，这就叫误打误撞，病人好得很快，据她媳妇告诉我，因为她急急忙忙，药熬得过火了，剩下不多一点，加上水量不够，过一会儿喂一匙，喂了四十多分钟，老太太眼睛睁开，药吃完了，老太太第二天就下炕了，所以药量问题是个关键问题。用药这么大剂量会不会对病人造成伤害？这个大家过虑了，这个剂量，我是从 20 世纪 60 年代初期开始做的，一直到 1981 年 7 月，我们国家考古发掘出东汉的度量衡器——"大司农铜权"。当时发现有量液体的，量固体的，量粉末药的方法，很全面。最后一些学者，特别是上海中医药大学柯雪帆教授，对此作了系统的总结。我当时就是误打误撞，发现这个奥秘后，我就逐渐地查找历史上为什么发生断层。为什么张仲景《伤寒论》的方子治不了病。查来查去，从李时珍开始就是现在的小方子，几钱几分，虽然可以治好一些小病，但是治不了大病。在重危急症领域起不了多少作用。

我治以上两种病的思路方法和来路就做这么个交代，供大家参考。

两种病的证候归纳起来主要表现为：咳、喘、肿、全身痛，按六经来讲就是表里同病。风心病，就是《金匮要略》乌头汤证的虚化；肺心病，就是小青龙汤证的虚化。所以我治这两种病就是以这两张方子为基础，结合病人当时的体质方面主要的缺陷，先救本气，保胃气，固肾气，用张仲景留下的方子来探索治疗的方法。

我治风心病的一个常用方：

生北芪 120～250g，制附片 45g，制川乌 30g，黑小豆 30g，防风 30g，桂枝 45g，赤芍 45g，炙甘草 60g，麻黄 10～45g（说明一下，《伤寒论》麻黄汤的剂量是 3 两，折算下来抛掉尾数是 45g，很吓人，这么燥烈的东西，会不会引起亡阳？不会。我在最早的时候 45g 麻黄另煮，按照《伤寒论》煮麻黄的方法，先煎去沫，我们煎麻黄很少见沫，因为剂量太小，一两以上，水开了一分到一分半钟左右上边就会有一层沫，10g 左右不会有沫，另煎出来放到一边，用本方的时候每次兑麻黄汁三分之一，得汗止后服，去掉不用了，有些人 45g 仍然出不了汗，有些特殊的病要 120g 麻黄才出汗），辽细辛 45g，红参 30g，蜂蜜 150g，生姜 45g，大枣 12 枚，九节菖蒲 10g。

这就不是乌头汤原方了，我们知道经方是不可以随便加减的，当时在我初用附子、川乌时自己心中也没有把握，就自己煎药来尝，看尝到多少分量的时候出现毛病，出现问题。为了防备万一发生中毒，准备绿豆汤、蜂蜜。实验的结果是 30g、50g 根本没有问题。当时我很年轻，三十一二岁，以后我对后代也是这样交代，我的学生，凡是有志于恢复古中医的同志，首先要自己亲口尝一尝，体会附子什么味道。

2004 年，在南宁，刘力红教授带着好多研究生，都是每天早上起来，单纯尝附子。看看到底人体对附子的耐受力有多大，究竟有什么反应，看看附子有没有那么大的毒性。其中有很多同志在每天早上尝附子的过程中，就治了他好多病！不晓得力红是不是跟大家讲过。我们这代人用附子都有亲身经历，我们的弟子都是首先自己去尝药。在治疗中，一旦经过辨证，立出方子那是不会有问题的。所以当时方子里用防风、蜂蜜、黑豆都是为了解毒的，但这样就有副反应，就是药的力量减弱了。所以同志们要试我的方子，还是用原来的方法，等到你有把握的时候，就可以不要这些东西。

另外关于细辛，《伤寒论》基础剂量是三两（45g），我用这个量用了40 年，没有发生过任何问题，有些特殊的病，特别是接受了河北名医刘沛然老先生的经验之后，最高时用到 120g，也不会有什么问题，唯一的缺陷是细辛味道太大。我们用的辽宁产的北细辛，我多次喝这个细辛，都恶心、呕吐。我今年6月份，有一次突发中风。我自己开方子，就是小续命汤加细辛、附子。当时说话都困难，舌根都发硬，昨天我又出现这个毛病，所以就没有和大家一块儿来听卢老师讲课。

细辛的问题大概是在宋代出现的这个错误，而且讲话的不是医生，而是一个看守犯人的，有一个犯人自杀了，发现旁边放着些药，他鉴别后认为是细辛粉，所以后世就流传"细辛不过钱"这样的一种说法，你说张仲景超过他多少倍。所以我们用药要遵照《神农本草经》的理论和原则，我们看病、辨证要遵循《内经》和《伤寒论》医圣张仲景的方法，而不是后世这些乌七八糟的东西，所以我的意思就是告诉大家，这些方法你们可以放心大胆地用，不会出问题，只要你辨证准确。而且自从我和力红认识以后，外界找我看病的非常多，特别是山南海北，有的在国外，经常每天有十几个危重急症的电话。我说只要你按我的方法大胆去用，绝不会错。我还和一些青年朋友讲过，要当一个铁杆中医，没有董存瑞舍身炸碉堡的大无畏精神是不行的。你把自己的名誉、地位看得比病人的性命还重要，那你还是明哲保身为妙！就不要干中医了！当然，这些病人都治好了。所有的风险我们这一代人都冒过了，你们照猫画虎，吃现成饭，还有什么顾忌呢？不要大惊小怪，附子并不是现在讲的这么可怕，如果畏附子如蛇蝎，你中医就会无所作为，你不但治不了急症，治不了大病，救不了性命，你连个方子都不会开。我讲这个的意思就是请大家放心，我们对下一代是负责的！

还有一件事，河南一个40多岁的妇女，她有个男孩13岁，可能由于脑部受伤，从生下来就发癫痫，多年一直没好，最后听到北京某医院有进口一些现代的新药可以治这个病，她就到那儿把药买好了，买好以后医院就告诉她，这个药有很大的毒性、不平安，最好住在医院来用。因为她十几年来一直在给孩子治病，山南海北跑遍全国各地，花钱就海了，也没有在意。回去给小孩吃了以后，孩子就突然昏迷不醒，四肢冰冷。回来要求医院抢救，医院没有办法，说这种病我们没有办法。可巧她在北京买到我的那本书，按书上的破格救心汤大剂取了一剂，住在小旅馆里求人说好话，找了个电炉子熬好，给孩子一点点灌，看能不能醒过来，能不能活过来，最后把药灌进去孩子救活过来了。还有个特殊的事，他的癫痫从1岁到13岁每年犯，严重的时候一天三到四十次，最后一剂大剂破格救心汤喝完以后，从北京回到河南再没犯过。这个事我没有和她本人联系过，她找我，她说要不是这本书的话，她的孩子就完了！她就找到山西出版社我的弟子郭博信，郭博信打电话给我，说这个人要表示感谢给你寄钱，问你的地址，我说你就说不知道算了。破格救心汤能治癫痫，出乎意料。想来癫痫是阴寒痰浊阻于脑窍，本方大剂斩关夺门，破阴通阳开窍，当在意中，不妨一试。（掌声）

我讲这个事，她一个无知的老百姓，她不知道这个药有多厉害，她糊里糊涂就用了，可惜我们在大问题上不敢"糊涂"。还有好些通过通讯咨询，用大剂量附子治好的这种病，太多了。在2005年时，延安保育院最早的一任院长这位老同志病了，是由肺癌、胃癌转移到胰头，最后并发心衰，北京方面建议他们找我。力红知道这事。当时周围有几位同志就劝我，这事不要冒险，她是有身份地位的人，是个老革命，她是对国家有功的人，她在战争时收养的21个孤儿中有17个是少将。她对国家有很大贡献，你这么几千里，贸然在电话里告诉人家一个方子，你把她吃死怎么办，我考虑再三，说这种同志我们更应该想尽办法救她，根据我的经验，不会出问题。告诉力红就把这个东西发过去，老太太吃了药，第三天就下床了。但是她是好多种癌症，阴阳气血都竭绝了，以后我还专门去看过她一次，最后活了3个多月，死在什么情况呢？我离开新疆以后，西医说好容易身体情况大有好转，再用化疗的方法把它攻一下，把它消掉不是更好么？最后大剂量化疗一次以后就再也没有起来！

大家完全可以建立一个信心，我们的祖先传下来的宝贵的方法，不是骗人的，绝对无害，我们古代的中医，为什么能妙手回春？为什么能起死回生？为什么古代中医大病小病都看，而且最擅长治疗急症？这是由于历史上原因发生断层，没有传承下来，我是很偶然的机会误打误撞碰出来的，经过实践，证明这些方法稳妥可靠，而且2005年以后凡是用大剂量附子长期服用的病人，我让他们每月作生化检查，看看有没有肝肾损害，全部没有。而且长期的血尿、尿蛋白，经过长期温阳，这些东西都没有了。

这个方子，凡是出现筋骨疼痛、肌肉麻木疼痛拘挛，加止痉散，就是全蝎6g、蜈蚣3条打粉冲服，坚持一段，就可以把风心病治过来，而且二尖瓣、三尖瓣闭锁不全，顽固的心衰，脑危象，用这个方法都可以救过来。另外吃中药的同时，配合培元固本散，这个大家都知道就不啰嗦了！

治疗肺心病的常用方：肺心病实际上就是小青龙汤证虚化，所以就用小青龙汤加味，因为寒邪深入少阴，所以要用附子、细辛。

麻黄10～45g，制附片45～200g，辽细辛45g，高丽参15g研粉冲服（高丽参为什么研粉冲服，因为散剂比汤剂慢，可以把下陷的中气从下边慢慢提到上边，对喘证有用），生半夏45g（大家不要怕，我一辈子用过的生半夏，书上写的是1吨，实际我每月平均剂量30到50公斤，和附子情况差不多，比生南星多一点，绝对不会出问题，这是张仲景告诉我们的，大家要相信医圣是不会错的，所有《伤寒论》的方子中半夏都是生半夏。生半夏后面有个洗字，就是用开水冲一回，为什么制半夏治不了病，在座的可能绝大多数人不知道制半夏的制作过程，清水泡15天泡到发酵，再加水加白矾又15天，然后拿姜、甘草和到一块再泡15天，共45天，制出来的半夏纯粹是药渣子，治不了病。再一个问题，根据《神农本草经》，半夏治病是辛以润之，它为什么能通大便。我用生半夏先是洗一洗，洗下来的水是黏糊糊的、滑的，那个就是通大便的。凡是辛的东西都有润的作用，产生津液，附子大辛，它也可以生津液。左季云老先生评价附子就是通阳生津液，阳生阴长。我知道卢老师的观点也是这样，阳不生，阴不长，所以生半夏绝对无害，民国初期的张锡纯老先生就是用生半夏，近代的朱良春老先生也是用生半夏治病，生半夏治病非常快，刚才介绍的这两种病用制半夏完全不会起作用），干姜30g，五味子30g，制紫菀15g，制款冬花15g，壳白果打20g，肾四味各30g，炙甘草60g，桂枝45g，赤芍45g。

这就是我常用的小青龙加味的方子，这个方子曾经治过几个肺间质纤维化，现在还有一个，在北京协和医院住院，医院发了病危通知，他儿子着了慌到山西找我去了，他吃到7剂药时就把氧气去掉了。最后这个人好了没有现在我还不敢断言，还要见面才知道。

这两种病发展到重危急症阶段时，就用大破格救心汤！这个破格救心汤就是我在学习《伤寒论》的过程中逐渐形成的一个东西，我所以加山萸肉、龙骨、牡蛎，主要是为了敛，我发现四逆汤虽然以炙甘草为君，二两炙甘草仍然不能有效地补土，补土的意思就是用土来覆火，阳气回来以后不久又散了，就是因为三阴里头厥阴当合不合，反而开得太厉害，疏泄过甚，阳气一回，相火又散开了。所以山萸肉敛厥阴之气，使桀骜不驯的大将附子成为有制之师，治疗心衰，在四逆汤类方里头这是比较可靠的一张方子，很稳定，凡是治好的病人，很少反复！

冠心病的治法有所不同，因为病机不一样，根据证候归纳分析，我认为它主要是痰、湿、瘀、浊窃踞胸中阳位，和高血压道理一样，清阳不升，浊阴不降。头为诸阳之会，那是阳气最旺盛的地方，怎么会被阴邪所包围？就是阳气不到，阳气虚了，清阳不升，浊阴不降，绝对不是阴虚火旺等，如果用那个方法对待这一类病，就错了！

基础方就是破格救心汤的中剂再加生半夏45g，生南星30g，如果出现痰堵得厉害、胸憋得厉害就合瓜蒌薤白白酒汤，瓜蒌45g，薤白30g（加白酒2两事先浸泡），血丹参120g，檀香、降香、沉香各10g，砂仁米30g，桂枝45g，桃仁泥30g，麝香0.5g（冲服），北京同仁堂苏合香丸，一天1～2丸，这方子里有十八反，半蒌贝蔹及攻乌，乌头附子这一类。这是斩关夺隘的方子，力量大的方子，控制心绞痛，治疗冠心病晚期频发心衰，见效快。相反相激，调动机体自身的对抗外邪的力量，中医治病就是在保护、启动病人自我修复的功能，所以用附子剂的过程中，会出现很多毛病，很多不舒服，或吐或泻，那都是人的元气逐渐恢复，可以和体内的敌人干一仗，正邪相争，这不是坏现象。病人吃了这药后十分难受，经常给我打电话，有时一天打十几个电话，凡是有我弟子的地方他们就负责解释了，有的地方就写成很简要资料，来一个病人就发一份，看了之后心中有数就不会发慌。

治疗冠心病的培元固本散，要加藏红花和生水蛭。

清代火神郑钦安传下来的这套东西是我们医学宝库里的一朵奇葩，是非常造福全人类。我们以上讲的东西现在西医没办法。我们现在解决的这

些问题，如果国家领导人能想到中医目前的状况，适当地引导，大力扶持纯中医，中医复兴之后，世界人民都会受益！（掌声）

关于心脏病的一大门类基本就是这样，这不是我的东西，这都是老祖先历代传下来，由医圣张仲景写在书里面，不是我的东西，我只不过误打误撞地用了一下，就用出这么些名堂，大家要深信不疑。

我给大家讲一件事：也是个心脏病人，他是青岛远洋公司的船长，他一生就是非洲几个月，其他地方几个月，常年海上生活。在 2005 年做体检发现心脏扩大二分之一，压迫右肺，感到呼吸不好，他没有查的时候无所谓，反正海上潮湿很厉害，检查完了，西医把实际情况告诉他，结果吓坏了，还不定啥时候和你们说拜拜。情绪压力很大，他是我老乡，灵石人，跑回灵石住了 45 天，基本就是以上方法，不过他用的奔豚汤比较多，突然肚脐下有一股气上来，人要昏过去，实际是上元阳虚，冲气不能下守而上奔引起的，就用温氏奔豚汤。前后 45 剂药，附子从 200g 增加到 450g，吃完以后好像没有什么感觉了，回去跑到青岛医学院又做一次检查，大夫就跟他讲了，"我们原先误诊了，你不是这个病，这个病从古至今完全不可逆转，绝对好不了"。他又到别处检查，和他原先的片子进行对比，完全是两回事，扩大二分之一的心脏完全复位了。所以我们中医对心脏病这个大难题，可以彻底解决！（掌声）温氏奔豚汤还有一个特殊功效，减肥！肥胖也是全球性医学难题。本方主治三阴沉寒痼冷。无端发胖正是阴寒痰浊凝阻气化，像一座冰山，本方犹如烈日当空，坚冰自然消融。经治不足百例，全数治愈。近治太原中医养生堂曹某，女，21 岁，10 岁后因父母是双职工，每日上班时把孩子锁在家里，冰箱里准备了足够的饮料、夹肉面包，每月喝饮料 10 多箱，吃蛋糕等 60 余斤，不到一年变成一个小胖墩。2007 年并发高血压、高血脂。第一疗程服药 12 剂，小便特多、发臭（坚冰消融化水而去之象），二诊附子加足 200g，又服 15 剂，45 天减重 26 公斤。所有旧衣服全部报废，由一个粗胖臃肿面色青灰的人，变得红光满面、苗条活泼，所有症状全部消失。

还有急性肾衰合并心衰，这个病人就是中央电视台 12 台导播小白的爸爸，他家是山西人，得了这个病之后 301 医院和协和医院下的结论，说这个病是个无底洞，慢慢养吧！他就跑回山西来了，因为他是肾衰合并心衰，用麻黄、附子、细辛的过程中，开始时小便是清的，45剂一个多月后，小便发臭、浑浊，说明肾功能得到部分修复，他父亲吃药的过程惊心动魄。反应很大，几乎要死了，邪正相争也非常厉害，当然剂量也比较大。最后这个病人心衰肾衰都基本痊愈，现在功能恢复很好，已经2个月没有透析！这事是梁浩从网上和小白沟通以后告诉我的结果。所以我感觉，温阳的方法、托透伏邪的方法，可以解决重危急症。如果我们很好地再深入研究探索，可以攻克好些现代医学没有办法的大病。真正就是毛主席当初说过的"如果中国人民对世界人民有所贡献的话，那首先是中医"！（掌声）

我这材料本来准备了7大门类，但今天还是不太舒服，不断地流口水，这第一大门类就讲得差不多了，谢谢大家！（掌声）

论坛执行主席：同志们，刚才李可老先生给我们做了一个非常精彩的讲座，在座的每一个人，我想都有这样的感觉：李老先生的人格是高尚的，医术是精妙的，我在下面很认真地听讲，我很感动。曾经是去年，就是去年下半年，他老人家是中风，后来我的理解就是现在的腔隙性脑梗死，但是自己服中药，仅仅半个月，他又到外地给病人看病去了，去讲课去了，像今天有点不舒服，带着不舒服的感觉把讲座讲完，我想在座的每一个人都会感动。对李老先生高尚的人格和他宝贵的医术，我们是深感钦佩的，他的医术真是在临床一线上一枪一刀拼出来的，大家有幸得以闻听，望在座诸君珍惜，让我们再次以热烈的掌声感谢李老先生！

温阳扶正大家吴佩衡学术思想研讨

吴荣祖（2007 年 12 月 23 日上午）

论坛执行主席：接下来我们请另一位温阳大家，也就是有着很深家学渊源，我们国家很著名的、在 20 世纪中叶非常著名的一位温阳大家吴佩衡老专家的嫡孙——吴荣祖教授来给我们进行精彩的演讲。有请。

吴荣祖教授：今天有幸在这样一个扶阳论坛上跟大家进行交流。这是我心中非常高兴的事，昨天和今天，李老和卢老师都做了很精彩的演讲。我今天也想把云南著名的中医学家吴佩衡先生的一些温阳方面的观点做一些总结。我不讲具体的医药或者具体的一些病，这些在吴佩衡先生的医案里面都有。我所说的题目就叫作《温阳扶正大家吴佩衡学术思想研讨》，谈谈我学习的一些体会。我们采用的背景图就是一个太阳，这就象征温阳扶正与太阳的关系。

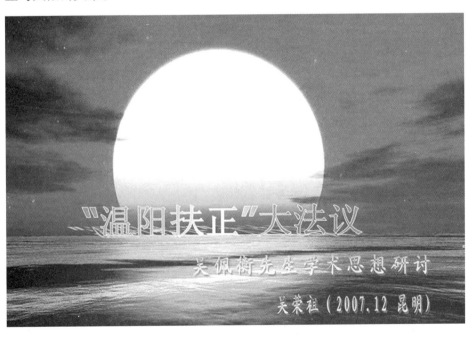

"温阳扶正"大法议

吴佩衡先生学术思想研讨

吴荣祖（2007.12 昆明）

我做四个方面的内容介绍，第一个是吴佩衡先生的简历，因为吴佩衡先生20世纪70年代就过世了，可能很多年轻人那个时候还没出生，还不知道，所以我们简单把吴佩衡先生的一些基本情况介绍一下。第二个介绍人类的太阳崇拜，为什么要讲这个问题，我以为把温阳派的底线再延伸得远一点，从旧石器后期到新石器时期，人类对太阳的认识是怎么样？最后到我国的先秦阴阳五行学说的兴起和太阳崇拜的关系，我们可以找一找脉络。那就说明温阳的背景是非常深厚的。第三个就把吴佩衡先生的学术思想特色做一些介绍。第四个讲一下中药附子的临床研究，也就是把我主持的课题的一些简单情况给大家汇报一下。因为时间的关系，可能会稍稍压一点堂，如果大家有兴趣就讲完，如果没有兴趣就刹车。现在我们就开始。

一、吴佩衡先生简介

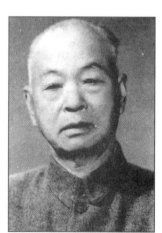

吴佩衡
（1888—1971）

　　吴佩衡先生（1888—1971）是四川会理人，是云南省著名的中医学家、中医教育家。为什么叫他教育家？因为在云南，在1943年～1945年的时候为了振兴中医，吴佩衡先生联合同道在云南办了第一所云南省中医药专科学校，当时他就从事教学。他认为，单纯的靠师承、传承，中医队伍难以壮大，中医事业要做大就要"众人拾柴火焰高"，需要更多的人才，所以他就步入中医教育。新中国成立前就自编讲义，联合同道亲自进行讲课，以至新中国成立以后，当时云南省要先生做省卫生厅的副厅长，他坚决不干，而愿意到离昆明市区比较远的滇池边创办一所云南中医专科学校，到那里去讲学，为振兴中医做一些努力。在云南，他从事医疗教学工作60余年，开创了云南经方学理。这要做一个解释，因为先生从四川到云南的时候，云南是以温病学派为主体，当时甚至认为云南地处高原，风高物燥，就连麻黄的使用都十分谨慎，所以先生到了以后就倡导六经辨证诊治疾病，到现在云南中医界都公认他是云南经方学理的开创者。这是我们云南自身的评价。在长期的中医临床治疗和教学中，先生积累了丰富的临床经验和特色突出的中医理论，为全国中医温阳派的代表性人物之一，特别是对中药附子的临床运用，研究造诣很深，获得了同道及患者的肯定和敬重，他有一个雅号就叫"吴附子"，以至于在东南亚的华人同道中有些并不熟悉吴佩衡，但是他们却知道"吴附子"。

吴佩衡先生临症特别重视《内经》《伤寒论》的指导性作用，特别推崇陈修园、张志聪、黄元御、郑钦安后世一代的学术思想。在临床教学中，仍然不断总结个人的理论修养，勤于笔耕，著有《中医病理学》、《伤寒理论条辨》(1948年)、《伤寒与温病的分辨》(1945年)、《麻疹发微》(1962年)、《伤寒论新注》(1965年)、《医药简述》(1963年)及《吴佩衡医案》(1983年)等多部著作，这些著作显示了先生的思想和特色。最近一些同道问我，说吴老有好些书不容易找到，也有出版社的同志说是不是能合作做一些努力，那我回去考虑再定。

先生热爱中医，为中医的生存与振兴不遗余力，其奉献精神为同道所敬仰，这主要指新中国成立前国民政府要取缔中医的时候他做了很多的努力，都有资料为证，我就不再多说了。1930年他曾代表云南中医界出席全国神州中医总会针对南京政府欲取缔中医的抗议活动。1942年任云南中医学会理事长，1945年创办了《国医周刊》，1948年与部分同道一起创立云南第一所中医学校——云南省私立中医药专科学校，任校长兼教师的职务。新中国成立以后，又任云南省中医进修学校的副校长，云南省中医学校的校长，云南中医学院的院长，中华中医学会云南中医分会会长，《云南医药杂志》编辑委员会副主任，云南省政协常委等职。

鉴于先生学术思想的特色及风格的鲜明性，所以其名声在省内、国内及海外颇有影响，任应秋教授20世纪80年代专门到云南了解先生学术的继承状态，当时我也在，在宾馆里与任应秋先生见面，当时我的奶奶还在，带着我们去，任应秋先生和吕炳奎老师都在那里，他们想看看这些名中医后代有没有人继承，因为他们考虑到全国有很多老中医的后代都没有学中医，特别是"文革"之后，很多人非常伤心，都不愿意学医了，因为被说成是反动学术权威，但是看到吴佩衡先生家族中有那么多人学中医，他感到非常欣慰。1984年，黄树则、任应秋编制了当时的《中国现代名医传》，在"编者的话"中指出："本书以20世纪，在我国具有第一流水平，在国际上也有较大影响的医学名人为列传的对象。"这本书集选了44位中医大师，第一位是张锡纯，我们大家都知道，那是中西医汇通的第一人，吴佩衡先生也名列其中，排名第16位。

上图中这是吴佩衡先生的医方墨迹，这也是我专门留的，作为中医，

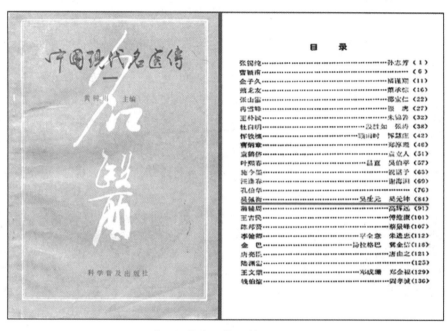

《中国现代名医传》封面及目录

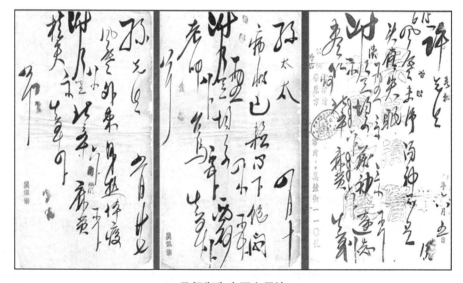

吴佩衡先生医方墨迹

书法是非常重要的，我认为中医都应该注重书法，尤其年轻的中医应该学一学毛笔书法，他们写字都是打电脑，一旦用笔写，写出来的字毫无观赏性，这方面应该学学老一辈。

这是吴佩衡先生的工作照（见上图），这是在云南中医学院当院长的时

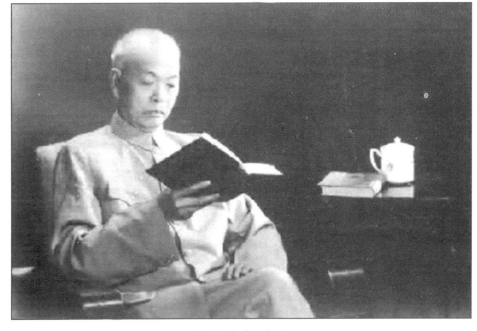

吴佩衡先生工作照

候，已经是75岁了。他正在读《伤寒论》相关注解书，桌子上另一本也是。

我们的第一个问题就讲到这里，第二个问题我们讲人类的太阳崇拜。

二、人类的太阳崇拜

人类在农耕、放牧时代，就是旧石器晚期到新石器时期，就已经重视太阳的起落及昼夜的交替，四季寒暑的变迁对农业、畜牧业的影响，以及人类生存与之息息相关的问题，进而出现了人类的太阳崇拜观。

在爱德华·泰勒的《原始文化》这本书中概括太阳崇拜时有这么一段话："凡是阳光照耀的地方，都有太阳崇拜的存在。"地球东西南北都有阳光，整个地球是脱离不了阳光的。下面这张太阳的漂亮照片就说明了这个问题，这个太阳是从水里面出来的，就是古代认为的阳和水的关系，学中

医研究阳气，命门火与水的联系，看看这个图也能够启发我们很多。

　　为了说明这个问题，说明太阳符号彰显崇拜太阳的印迹，我找了一些资

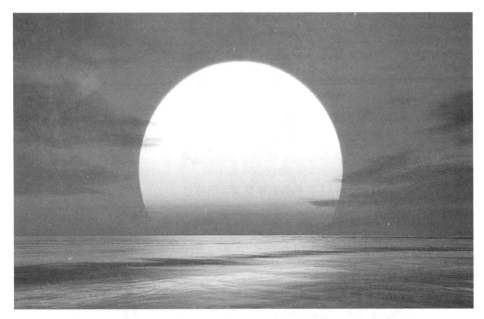

料（对照图片说明）。一个是洞穴石壁符号和古陶器的符号，这都是考古的一
些东西，我把它们搜集进来。第一个就是以"十"字为日神象征的符号。

　　这是我们中原的仰韶文化，这个图，是代表太阳。

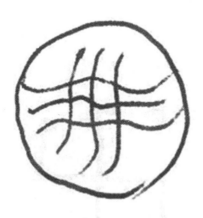

中原仰韶文化太阳符号

　　再下一个是中国青铜铭文里面也有那么一个图，两个人，一男一女在
一个以"十"字为太阳符号的下边繁衍、生存。

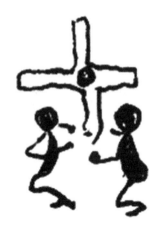

中国青铜铭文太阳符号

这是古亚述，也是"十"字，就是说在世界不同地方都用这个符号来表示太阳；再下一个，这是古希腊，也是"十"字。

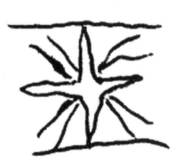

古亚述太阳符号

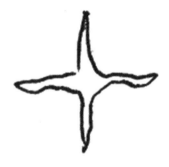

古希腊太阳符号

再下一个，这是古印度的，大家都熟悉了。

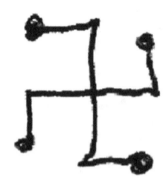

古印度太阳符号

另外一个是直观表达的日神形象。那一个是仰韶日纹，就比较具体了，太阳有光，太阳是圆的。

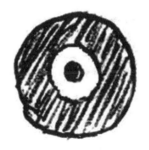

仰韶日纹

这是半山型日纹，上面这两个都是中国的，一个是中原的，一个是东方的。

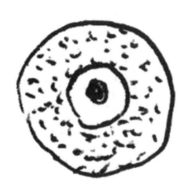

半山型日纹

下一个，这是日本的，日本也用类似的文字在他们的考古中代表太阳。

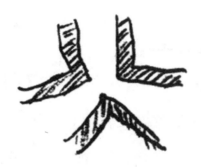

日本表示太阳的文字

下一个，这是西欧的，有几种，都表示太阳，就是在很古老的时候。

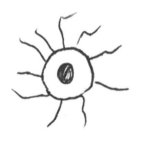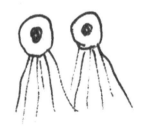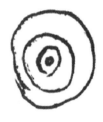

西欧古太阳图案

再下面是古埃及的，这些都反映了地球上只要太阳照耀到的地方，人类都有太阳崇拜的这些客观考古的东西。

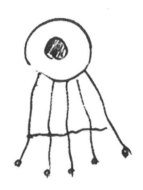

古埃及太阳图案

这是印第安人的，也是代表太阳。

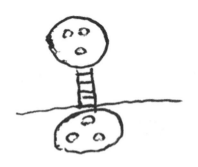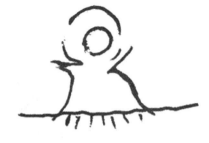

印第安人太阳崇拜

由此我们可以看出太阳的这个形象在人类生活中的地位，那么太阳文化（太阳崇拜）是怎么发展的呢？

太阳（日）崇拜 ——→ 日神文化→神权→皇权

——→ 先秦时期哲学思辩及古朴科学观
（天文、历算、物候、农学、医学）

太阳崇拜的两种不同走向

我们看一看，它有两种不同的走向。一个就是把太阳日神化。把日神文化上升到神权文化，一直到皇权文化，这是一个走向；还有一个是我们中国在先秦时期的哲学思想，就是在古科学观里面，就把太阳这个文化用到了对天文学的观察、对历算的研究、对物候、农学、医学的研究中。所以我们明白了一个特点，目前大家反映要把《内经》读懂不容易，由于它需要的知识非常广博，所以真正把《内经》研究通的人不多，特别是它的几篇大论，讲的都是整个宇宙的变化与太阳的问题。所以说，它就有两种不同的走向，其中一个走向是神权崇拜，也就是神权文化的世界性。正因为太阳对人类生存的息息相关，而鉴于当时人们的生产力发展和科学观的质朴，所以很多东西就被神话。各个国家都有自己的太阳的神，比如埃及的阿图姆、阿蒙神就是太阳神的化身；希腊的赫利俄斯是它的日神，以及后来的阿波罗太阳神；在罗马有朱比特；在北欧有奥丁；在印度有毗湿努；又如日本有天照大神，日本的太阳神比较怪，是女的；在秘鲁，印加人认为太阳为诸神之首，是造物主；在新西兰，毛利人把塔里叫做太阳神。这些都代表了地球的各个洲，也就是我们五大洲，都有对太阳崇拜的偶像。

在我国少数民族里面，崇拜太阳的就更多了。比方说我们东北的鄂伦春族、西藏的珞巴族、云贵川的彝族、广东的黎族、还有黑龙江的赫哲族、四川的羌族、云南的拉祜族等，如果有机会到云南民族村去看一看，那儿有很多太阳崇拜的印记。我们再看历算方面，那就很多了，比方说玛雅的太阳历，这是非常出名的，以及埃及神庙中的太阳历。更出名的是我国汉族的阴阳历，在我们云南楚雄彝族自治州紫西山上有一个祭拜太阳的塔，就是彝族崇拜太阳历的一个实际模型。

那么再说中国汉民族的太阳文化，我找了一本郑州大学的岳红琴教授写的《先秦时期太阳崇拜及其对人类社会生活的影响》，书中是这么说的："太阳崇拜作为古代人们的宗教信仰之一，与人们的社会关系十分密切，它渗透到社会生活的诸多层面，并产生了深远的影响……太阳的年周期运行和日周期运行，就不只是太阳自身运动变化，而且反映了人们由太阳崇拜所发生出来的认识观念的发展，它不仅与人们天文历法知识的萌生密切配合，也与早期的哲学观念和思想密切配合。就天文学而言，没有先民们对太阳运行日积月累的观察，没有对太阳崇拜所生发出来的祭日习俗的重视和实践，也就不会有后来如此丰富的天文、历法知识著称于世并用于指导农业生产（对这一点加以解释，中国的农历到现在来说仍是指导农业生产不可缺少的，春耕秋收，都应遵从24节气，抓不紧时令，农业要想丰收是不行的，当然现在做了很多人为的改良，但是不管我们的稻种怎么改良，都得按四季节气的时间来进行耕种才能丰收，所以这个指导性到现在并没有变）。就早期哲学思想而言，我国古代的阴阳观念，以及与上述四方位（东、西、南、北）相配的五行观念，都与太阳的运行及其对人们思想所产生的影响有关。"先秦时期的阴阳五行学说在这里被点拨了，阴阳五行学说不是在先秦时期突然出现，而是人类洞穴时期、石器时期就观察积累的结果。观察是观察什么？就是"象"，我特别提出"象"的问题，就是因为中医看病为什么要重视观察病人的表现、表征？是什么原因？大家可以去悟。

在佛教中有一个皈依《太阳经》中这样说："乾坤阳气源太阳，太阳内含太阳光，此光根在无极内，生生无穷仗太阳……古来太阳生万类，今后阳气呈千祥。"接下来又说："盖人身之内，阳多主寿，阴多主夭。"说明在我们中国的文化中，以至于从印度取回的佛经中对太阳的认识是非常深刻的。针对扶阳，我们下面就讲太阳光热、磁场、引力变化对地球的影响。

我们知道地球上的爬行动物最盛行的时代就是三个时期：三叠纪、白垩纪、侏罗纪。为什么恐龙会突然灭绝呢？有一个说法是天体撞击说，是说一个天体撞到地球上，当时撞击的结果是什么呢？出现了大量的宇宙粉尘，把太阳给遮了，遮了多长时间没法考证，但是太阳遮挡了，没有光，地球完全变成黑暗，大量的植被，特别是蕨类植物的死亡，草食恐龙的食物链断了，草食恐龙死亡以后，肉食恐龙的食物链也断了，特别是像霸王龙类，这就造成了盛行一时的恐龙灭绝。另一个说法就是冰河现象，认为是当时地球突然出现的没有夏天，只有冬天的冰河时期造成的死亡。

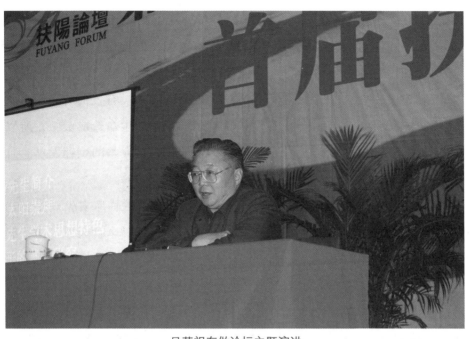

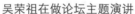
吴荣祖在做论坛主题演讲

　　我们还可以从另一方面来看太阳，我们从地球赤道雨林与两极的物种差异看太阳对地球生物的影响。在广西看不出来，因为跟昆明一样一年四季都是绿，处于热带、亚热带。那么在北方，特别是如果大家注意看，就是在两极看它的变化是非常突出的，为什么北美的动物要迁徙，要冬眠？很多东西都说明了阳光的重要性。在赤道，由于雨林生物的多样性，所以研究动物的学者都要到亚马逊河流域进行考察。再有一个就是日食与趋物救日现象的关系，为什么日食出现的时候，会导致人们情绪紧张，这显然与太阳有关。我举几个例子，像北美的奥吉不瓦人、南美的密鲁生细人，他们认为太阳被遮挡的时候是地球灾难的再现，所以要把燃烧的火把绑在剑上，向天上射去，认为这样可以增加太阳的热度。中国的赫哲族有个习俗，一旦出现全日食时，认为是天狗要吃太阳，所以全天都要敲打东西，要把天狗赶走，我国汉族也有这种说法。再就是鄂伦春族，也是把剑燃了火向天上射。蒙古族认为这是恶梦，新疆的阿尔泰人是向天空鸣枪以驱赶遮日的恶魔，藏族以敲足鼓来驱鬼魔。以上所说的这些趋日习俗说明了什么？说明太阳对于人类的重要，这个趋物救日的现象是世界性的。现在有的研究就更深了，认为当日食出现，就是月亮遮住了太阳，在这个过程中，会导致紫外线阳光磁场发生隐匿性变化，有可能诱发地震、海啸等，所以全日食的时候，世界会那么恐惧。这不是人们凭空想象的，它是由现象的累计和反复，一代一代反复传下来才这么做的，如果没有任何的恐惧，就像月圆月缺没有对人的生存和生命以及物种的生存、生命造成威胁，所以大家能够心安理得。在这点上，说明太阳对地球、对人类的生存发展息息相关。

再举个例子，1980 年 2 月 16 日云南高原日全食的临床实验观察，这是一个非常重要的观察，当日下午 6 点左右昆明出现日全食天象，为了搞清人体心脏与太阳的关系，国内不少学者专程到昆明的一些单位联合观察，当时参加这一科研观察的单位有上海中医学院、昆明铁路局中心医院、云南省交通医院、昆明市中医院、昆明市延安医院，还有云南大学生物系，他们都对全日食这段时间的相关情况进行了观察和研究，从偏日、全日到日食的退出，做了不同情况的观察，这些资料，鉴于时间，我只是把题目给大家念念，提示相关研究资料出在什么地方，大家回去以后可以查一查，可以看看太阳的重要，阳气的重要。《日全食对心血管疾病患者交感神经兴奋性的影响》，是《上海中医杂志》1981 年第一期；《日全食对人体脉象的影响》，《上海中医杂志》1982 年第三期；《日全食对心血管疾病有无影响的研究》，《云南中医杂志》1981 年第三期；《从日食谈阳气》，《上海中医杂志》1980 年第五期；《关于动物对日全食的行为反映的观察》，这是在《动物学杂志》1984 年第四期；还有《实地观察日全食下的人体奥秘》，《上海中医杂志》1980 年第三期。主要是上海和昆明的一些研究单位做了系统的观察，这些论文里面有各种客观观察指标依据，大家有兴趣可以找资料看一看。

谈了太阳对人类的影响，我们可以追溯到太阳和阳气。为什么我们今天要特别重视阳气？要扶阳？刚才李老特别谈了就是要扶阳，说生病是人体自病，是自己的气先病，也就是"邪之所凑，其气必虚"，什么气？他说了就是阳气，这不无道理。我下面就介绍吴佩衡先生学术思想的特点。

三、吴佩衡先生的学术思想特点

1. 重视阳气的生理功能

《素问·生气通天论》中有："阳气者，若天与日，失其所，则折寿而不彰。故天运当以日光明，是故阳因而上，卫外者也。"阳就是太阳。阳气就好比人身上的太阳，太阳对人类，对物种有那么重要的影响，那么阳气在人的生理、病理的地位就可以不言而喻了。再有："苍天之气，清净则志意治，顺之则阳气固，虽有贼邪，弗能害也。"说明阳要固，就不会有病。还有："凡阴阳之要，阳秘乃固。两者不和，若春无秋，若冬无夏，因而和之，是为圣度。"你想我们如果没有春天，或者有春无秋，有冬无夏，地球就乱了，因而和之是为圣度。什么叫圣度？我理解圣度就是人的健康最高的境界和最佳健康内环境。"阳强不能密，精气乃绝；阴平阳秘，精神乃治；阴阳离决，精气乃绝。"这段经文说明了阴阳之要并不是后来中医大学教材讲的要调平阴阳，我以为应该理解为阴要平，平为正，阳要密，密为要。下面的题目还要涉及这点。"故阳气者，一日而主外。平旦人气生，日中而阳气隆，日西而阳气已虚，气门乃闭。"这就是人的阳气的日节律。我们在观察疾病过程中，为什么要随着阳气的消长，一天的消长，一年的消长来处理疾病，在后面还要讨论。

《素问·四气调神大论》中有："春三月，此为发陈……夜卧早起……养生之道；夏三月，此为蕃秀……夜卧早起，无厌于日……养长之道；秋三月，此为容平……早卧早起……养收之道；冬三月，此为闭藏……早卧晚起，必待日光……养藏之道。"这里谈到四季的养生，养生也是治未病，我就不全文点出了。特别谈谈起床的这个节律，这是跟阳气息息相关的，为什么春三月要夜卧早起？因为太阳出得很早，人要顺应四时，顺应自然，太阳是生命、是阳气的代表，不能与之相违，所以要早起。再有夏三月，夜卧早起，无厌于日；冬三月，此为闭藏，早卧晚起，必待日光，都是顺应自然。记得我读大学的时候，老师批评由于冬天天冷，有些学生不出操，找理由说中医养生冬天就是要早卧晚起，必待日光，六点钟起床不对。老师说这是消极的，我们就是要早早地起来锻炼才有朝气。随着对医学的深入和对临床的深入，我也感觉这点有重要的养生意义，特别对退休的老人，是有条件顺应这一养生规律的，你们青年人呢，就慢慢来吧。那么再看《灵枢·顺气一日分为四时》中所说："夫百病者，多以旦慧昼安，夕加夜甚。"一般疾病的规律都有这个特点，旦慧，太阳出来，阳气初升的时候，病情会比较稳定，但是到了中午、下午，病情就会加重，所以我们临床医生看病时经常要注意，特别是住院病人的观察，但是现在非常遗憾，我们很多中医的病房没有注意这个治疗特点。"朝则人气始生，病气衰故旦慧；日中人气长，长则胜邪，故安；夕则人气始衰，邪气始生，故加；夜半人气入藏，邪气独居于身，故甚也。"这是随着一个人阳气的生、长、收、藏，出现病的变化，如果对病人进行密切观察的时候能够体会到这个，通过病人病情的加重，如对患者发热的波动变化，观察他的体温，我们不仅是看西医的那个意义上的稽留热、弛张热的体温曲线，而且我们对发热的观察往往要把日节律看进去，这对于你判断处理是属于三阳证还是三阴证的发热是非常有帮助的，我希望大家以后共同注意观察体会。

2. 重视阳气的生理易损性

阳气是非常容易损伤的，所以《素问·阴阳应象大论》里面讲："壮火之气衰，少火之气壮，壮火食气，气食少火，壮火散气，少火生气。"吴佩衡先生特别重视这段经文，我曾为此专门发表了论文，就叫《少火与壮火》，这篇论文在我们"云南四大经典研究班"的时候还获过奖。吴佩衡先生认为一定要把壮火和少火的含义搞清楚，决不能含混，否则，就很容易损伤阳气，最后导致病情的恶化，导致病的复杂性和病的迁延难治性。所谓"气"就是指元气，我们中医讲"人活一口气"，活什么？就活阳气。过去道家为什么一直炼丹药修身？丹药是什么？就是升华的硫黄，硫黄是火中金，是补阳的第二药，按照《扁鹊新书》说的，火攻第一，硫黄第二，附子第三。《红楼梦》上的贾敬就是炼丹药没有炼好，吃下去，最后汞中毒死亡，那就是火气过重，壮火食气，七窍出血。追求纯阳有什么意思？因为炼到纯阳以后，那就是一团清气，飘飘然升上了天堂，那就长生不老。如果是纯阴，那显然是死了。那么阴阳参半，就是说人是在阴阳消长变化中生存的，就是这个道理。

有一个很有趣的红外线的热像摄影显示现象，这是我在"世界地理"电视栏目上看到的，他对临终病人用红外线热像摄影进行临终观察，从整个摄像来看它是以橘红色和黄色把病人的形体全部都显现出来，随着临终以后，慢慢地红外线的这些热像全部消除，首先是从手脚开始，热像慢慢地消退，一直退到头，最后退到胸，胸的热像显影消失以后，人就死亡了。这个很像我们《伤寒论》的四逆汤证，为什么叫四逆汤？我就想，四逆汤是阳气竭，一个是泻下，下利清谷，一个是四肢厥逆，这是造成死亡非常重要的中医的表征，这个红外线的热像显影表现与我们的四逆汤证的表现相当的吻合，所以这个也说明了人活一口气指的就是阳气，因为红外线的敏感就是热敏感。

《内经》所说："年四十，而阴气自半也，起居衰矣。"从我们人来说，为什么青少年表现行动敏捷，思维相当地活跃，能提很多问题？为什么人老了会保守，思维迟钝，为什么老了之后行动会缓慢，以及消化、呼吸、代谢各方面会衰竭，其实就是阳气的消退，一个阴质的增长，过去说，小儿的特点是纯阳之体，有的说是稚阳之气，是什么？就是阳气，它生机旺盛，亦如幼苗，若不呵护，极易受损，这也说明在阴阳的问题上，阳是很重要的。生理就是这个过程。《素问·上古天真论》里说的七、八这两个数理谈到的也是从肾气盛，到肾气平均，从女性来说，从肾气盛，肾气平均，到阳明脉衰，到三阳脉衰。男的也是肾气实，肾气盛，肾气平，肾气衰，阳气衰，肝气衰。所以在这个过程中，生、长、壮、老、已这个变化其实就是肾气，肾气是什么？就是肾阳，所以为什么说命门为生命之门户，命门火为阳之根，是什么道理？从《内经》上也说得非常清楚。再有，在《素问·阴阳应象大论》里面特别谈到了一个七损八益，我记得前不久讨论七损八益更多是从房中术层面讨论，我的观点七损八益应该更多是从阴和阳的关系来谈，所以在《素问·阴阳应象大论》里面："能知七损八益，则二者可调；不知用此，则早衰之节也。……年四十，而阴气自半也，起居衰矣。年五十，体重，耳目不聪明矣。年六十，阴痿，气大衰，九窍不利，下虚上实，涕泣俱出矣……"七损，七是奇数，八益，八是偶数，奇数属阳，偶数属阴，阳易损，阴易益，在这方面，明代的医家李念莪在《内经知要》中谈到二者的关系，他是这么解释的："二者阴阳也，七损者阳消也，八益者阴长也。生从乎阳，阳惧其消也；杀从乎阴，阴惧其长也，能知七损八益，察其消长之机，用其扶抑之术，则阳常盛而阴不乘，二者可以调和，常体春夏之令，永获少壮康强，是真把握阴阳者矣。不知用此，则未央而衰。"现在都要求生存的质量，我们国家人口结构的老龄化越来越突出。怎么个保健健康啊，我觉得阳气要引起我们的重视。你想常体春夏之令，春生夏长，是生命最为旺盛的时候，如果人都能保持生机旺盛的话，那是一个多好的健康表现。另外《中藏经》中云："阳者生之本，阴者死之基，阴宜常损，阳宜常益。顺阳者生，顺阴者灭。"也谈了阳气的重要性，所以说在这方面指导应用的就很多了。

3. 重视疾病转归，治疗中固护阳气（护阳十焦点）

我把吴佩衡先生的学术思想总结成护阳的十个焦点，这十方面基本能够体现吴老对阳气的重视。

（1）灭壮火以护气阴，扶少火以固元阳。阳气虽然是那么重要，但阳气是少火，少火生气，壮火食气，壮火必须灭了。在《伤寒论》中，特别阐述了阳明病"三急下"证，由于阳明病邪火过剩，它耗气耗阴，人最后死是怎么死的？是阳脱而死。阴被烧尽，真阳没有依附，最后死亡绝对是阳脱，张仲景救逆不是救阴，古方中四逆汤、独附汤、独参汤是救气救阳，固得一份气，就有一份生机，把生机固下来以后，该调什么调什么。所以说在《伤寒论》里面的白虎、承气这两个方，就是应对壮火，清解急下，釜底抽薪的治则，到了《温病条辨》，吴鞠通又发明创新了加减承气汤，更增加了承气的下法的多样性和实用性。明代李念莪在《内经知要》中说"火者，阳气也，天非此火，不能发育万物，人非此火，不能生养命根，是以物生必本于阳"，就是说人的生存就是靠阳，阳丢了就什么都没有了。吴佩衡先生常说："人如果死了，呼吸停了，体温没有了，就是一个冰冷的东西，如果这个时候把它进行解剖，它什么都有，从肌肉、脉管、骨、一直到内脏都存在，但是没有阳气，它就不动了，都不动就是死了。所以'固'应该是守护阳气。"李念莪还说："阳气者，身中温暖之气也，此气竭，则身冷而毙矣。运行三焦，腐熟水谷，非真火之功，是以《内经》谆谆反复，欲人善养此火，但少则壮，壮者衰，特需上为调剂，世之善用苦寒好行疏伐者，讵非岐黄之罪人哉？"苦寒泻火，动辄泻火，这些在临床很厉害，我记得我祖父给西学中的讲课，他在黑板上写了一个"炎"字，并说你们不要看这个字是两个火字，就说中医的炎症都是火，都用清法可以解决，这个是非常错误的，因为西医的炎症并不等于中医的火证，这种推理是不能成立的，就如同说和尚他剃光头，我们不能说所有剃光头的都是和尚。这个说法显然是错误的，它们是两个不同概念。就说现在我们对很多的炎症都是清热一法，清热解毒，清热消炎，然后现在出的中成药，特别是中药的针剂都是清、清、清，就没有护、护、护，没有温、温、温之说，这个非常遗憾。所以在吴佩衡老先生撰写的《医药简述》这本书中说"邪热之壮火必须消灭，真阳之少火决不可损也"。阳气是非常重要的，阳气是少火，绝不可损，但壮火应当灭，所以说邪恶之壮火，必须消灭，因为壮火食气嘛，你留着它，它把你元气吃了，你还能活吗？这就是我们辨证非常重要的，《伤寒论》中张仲景也不是说都用附子，张仲景的方子，石膏、黄芩、黄连、大黄都有，所以吴老写了一个十大主帅的讲稿。一开始他命名中药十大元帅，后来刚好我们国家有十大元帅，有人就说不能写，写了就会引起误解，你不能说十大元帅都是有毒的，大寒大热的，怕引起误解，所以就改成十大主帅，这本书是作为云南中医学院的内部的教学参考书，所以市面上不太多，以后有机会争取翻印一下，满足广大温阳朋友的需要。

（2）防误治失治以致邪陷三阴（包括过度施治）。因为太阳为六经之藩篱，凡治病者，"善治者治皮毛，其次治肌肤，其次治肌肉，其次治六腑，其次治五脏，治五脏者，半死半生也"。说明我们要及早地治疗，所以整部《伤寒论》，太阳篇条文为什么那么多，那么复杂，为什么会讲得那么透彻？但现在为什么一般医生连感冒都很难治疗？原因我觉得有那么几个：好像我们回到了《伤寒论》时代的误治环境，诸如不该下的下，不该补的补，当汗不汗，或汗不够，或过度发汗等。现在我们就是这么一个情况，感冒了，不管三七二十一，是感冒药都吃，没辨证，这是第一误；第二到医务室打针，好了就好了，不好怎么办？到医院输液。还不好，就找中医。这个时候中医就要动动脑筋了，这些感冒不是一般的感冒，都是误治、失治，延误了治疗的时机。到了你这里，人家青霉素解决不了的问题，这时你还用桑菊饮、银翘散，能行吗？所以这是个问题。还有一个就是西药的过度使用，这个过度用药非常厉害，很多病人非但热没退，菌没消，还出现了霉菌感染，霉菌感染西医是最头疼的，比方说老年型霉菌性肺炎，死亡率是最高的。但是这个时候我们中医怎么应对？我的感觉要重阳，要扶阳驱邪，这是非常重要的。也就是我们扶阳法能够反复攻克重症，逆挽颓败的原因。邪陷三阴当然是非常重了，《伤寒论》都有应对的办法，大家可以去看看。

（3）少阴寒化证是六经病之危重证型。少阴病指的是什么呢？是心肾疾病。所以《伤寒论》里面的295条、296条、297条、298条、299条、300条，都讲了少阴病的死证，少阴包含手少阴心、足少阴肾，心肾可以说是人之生命轴，轴心在心阳和肾阳，肾阳是阳气之根，心阳，我们说心为君主之官，主不明则十二官危，是非常重要的一个脏象，所以在六经病的病证中，少阴寒化症是非常重的一个病种，但是少阴又有一个非常好的机遇。我们从《阴阳别论》里面看，谈到三阴的开合枢。太阴为开，厥阴主和，少阴主枢。枢机有转归的含义，出于阳则生，入于阴则危，生死攸关啊！所以把好少阴这一关十分关键，学《伤寒论》要下工夫，要读透。少阴证，也可以出现少阴热化症，少阴三急下证，所以在少阴的元阴、元阳的存亡问题上，不能含糊犹豫。什么叫元阴、元阳？就是人的根本，也就是肾阴肾阳，元阴、元阳都丢失了，特别是元阳的丢失，人就去了。所以对少阴病来说，寒化症是六经病之危重症，所以吴老非常重视这个。你们看他的病案都是讲少阴寒化重症，最后是用大量的温药，特别是附子，最终抢救过来。

（4）扶阳抑阴，补命门以运阴枢为三阴寒化证之治疗纲领。这个我刚才已经提前说了，我这里只引一段吴老特别重视的一位医家之说，就是清代的黄元御在《四圣心源·六气解》中说："热者，少阴君火之化也，在天为热，在地为火，在人为心，少阴以君火主令，手少阴心，火也，足少阴肾，水也，水火异气而以君火统之，言火位于上而生于下，故坎中之阳，火之根也……以丁火虽司气化，制胜之权，终在癸水，所恃者，生土以镇之。"这段话是在黄元御的《四圣心源·六气解》中，大家可以去查一下，因为时间关系我就不在这里解释了。

（5）温阳扶正，散寒解表是两感证的核心治则。我们刚才说过，《内经·热病》中说过："凡两感于寒者，必不免于死。"也就是说在《内经》里对两感证是没有有效的治疗办法，只是束手待毙，因为表邪突然内陷出现的两感传递过程直接威胁到了心肾，在这个时候，心肾损伤就是死亡证。所以吴佩衡先生经常说，张仲景是总结了两感证的治疗法规，作了创新发明，发明了麻黄附子细辛汤和麻黄附子甘草汤，来解决当时这个棘手的问题，是解决《内经》以前两感证高度死亡率的一把钥匙。所以，在这里，对于两感证，如果我们说少阴是《伤寒论》六经证三阴证的重要证型，是生死攸关的证型，那么两感证就是一个机遇，它可以从少阴直接枢转，因为少阴是阴枢，枢转把寒邪从太阳经解除，所以有很多病，到了危重阶段，已经是手足逆冷，下利清谷，神志昏聩，直至厥阴证之厥热胜负。有的时候人的阳气回复以后，能够出点汗这是好的预兆，是生机的预兆，所以把好少阴这个关，一是寒邪，二是阳虚，因为心肾阳不虚的话，不会表里传递，不应内陷少阴，所以少阴证的治疗原则应是温阳扶正，固本为主。吴佩衡先生在《医药简述》里面说到："少阴心肾两虚，寒邪在太阳，因肾气内虚，抵抗力弱，寒邪陷入少阴，而成太阳、少阴两感合病证。此方以麻黄开腠理，散表之寒，附子温里寒而暖肾水，再得细辛温散少阴经络之寒，使之由阴出阳，达于太阳，借麻黄之功达肤表得汗解，为温经解表扶正除邪之良剂。"所以他在麻黄附子细辛汤的圆通应用上非常地活，后面还要把他怎么把该方活法圆通用于临床的原则再给大家做一个介绍。

（6）理中不中也，当以四逆汤补火生土。因为刚才李可老师也谈到先后天的关系，特别是他介绍的《圆运动的古中医学》那本书，特别谈到一个圆运动。黄元御也特别强调中气之升降问题，你们有机会读到这本书就会看到脾土左旋，胃土右转，水升木升，火降金降这样一个人体圆运动的生理过程。那么在先后天的问题上，吴佩衡先生怎么看呢？特别是对一般所说的中焦脾胃的病，远不只是现在所指的慢性胃炎、胃溃疡等概念，其实我们中焦脾胃的含义和西医有很大的差别，其含义是非常广泛的。他在

《医药简述》中是这么说的："适之患脾胃病，消化不良或上吐下泻，以及痞满肿胀等证（解释：我们说肿胀就不一定是脾胃病，很多种，比如心源性水肿、肾性水肿，都是肿胀）。虽属于后天脾胃之疾，脾土主运化水湿，而先天心肾之衰弱实为主要原因，如只重视后天之调理，忘却先天心肾之关系，徒治其末，忽略其本，病轻或有效，病重则无益而有损。"对于四逆汤和理中汤的差异在这里面明确提出治疗层次的深浅差别，我们在临床上感觉到，如果中焦脾胃有寒湿，再用理中汤里面的白术、党参这一类补气之品会大大有碍于病的退却。那就要用四逆汤，用干姜，斩关夺将，就一个四逆汤，远比用理中汤强得多，所以说"理中不中也，当以四逆汤补火生土"。这也是先生的一个观点。

（7）水寒土湿木郁与温水燥土达木法。水寒土湿木郁指的就是三阴证，肾寒肝郁脾湿证。谈到治肝病现在已经把它简化到一个是舒肝气、一个是清肝热、一个是平肝阳、一个就是泻肝火。现在的龙胆泻肝汤，为什么会出现所谓的"肾毒"等的说法，我想这些都是因为辨证没有辨好导致的。因为如果中医辨证辨不好，治病就会适得其反，比如带状疱疹的问题，大家都是用龙胆泻肝汤去杀带状疱疹病毒，是不是患带状疱疹的所有人都是肝经湿热？如果这样就太简单了，那我们的龙胆泻肝汤就叫带状疱疹汤就行了，何必还来辨证呢。所以有的患者服了龙胆泻肝汤以后出现明显的胃肠道反应，腹痛腹泻、呕吐不食等药物反应，最后出现肾病，这是什么原因？这叫作什么？叫雪上加霜，本来他不是热症，你用寒药，必然导致对免疫的损伤，对内分泌的损伤，伤脾、伤肾，燥从湿化肯定是要有中毒的表现。所以肾水寒是什么，是命门火衰；脾土湿是什么，是脾阳不足。肝木郁，是指肝阳虚，肝失温升而已，特别是肝，肝阳虚怎么办？好像在这方面谈得不多，我写过一篇文章叫作《温肝法》，因为实际对肝来讲，肝从四季来说属木配春天，我们冬天的严寒到春暖，植被的萌发到开花，靠的是春天之暖气，也就是太阳的照射已经回到我们北半球，是阳，阳光的作用，所以物种的春生疏达，是靠阳气，所以吴佩衡先生有个很有意思的比喻，他说，你们不要以为木郁生风，好像就是土干了，植被已经干枯了，风一吹就倒了，就完了；但是如果我们遭到了涝灾，水湿很重，阳光没有，照样植被也会枯萎。所以就肝来说，就肝风来说，也应该分一个阴阳。所谓阴风是什么？就是肝寒生风，阳风就是肝热生风，如果你把阴阳都撇开了，你还做什么中医啊，"阴阳者，天地之道也"，道是什么？是规律，你把基本的规律都丢了，你还怎么做好中医，来一个带状疱疹都是龙胆泻肝汤，来一个高血压都是天麻钩藤汤。就那么几下，别的就没了，你的临床疗效能提高吗？

现在研究体质，王琦教授在研究，我昨天跟他聊天，他说他在研究的时候，他们的学生有一个统计资料，发现阳虚的病人占50%，他有怀疑，叫学生们再把资料认真统计，结果仍然还是50%左右。他认为，现在的人蛋白质吃得那么多，吃得那么好，应该是火燥阴虚更为普遍才对啊。我说不奇怪，我到法国做临床教学的时候，想到欧洲人从小就吃肉，足球队员都比我们猛，我们是草食动物，他们是肉食动物，肉食动物善于攻击，所以在体育比赛中只要属于身体接触对抗的项目都是他们赢得多。是不是蛋白摄入多，阳虚证就少呢？我到法国巴黎看病做临床带教讲课的时候，大约看了50多例，经过统计，我使用附子的概率是68%。想着这些外国人又高又大又白，是不是多数属阴虚啊？结果伸出来的舌质都是胖大，边有齿痕，都是湿，都不是阴虚。通过我治疗以后，现在很多法国朋友，还专程从巴黎坐飞机来找我复诊，因为有效果。所以说阳虚这个东西，我觉得它有世界性，因为太阳文化就有世界性，所以这次在法国巴黎看病人，黑人看了，白人也看了，阳虚比阴虚多，并不奇怪，特别现在的生存环境是什么呢？就是人们生存时间的延长，寿命的延长。中医认为"人四十阴气自半"，到了70、80岁还有多少阳气，再加上吃得好，肥胖，脂质、血糖都代谢失调，动得又少，都是电梯、汽车，中医讲"动则生阳，静则生阴"，阳气日虚，阴质堆积，就是这个原因。为什么世界有个共同的语言叫"生命在于运动"，动什么？动阳啊。

（8）阳生阴长，天一生水与真阴真阳的关系。下面说一说第八个问题，这个问题值得大家注意啊，这里面就说阴阳的关系。现在叫作阳主阴从也好，以前叫作贵阳贱阴也好。前边都谈到阳气的重要性，阳和阴的关系是什么，是阳生阴长。天一生水是什么意思？因为我们知道，读过郑钦安的医书的都知道，坎离乾坤变化，乾之一爻落于坤宫变为坎水，坤之二爻升于乾宫化为离火。水火者阴阳之征兆也，研究阴阳落到实处，就是水火的问题，水火指什么，指真水真火，不是一般的什么水肿啊这些东西，不是。真水和真火，这是人生命的根基啊，也就是精和气、水和火的关系。在这里给大家举个例子，吴佩衡先生20世纪60年代到成都，给成都当时的西南局一位干部看病，因为这是位比较重要的干部，引起各方面对其病情的关注，每天都要汇报。他得的是白血病，当时还没有骨髓移植这些治疗手段，全国的血液病专家都到那里会诊治疗。西医治疗，在血象比较差的时候就输血，一输血病人马上就高热，搞得非常危险，当时成都的老中医都来看了，但是吃中药始终不见缓解，而且也会出现发热，后来就把吴佩衡先生请去看，我的一位叔叔陪同去了，吴佩衡先生看了病人后，认为要吃他的药，别的西药中药都得停，当时他就是有这么一个胆识。经吴老认真诊治后开了大回阳饮（附子、干姜、肉桂、甘草），当时为了找好的肉桂和附片，成都药材公司请我叔叔去选料，同时也邀请了部分四川的老药工，摆出了很多个品种让他挑。我们家虽然不是搞药的，但是从小看得多，吃得多，所以肉桂一选就中，那些四川老药师都说"要得"，表示认同。经过精心治疗，这位干部的病情大有转机，整个血象得到全面的稳定，不用输血了，那些西医的老专家都觉得压力减轻了，感到非常轻松，病人恢复到可以到游泳池里面游泳了。云南省卫生厅的一位干部（他是成都中医药大学早年的毕业生）不解地问道："吴老，您怎么一味血药也没用，也没有用当归、熟地黄，为什么会出现这样好的疗效，病人吃了您的药既不发热，饮食也好，什么都好（现在叫生存质量明显提高）。"吴老怎么说？他说："阳生阴长，天一生水，你怎么忘了？"所以对于"天一生水"的问题，我觉得我们可以看张景岳讲的"善补阳者必于阴中求阳"，"善补阴者必于阳中求阴"。我们换一下，改成"水火者，阴阳之征兆也，善补火者必于水中求火，善补水者，必于火中求水"，这样就好理解了。求什么？水中之火是谁？就是命门啊，就是命门火，水中潜有命门火就是一个坎卦☵，对不对？所以你把坎卦搞熟了，把肾元搞熟了，把阳根给把住了，元阴元阳自然就会生长，它的功能一足，饮食开始消化，三焦开始运化，开始腐熟水谷，它的气血自然就能生长，特别在使用输血等手段治疗失败的时候，用这个方法能收效，为什么？"阳生阴长"，"天一生水"，因时间关系不能展开讲得太多，大家回去研究研究吧。

（9）火分虚实，治法迥异，防虚虚实实，诛伐无过之错。第九个问题，这点很重要。现在我们很多临床医生，都简单地认为炎症等于火证，把中医的消炎法已经简化浓缩到一个清热解毒，这个简化浓缩是非科学的，其实真正的消炎，中医八法都是消炎，汗、吐、下、和、温、清、消、补，都是消炎的，所以说对火特别要分虚实，就是刚才壮火与少火之说，《医理真传·坎卦解》里面有那么一句话："历代诸家，既未将一阳潜于水中底蕴搜出，以至后代者茫然无际，滋阴降火，杀人无数。真千古流弊，医门之大憾也。"这就是没有把少火、壮火、虚火、实火分开，既然不分虚实，当然就是误治，诛伐无过嘛。特别是对虚火中的一种情况，李东垣叫阴火，当然他的阴火跟我们说的还有差异，他是气虚生火，我们讲的是水寒可以生火。必须扶阳抑阴，温水潜阳。温水潜阳一法，我见东北有一位同道专门写扶阳法，他就用这个温水潜阳法治疗牙痛、眼睛发炎。其实我觉得温水潜阳法就是刚才我们所说的阴平阳秘，"凡阴阳之要，阳密乃固……因而和之，是为圣度"。如果我们能把阳气潜密，达到"圣度"这个境界，不仅可以治已病，还可以治未病，也可以养生，也可以长寿，也可以保健。那么说四逆汤是不是有这个意思呢？我们看吴佩衡先生的医案，他最喜欢就是在四逆汤里面加上肉桂，昨天还有一个同道问我，为什么四逆汤要加肉桂。肉桂这味药本身在他的《医药简述》里是这么谈的，他认为肉桂是一个味甘辛、气香、性温的药，入足厥阴肝经，它温肝暖血，破瘀消癥瘕，逐腰腿寒湿，去腹胁疼痛，强心脏，温暖血分之寒湿，防虚火上浮，有引火归原之效，治疗霍乱腹泻等证，颇有疗效，所以在阳气快脱的时候他就用四味药，我们叫大回阳饮，就是附子、干姜、肉桂、甘草。如果你们看了吴老的医案就知道，很多重症都是以这个基础方再做一些适当的加减。他的用药非常简明，不像我们现在一剂药开很多，这有两种原因，一是自己没把握好，所以病人说一个症状，就加一味药，没有治病必求于本的标准；二是为了经济效益，多开两个药，多收两个钱，鼠目寸光。吴老的方子就是四味，最多六味药，治疗很多疑难杂症，他认为药过多，掣肘，反而不能单刀直入，这是他的观点。所以对"火"，我们一定要分清虚实，认真辨识，现举我最近治疗的一例声哑，就是声音完全说不出的病例来说明这个问题。西医一开始就是给患者消炎打针，然后再局部喷喉，又吃板蓝根一类的清热利咽中成药，因为她是一个房地产的老板，第二天要开盘，她非常紧张，因为开盘不讲话，生意不好做，于是就找到我。我一看这个病人，她的咽喉虽充血但色泽暗红色，并且病人伴有明显的识证要点，虽然口干，但喝水不多，舌苔是白的，人怕冷，手脚不温，最后我就是用四逆汤加肉桂，稍佐麻黄、细辛，服了一剂之后就说出话来了，她在开盘时讲了一个多小时都没有事，之后又调理了两次就全好了。举荐她来找我诊治的人十分惊奇，他说怪事，病情发展到这个程度，还用附子，真是难以理解。但是讲了这些以后就不难理解了，这就是辨证论治。

（10）温水潜阳，导龙归海，阴平阳秘，精神乃治。这一点，我要回过来再读一下《素问·生气通天论》里面的这段经文："凡阴阳之要，阳秘乃固。两者不和，若春无秋，若冬无夏。因而和之，是为圣度。"什么叫圣度？阴平阳秘，精神乃治，这是我们对"阴平阳秘"的最高境界的解读，不能理解为阴阳的半斤八两，绝对不是这个，平和密，重点在密，所以才"凡阴阳之要，阳秘乃固"。最后疾病到死亡是阳根没有了，怎么没了？是阳根没固，外越而亡。李老师也好，卢老师也好，都谈到这个问题，所以我们治未病也好，我们能够把"阳秘"这个关键很好地把握处理，对人类防病绝对是有积极的影响。

由于时间关系，时间给我到 12 点，还有半个多钟头，看来大家还能够坐听，说明所讲的有启迪效应。

4. 麻黄细辛附子汤的圆通应用

《伤寒论》301 条云："少阴病，始得之，反发热，脉沉者，麻黄细辛附子汤主之。"下面就不详讲了，都是从吴佩衡先生《伤寒论新注》上的例子中总结出来的，还有我的一些体会，时间关系我就念一念：能治偏头痛，偏头痛是相当厉害的，可以如斧劈；治过敏性鼻炎、慢性鼻炎；治目疾；治咽喉疼痛（扁桃体炎、咽炎）；治声嘶失音；治腰痛；治痹证（寒、风、湿）；治乳痈，就是乳腺炎。这里谈一个乳痈病例，就是一个大概20多岁的女子，生了小孩以后得了急性乳腺炎，打了很多针，但病人的烧没有退，乳房仍然肿，按之坚硬如盘，疼痛难眠。病人找我的时候，我们夏天穿着单衣，她却穿着棉衣，戴着风雪帽，脸色是苍白的，在这种情况下，烧没有退，乳腺又那么肿，医生要她做手术引流，她说她不做，想保守治疗，就到我这里就诊，看她除了发热以外（就是到下午3~6点多钟开始有体温了，到清晨体温逐渐减低），病人有明显的神倦、恶寒，脉是沉紧，不是沉细，这个紧说明什么？说明有邪，有正邪相搏，病人的舌质是淡，边有齿印，苔是腻的，白中又带有黄，但黄是淡黄，苔很嫩。我在这儿插一句，昨天王琦教授问我，就说黄苔怎么治？我觉得黄苔在温病治疗中"有一分黄苔便有一分热"，吴鞠通是在研究急性热病温病过程中这么说的，我认为，黄色，从中医来解释，特别对黄苔，黄是什么颜色，是土色，六气中土是主湿，黄绝对是与湿有关，我们看我们治疗最明显的就是黄疸病，黄而鲜艳和黄而晦暗都有湿，一个是湿热，一个是寒湿，都离不开湿，从舌苔的情况看，其要诀是看老嫩，什么叫老？什么叫嫩？就像我跟外国学生讲，他们也问什么叫老嫩，我说你们的牛排要做几分嫩，几分老，买豆腐要嫩的，买蔬菜什么是嫩的，什么是老的，有经验的一看一目了然，一看就知道了，绝对不会把老看成嫩，苔质的嫩其实就是水分。所以对黄苔一定要走出误区，要不然明明是嫩黄苔，你说是化热，又用黄芩、黄连什么的，那绝对是错的。这个乳腺病人，就给她麻黄附子细辛汤，再加二陈，再加一个炒香附，再一个炒小茴、橘核，就这么几味药，结果病人吃下去以后就出汗了，我一次是开了四剂药，四剂药吃完了，再来复诊基本上就没有再穿棉的，体温基本退了，而且她的乳腺肿块已经较前软化，压痛也明显减轻，同时自然出脓了，正气逐渐地恢复，已经把脓血朝外排，最后就没有做手术，这个女的，保住了她的乳腺。所以说，乳痈一般都认为热，不一定。麻黄附子细辛汤还能治疗体弱感冒久不愈者，肺胀、慢支炎、感冒咳嗽久不愈者，产后伤寒（产褥热），带状疱疹。用麻黄附子细辛汤治带状疱疹，我这里再举个病例说一下，是一个入佛门的患者，他来看的时候，已经带状疱疹一个多月，但是一直疼，疱疹并没有吸收，非常疼痛，一个

温阳扶正大家吴佩衡学术思想研讨

大男子汉到我那儿还疼哭了，最后一看仍然有明显的阳虚为本的表现，再加上局部的带状疱疹，我就用麻黄附子细辛汤加香附，很快病人的疼痛逐渐减轻，最后调理好了。所以说能够治这么多病的原因是什么？我希望大家把握的就是本和标的问题。不要把一切感染都认为是热的，疱疹病毒是热的，扁桃体发炎也是热的，病毒什么都把它归到热。因为中医看病不是看病毒，寒热的分辨是靠感染这个病毒的人机体反应表现的症状来辨证，不要一看化验单，哎哟，这是个链球菌感染，马上找药书，特别是现代药理，找对链球菌感染有药效的中药，处方开一大堆这类药，这些苦寒败脾胃的中药大伤元气。邓铁涛老先生在脾胃与免疫的研究中提出，免疫功能下降与脾虚相关，上述治法伤脾、伤本。免疫低了还医什么病啊，把正气放到哪了，所以要把中医思维方法回到看病人的脉、证、舌上去。现在不少中医在病房里面对西医检验结果十分关注，拿着核磁看一看，拿着化验单读了读，却不把脉，不好好看病人的四诊，他们轻视患者的症状，最后西药开一堆，中药也开一堆，西药是消炎解毒，中药也是清热解毒，都是用这些，这能好吗？我们中医院可能就毁在这里，为什么呢？因为同一病种，我们没有治疗的优势，我们西药一大堆，过度用药，甚至比西医院用得还厉害，高档的上，然后中药又开一大堆，加进去，你这个中药加西药的实际疗效和单纯西药做过对比吗？你对症状的控制，你对住院周期的缩短有优势吗？你对疾病以后的康复是不是有优势，没有任何人进行科研比较。结果病人在同一病种用的药，比西医院用的钱还多。病人还喜欢你的中医院吗？本来西医院可能一个病种用两千，我这儿用三千，周转又慢，这能行吗？所以我说，1+1是不是等于1，还是小于1，还是大于1，我们1+1应该是大于2，大于3，这个中西医治疗的配合才是正确的。要突出中医院的治疗优势，现在医院的客观条件，不用西医是不行的，院长要当院长，奖金发不出来怎么办？对不对？中医简便效廉，好啊，病人是喜欢了，但在政府补助不足的时候，你怎么生存？不能解决这一问题，这样就必然导致人才流失，我也当过院长，我知道这个非常棘手，这就需要一些其他的配套政策给予支持。

现在回到麻黄附子细辛汤的圆通应用上，怎么圆通呢，就记着麻黄附子细辛汤本身是太阳少阴两感证，一切从外来的六淫外邪，记住六淫外邪不是看病毒，带状疱疹病毒是热邪，不是这样意思，这个是错的。带状疱疹到了你的身上，最后从你身上反映出来口干口苦、寒热往来、大便干结、口臭气粗当然就是热的，但是如果表现但欲寐、脉沉细、畏寒肢冷、饮食减退，你还能用龙胆泻肝汤吗？所以把握的要点就是脾肾阳虚为本，标就是一切感染病源，特别是少阴心盛阳虚，把握住这个，你的麻黄附子细辛汤就进入圆通的境界了，不要当了一辈子医生，连个麻黄附子细辛汤都没有用过，那是非常遗憾的。

5. 温阳扶正与阳虚的亚临床状态

第五个问题，鉴于时间关系我念念就行了，因为大家都知道，《内经》所说："上工不治已病治未病，不治已乱治未乱，病已成而后药之，乱已成而后治之，譬犹渴而穿井，斗而铸锥，不亦晚乎。"这个大家都很熟了，下面"上工治其萌芽，中工治其已成，下工治其已败"。再有温病里面还有"安未受邪之地"。

再看《伤寒论》323条是这么说的："少阴病，脉沉者，急温之，宜四逆汤。"我们研究两个字，一个是急，一个是宜。这里并不是讲少阴病，四逆汤主之，而说是宜四逆汤，只要是少阴病脉沉细，人没有精神，这就是少阴阳虚，就应该很快用四逆汤，把四逆汤作为你考虑的第一方来治疗。你不要等到阳气都亡了，下利清谷，手足厥逆，那个时候用四逆汤已晚了，郑钦安老先生这么说的："按四逆汤一方，乃回阳之主方也。世多畏惧，由其不知仲景立方之意也。夫此方既列于寒入少阴，病见爪甲青黑，腹痛下利，大汗淋漓，身重畏寒，脉微欲绝，四肢逆冷之候，全是一团阴气为病，此际若不以四逆回阳，一线之阳光，即有欲绝之势。仲景于此，专主回阳以祛阴，是的确不易之法。细思此方，既能回阳，则凡世之一切阳虚阴盛为病者，皆可服也，何必定要见以上病情，而始放胆用之，未免不知几也。夫知几者，一见是阳虚症，而即以此方在分两轻重上斟酌，预为防之，万不致酿成纯阴无阳之候也。酿成纯阴无阳之候，吾恐立方之意固善，而追之不及……不知用姜、附、草之不早也。仲景虽未一一指陈，凡属阳虚之人，亦当以此法投入，未为不可。"希望同道们好好读读这段话，好好理解，这就是对少阴寒化证，对生死证提前用药的重要性，要当上工就要用这个。

我们再看吴佩衡先生在《医药简述》中针对这段话说的："观郑钦安先生此段按语，极为精辟，既指出一切阳虚阴盛之病皆可用此方，并说明当用而用之不早，则恐追之不及，其指导临床意义颇大，切勿草草读过。"他要大家好好读这段特别精彩的表述。郑钦安老先生扶阳用大剂四逆汤，以及之后各个时期的温阳大师，四逆汤用得这么频，附片用得这么多，这是什么道理？我们把整个讲座联系起来考虑，从人类的太阳崇拜到人体的阳气易损性，到当前的中医治病环境等，导致了现在温阳扶正大法及四逆汤的运用需求，我觉得很有现实意义。

那么下面就说关于阳气的问题，我举了几个，一个是上海的研究，一是吴佩衡先生的医案，一个是阳虚体质的亚健康状况，这些大家都熟，我就不再念了，听说大会要把今天讲座的稿子做些整理出版给大家参考。

附讲稿未讲部分：

● 上海研究"冬病夏治"法的现代机理及治疗慢支从肾皮质 17- 羟血清测定提出了潜在性阳虚表现。

● 《吴佩衡医案》中总结阳虚寒证的表征为："身重恶寒、目瞑嗜卧、声低息短，气少懒言"；"口润不渴或渴喜热饮不多，口气不蒸手"等。

● 阳虚体质（亚健康状态）的表现常有畏寒肢冷、神倦乏力、纳呆口淡、大便多溏薄、口中和而尿清长、夜尿腰酸、头昏沉懒言。女子经水色黑，经行疼痛，带下清稀；男子滑精阳痿，性冷漠等。

四、中药附子的临床研究

最后一个问题就讲讲中药附子的临床研究。鉴于吴佩衡先生以深研《伤寒论》，倡导"温阳扶正"为其学术思想的核心部分，擅长以四逆辈拯救危急重症，力挽颓败，又雅号为"吴附子"，那么中药附子的功效、药理及临床之圆通应用亦是我要阐述的要点。

1. 附子的生态环境和药性

由于有关中药附子加工工艺创新研究的科研项目的需要，我专门到了四川成都的江油去考察。吴佩衡先生指出，附子是在江油地区这个黑沙土地环境里面培植生长的。我们到了那个地方，看到土质湿度很大，因为成都本来湿度大，附子又栽种在江边，中药附子这个东西，它的药性是一个纯热，有的认为是一团烈火，一团烈火在黑土里面生长，在一个水气很重的环境中生长，我认为就包含坎卦的意思。大家有机会可以去看看，我还到那里照了一些相，跟四川的栽附子的老农一块照的相，做了一些实地调查，我们搞了一个中药附子传统加工工艺的研究，因为你搞附子研究，又是吴附子的后代，连四川江油都没有去过，这说不过去。附子的药性自古讲得很多，比如《神农本草经》、陈修园、黄元御等，以及郑钦安先生，这些我都不说了，我只想讲一点，附子很重要的一点，对它有那么一个描述："附子通行十二经，走而不守。"我希望大家记住，这就是附子最重要的特性，第一因为它是通行的，它不守。走药在我们这里叫作动药，中医分动静、阴阳。譬如鹿茸、巴戟、锁阳就是守而不走，为什么张仲景用麻辛附子汤具有温阳扶正除邪的功效，为什么不用鹿茸麻辛汤，是什么道理，就是因为附子这个药是一个走性的药，能够通达十二经，我曾写过这样的论文，统计了历代有关附子功效的文献，对以附子为主药配方治疗人身不同部位的疾病做了统计，并阐述了附子所以通行十二经的问题。怎么个通行？既然附子它的生态环境是个坎卦，形如人身之命门，其功效是补命门火，我们说命门与三焦的关系，虽然对三焦历来有争议，关于三焦有形无形等，但三焦是一个上中下都能够通达的道路，是阳气通达的道路，这是肯定的。《内经》里面说，"少阴之上，热气治之"，少阴心肾是以阳气为主导，"三焦之上，相火治之"，相火就是命门火。而三焦的功能和命门的功能，决定了附子的用途是非常广泛。可以这么说，中药附子能补命门火并假三焦以通行十二经，表里内外，无所不至。所以无论是表证、里证，脾胃病、肝肾心，都可以运用，但要有辨证的前提，如果是阳明燥证，你也用附子，那就是误治，必致火上加油。所以辨证是第一。我们说，温阳派不是不辨证，看看吴佩衡老先生的医案里面，在一些温病处置的过程中，他的白虎加承气等这些方子也是非常得体而疗效显著的。所以说来说去，阳气是重要的，我们谈了生理和阳气的意思，在疾病过程中要注意固护阳气，要扶阳气，但是我们并不是说没有阴虚，没有火证，若是，那就不叫阴阳了，天地之道就又没有了，最后只陷入误治之错，所以我觉得辨证论治是基础，但要从辨证论治的基础上升华到扶阳，这个又是一个台阶，又是一个境界。

2. 中医文献对附子药性的表述

关于中医文献对附子的表述，清代的医家吴寿说："附子禀雄转之气，有斩关夺将之气，能引补气药通行十二经以追扶失散之元阳，能引补血药入血分以滋补不足之真阴，能引发散药开腠理以驱逐在表之风寒，引温暖药达下焦以驱逐在里之寒实。"这就是说它能通行十二经。所以以附子为主的配方在历代的医家都多，甚至有外用的。现在也有同道报道了一些，如《中国中医药报》上就有以附子为主的配方用于各种皮肤病的治疗。

3. 现代药理药效对附子的研究

中药的现代药理药效对附子的研究也很广博，大家可以搜集。对附子研究最多的是相关心血管病的研究，诸如对心肌的作用，对血压的作用，对周围血管的作用，以及对心脏传导的作用等，还有对消化系统，对呼吸系统，对内分泌系统，对免疫系统等的研究资料，非常多，文献资料堆起来都是两堆，其中不乏很有成就的药物界的一些学者，大家可以看看。

4. 附子毒性与药效关系及其用量问题

这个问题我想谈一谈。首先特别谈到它的毒性问题，附子使用不当为什么会产生中毒呢？特别是对心脏的毒性是造成死亡的原因，最后导致心跳停止而终，这就是乌头碱的作用，叫作双酯生物碱。这个双酯生物碱就是附子毒性的主要的一种生物碱，但是双酯生物碱是一个不稳定的生物碱，它可以通过加热水解，去掉一个酯基后水解为苯甲酰乌头碱，它的毒性就只是原来乌头碱的1/200；如果再进一步加热，再去掉一个酯基，就变成了氨基醇类生物碱，又叫作乌头胺，它的毒性就又降到原乌头碱的1/2000，此时已对人类不会引起中毒反应了，安全稳定且回阳救逆的功效保存完好，所以附子减毒就是靠加热、水解。所以"附子不在制透而在煮透"，这是吴佩衡老先生的经验之说，所以作为张仲景的《伤寒论》的四逆汤就是生附子一枚，还提到身体好的耐受性强的可以用大的生附子一枚。在我们云南用附子就一定要强调煮透，当然不能要老百姓都检测生物碱，不必那么麻烦，有一个最简单的方法就是煮透煮粑，就像煮土豆一样，用筷子一压，"面了"，然后尝尝，十多分钟后，你的嘴、舌没有任何麻木的感觉，就绝对是安全的。就是煮一斤、两斤都这么做。我们云南有专吃附子、吃草乌的习惯，云南某些餐馆里都卖草乌汤，吃了防风湿，防寒病。记得我刚毕业的时候，分到怒江边工作。那里在江边做摆渡的工人们，由于气温很冷，他们有吃附子的习惯，把附子拿来放到火塘烧柴后的热灰（又叫子母灰）里面泡一泡，然后用米酒兑服，每晚睡前吃那么一块，用来防治筋骨疼痛，靠这种民间方法维持他们的工作和生存质量。

在 20 世纪 50 年代，吴佩衡老先生提出一个问题，就说当时云南出现附子中毒的现象比较多，因为当时四川产附子不够供应，云南缺附子，最后就用云南保山县的附子，那个附子的形状是长的，就像草乌，也是四川附子引种云南几代以后的，结果中毒的很多。那么抢救也就是个问题。来请吴佩衡先生到省卫生厅讨论对策，也请了很多西医的专家。最后我祖父说：附子中毒，可以把煨好的四逆汤再给他们吃就好了。哇！！哗然，那些西医说吴老怎么会这样说呢？没有道理。他们认为，我在这洗胃都忙不赢，你还要吃四逆汤，不是把毒性增加，加重中毒吗？其实不是，按照现在的研究结果提示，因为四逆汤是个强心的，乌头中毒出现心脏衰竭而死，强心和心衰本身就是拮抗，那么特别是乌头胺还有其他一些生物碱，它的强心药效是能耐高温的，有的研究说，在 700 多度仍能保持稳定，乌头胺也就是这样。那么四逆汤煨好以后再给中毒的病人吃，纠正心衰、抢救病人不是最好的解药吗？所以附子中毒以后，再以四逆汤煎好给病人吃，这就是吴老的经验，是中医的临床疗效的重复，这个重复的内在含义是有科学性的，是实践出真知啊！所以在附子大剂量运用的时候一定要进行煎煮，一定要煎煮到位，那绝对是安全的。

5. 关于中药附子及其古复方的研究成果

最后我谈谈个人在这方面的一些研究成果，这些项目成果都是取得了国家专利的（下附）。我就只介绍其中一个项目，就是关于"附子传统加工工艺的创新研究"。我们发现，四川附子传统加工工艺流程中，存在过度加工的弊端，为了把有毒成分双酯生物碱尽量除去，在减毒流程工艺中附子的生物总碱也受到严重损失。关于附子的加工炮制，明代张景岳是这么说："炙之太过，则但用附子之名尔，效与不效，无以验矣，今人只知附子之可畏，而不知太熟之无用也。"也就是说我们现在的加工炮制的传统方法，那是要反复用胆巴水泡，清水漂蒸等过程为减毒，而炮制，药效流失过多，正如《本草正义》里面说："（附子）市售，该是盐炙之药，而又浸入水中，去净咸味，实则辛温气味即一制于盐之咸，再复之与水之清，久久炮制，真性几乎尽失。附片二钱尚不如桂枝之三五六分之易于桴应，盖真性久已淘汰，所存者寡矣。"长久加工，药性流失，这是现在附子药效下降的一个大问题。有段时间购买的附片特别咸，据说是收购附片的渠道不规范，为了增加斤两就漂得不够，胆巴存留过多，病人吃了就都拉肚子，出现明显的胃肠道反应。根据现代的一些研究，认为附片的浸泡过程中最终总碱的丢失率达到81.30%。你想，为了去除乌头碱，为了安全，却使有效成分大量流失，药效明显降低，资源无端浪费，非常欠妥啊！就像电，在没有掌握的时候，可以雷劈，可以火灾，可以死人，但是真地把电科学掌握以后，它是造福于人类的。附片就是这样，就像电一样，怎么掌握，所以在附片这个问题上，根据这些情况，我们做了一个课题，就是川产江油生附子，不经传统的胆巴水浸漂工艺，直接一次性加热水解稳定制粒，最后获得稳定的附子颗粒剂。我们的技术非常成功，做了以后，经过测试，用生附子颗粒和附片进行对照试验，结果显示总碱含量是附片的13倍多，接近14倍，它的药效又怎么样呢？是不是属于吴老他们说的？或者张景岳说的？或者说是本草经上所说的？最后我们做了20项实验室观察，结果显示这20项里面有16项，特别是以心血管为主体的16项，达到了附片原来的效果，另有4项是增效，还有4项是添效，就是附片没有出现的，对消化道黏膜的保护、对血小板的抗凝问题、抗寒冷的问题，都优于附片，最终我们这个课题获得了相关专家的认同。我写了一篇文章，叫"附子的减毒与增效"，发表在《药品评价》2005年第五期，上海第二届颜德馨基金的论文集里也有收录。我们在这个课题的基础上正在做一个很快要完成的课题——"生附子与熟附片配伍的四逆汤药效比较研究"，张仲景的四逆汤救治了很多重症，效果之优为历代医家公认，我们现在用，一个疗效不高，一个是使用率不高，能不能就用生附子加工以后做一个原汁原味的张仲景四逆汤的新剂型，提高我们对危急重症的参与率和救治率，这就是我们现在做的项目目的，方法是用附片、干姜、甘草组方的四逆汤与等量的不同工艺加工的附子、干姜、甘草组成的四逆汤作药效比较，用量分为三组进行比较，一组经验剂量，一组是教科书剂量，还有一组普通的剂量，这个课题快完了，我想把这个新剂型四逆汤颗粒，提供给我们温阳派在座的各位今后临床使用。（掌声）

所以说现在对附子的研究，很多研究是对附子单个的含量研究，我们走的路就是以附子为主的古复方的研究。我们做了真武汤的研究，做成了颗粒剂。还做了一个肠炎平，就是薏苡附子败酱散合桃花汤，针对的是少阴病下利证，效果很好；还做了一个温心通，就是3味药，附子、肉桂还加云南的三七，这些都取得了国家专利，这些研究可以更好地把温阳派治疗拓展开。虽然在座人很多，都想用附子，但都当心把握不住，用到这么大的量，比如吴佩衡先生用到800g，能把握得住吗？现在如果有个安全的剂型供市场选择，既保持了它的疗效，同时使它的剂型现代化，做到安全、有效、稳定、便捷，不也是对中医振兴有利吗？我们按照中医的思路去做，去研究，中医的现代化应该很有前途的，不是说我们中医都固步自封，现代科学发展了很多，我们就抱着阴阳五行不变，我觉得不是，我们怎么把这些现代的手段用于我们中医中药，适应市场，满足患者需求，我想在座的每一位都应该有这样一种责任。好，我们今天就讲到这里。谢谢大家！

附：部分中药附子及其古复方的研究成果。

1. 附片颗粒剂的临床及实验室比较研究

1997年获昆明市科技进步二等奖。

2. 温心通胶囊临床及实验室研究

2000年获昆明市科技进步二等奖；2001年11月14日获国家知识产权局发明专利证书，专利号：ZL001 29071.4。

3. 温阳利水强心颗粒临床及实验室研究

2001年获昆明市科技进步二等奖；2003年12月17日获国家知识产权局发明专利证书，专利号：ZL001 13176.1。

4.附子传统加工工艺的创新研究

2005年获云南省卫生厅科技进步三等奖、昆明市科技进步三等奖，2006年获上海颜德馨中医药基金会2006年度第二届科技交流大会三等奖；2006年11月8日获国家知识产权局发明专利证书，专利号：ZL031 135359.2。

5.肠炎平胶囊临床及实验室研究

2007年6月13日获得国家知识产权局发明专利证书，专利号：ZL2005 1 0010939.7。

6.四逆汤不同配伍的研究

在研课题，属昆明市重点科技项目。

论坛执行主席：非常感谢吴教授刚才给我们做了一个生动精彩的演讲。我们再次感谢！愿我们能够，我们虽然不能现在亲自见到吴佩衡老先生，但是通过吴教授精彩、生动的演讲，使我们神交吴佩衡老先生，再次感谢！

好，今天上午的演讲就暂时休会。

首届扶阳论坛讨论

（2007 年 12 月 23 日下午）

论坛执行主席：各位代表，承蒙大家热情而有秩序地参与，论坛很好地完成了主题演讲的部分，现在即将进入大会的讨论阶段，希望大家能够继续保持下去，直到论坛圆满结束。这次我们请了 3 位扶阳大师来到论坛，给我们做了精彩的演讲。从各位的情绪可以看到，大家仍感意犹未尽，所以大会特地安排了今天下午这样一个机会。

昨天我们已经交代过，让大家准备好心中的疑惑，把这个疑惑提出来请 3 位做回答。在开问之前，我想特别强调一点，就是大家要抓住机会提问，尽量利用这样一个宝贵的时间，根据以往的提问经验，有一些同志会把问题的引子弄得很长，有时讲了 5 分钟还没有提到他的问题上，希望这次的提问能够显示出我们的水平，单刀直入，有什么问题就提什么问题。刚刚在路上的时候，有几位同道跟我交流体会，他们都有非常好的经验，这几年运用扶阳的思想治疗各种疾病，获得了很好的疗效，积累了很好的经验，我想我们这个论坛肯定会动动脑筋，让大家都能够把自己的所感与大家分享，我们可能会搞一个会刊或者是以其他的什么形式，让大家能够把自己的心得和经验拿到上面来。

今天的提问可以采取两种形式，一个是直接问，另外大家也可以写成纸条的形式递到我们这里来，提问的时候，请注明哪一位老师回答。

提问：卢老师，您好！我想问的是慢性疾病的病程较长，我们怎样来把握扶阳方剂治疗的效果，在我们运用大剂量辛温扶阳的过程中，需不需要变化？另一个问题是四逆汤中炙甘草的用量，卢氏的用量为什么与众不同？

卢老师：好，谢谢。首先回答第一个问题，对于慢性疾病，比如肾功能衰竭、肝脏疾病或者是糖尿病等，对于这些疾病，运用大剂量辛温扶阳药物后，它的疗效会有两种情况，一种情况是很快地就显现出很好的疗效；那么再一种情况，就是这种疾病它是迁延的，它有一个进退的过程，由于他本身的体质状况，加之外界各种因素的影响，遭受邪气的侵袭是随时可能的，那么疾病的变化也随时可能会出现。在变化的过程当中，我们治疗的法则也要随之而变。所以并不是单守一法，其他什么都不管，否则就失去了中医本身辨证论治的特点。但是即使病情有各种各样的变化，扶阳的这个根本始终不能变。

第二个问题，就是四逆汤里的炙甘草用量问题，那么在《伤寒论》中，炙甘草的用量是大于干姜和附子的，大家也许发现，我在使用四逆汤的时候，往往炙甘草的量很轻，有关这个问题，我在《扶阳讲记》里曾经谈到过，实际上，卢氏在张仲景、郑钦安的基础上已经把四逆汤演变为四逆法，所以我们把干姜易为生姜，把炙甘草的量减了下来。四逆法的含义在昨天的讨论中已经有所涉及，它已经不是一个方，而是一个包罗万象的法。由于法的需要，所以我们在张仲景四逆汤的基础上作了调整。再一个，根据临床多年的积累，这个积累是上百年的积累，如果过大剂量地使

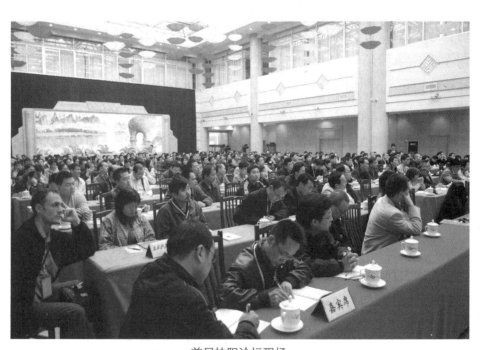

首届扶阳论坛现场

用炙甘草，它可以导致碍中之弊。所谓碍中，就是有碍中土的枢转功能，中土既要厚，不厚则不足以载物；中土亦须灵，不灵则无以为四维上下转动之枢机。甘草过重，显然会有碍中土之灵动，因"甘则令人中满"也。另外一方面，炙甘草的用量过大，也可以降低附子所应该达到的疗效。所以我们在甘草的使用上是很谨慎的，当然这是我个人的看法，仅供大家参考。谢谢！

执行主席：谢谢卢老师！下面这一个问题是问吴老师的，问题是：请问吴老，您上次讲了温水燥土达木法，其中提到了肝阳衰，就是用温肝法，您能不能进一步阐述临床上怎么使用。

吴老师：好，关于温肝这个方法，我写了一篇论文，叫做《温肝法》，收集在《吴佩衡先生100周年诞辰纪念册》的论文集里，其实温肝法在临床当中运用非常广泛，他的代表方是什么呢？就是吴萸四逆汤，也就是四逆汤加吴茱萸，那么这个方子在临床怎么掌握，就是在肝气、肝阳得不到舒达的时候出现的木郁，或称郁证，我临床上强调了，郁证有单纯的肝气郁证，那就是大家所说的常用方如四逆散、疏肝散、逍遥散一类的，这是单纯的气郁。但是在临床中不可能只是单一的气郁，尤其在由一些慢性疾病迁延积累而出现肝郁气滞状态，甚至四肢厥逆，包括很多女性引起的痛经啊，女性的血管性头痛，还有就是男性很多的睾丸的病变，以及我们所说的腹痛，特别是少腹疼痛的一些疾病，不论是西医的什么疾病引起的症状，只要属中医的肝经经脉走过的地方，比方说胸乳、少腹、巅顶，这些出现的症状，我们都归为肝病，中医的肝病和西医要有区分。肝由于寒性收引出现的病，暖肝散寒，行气止痛代表的一个吴茱萸汤证，在《伤寒论·厥阴篇》里面治吐逆症，以烦躁欲死为适应证，我在用的时候，鉴于肝和肾的关系，一般称之为"乙癸同源"。先说一说，其中包含了两个同源，一个就是元阴的同源，一般是叫水木相生，滋水涵木，还有一个是相火的同源，也就是命门火和肝阳的关系，我们叫作雷龙火，龙火是肾阳，雷火是肝阳，那么在这个过程中，相火的总体是命门，那么肝阳的生发，就像我们这次所说的，冬至阳生以后，慢慢地由冬天的寒冷进入到阳气的初升，以至通过小寒、大寒，最后立春，这个过程是阳气的生发，阳气的生发意味着在自然界里各种植被的生长萌发，也意味着惊蛰的虫也要出土了。那么在这个过程中，阳气的生发到了春分的时候了，已经是春天，生机蓬勃，一片葱绿，在自然比较突出，容易观察体会。那么在人身呢？由于命门相火不足，水寒失于温煦，肝木得不到舒达温升，寒性收引，木失条达，肝寒气滞，因之出现的多种疾病，临床治疗首先应该抓住相火（命门火）这一生命线，所以四逆汤加吴茱萸，甚至加蜀椒（四川的花椒），在吴老的病案里面也提到了很多，所以说对于肝寒这个问题大家很关心，鉴于要全面阐述肝寒的病机、病理、治法，涉及太多，以后有机会可以再探讨。谢谢。

论坛执行主席： 下面一个问题是问李老，这个问题大家都知道，李老善于用大剂量的附子治疗急危重症，所以这里有一个问题问李老，您善于运用大剂量的方子而且效果非常好，但也有一些人用小剂量治疗同样疗效也很好，请问剂量的大小您是怎样定夺的呢，尤其是对附子、细辛之类的被认为有毒的药物是怎么定夺的。谢谢，请李老回答。

李老： 这个问题不好回答，根据我的经验，在我初期治疗急危重症的时候，其中有6例心衰的患者，就是救得是很困难，很快地就死去了。一直最后冒打冒撞，找到这个方法以后，经过我从历史上详细的论证，我觉得这个急危重症的患者，用小剂量的只能当成辅助。所以其中大概有一些是误解，就是说这么多的有毒的药物，会不会中毒，我今天就反复讲了，绝对不会中毒。因为这样的辨证准确，它就恰好是救命的。如果他不是这个症状，他是一个温热的症状，那你就少用一点，我的做医生的经验基本是这么一种情况，我没有见过用小剂量救助急危重症成功的，1例都没有。况且中药的毒性，它是有针对性的，因为我们中医治病以寒治热，或者是以热治寒，这个东西是相对的。假如他是个冷痛，我们用多大的量的热药都不为过。假如他是个热证，是个假寒证，你辨证错了，你就是用再小的剂量也是错的。我的解释是这样的，不晓得大家有什么意见，咱们大家可以商讨商讨，我和大家走的路可能不太一样，我在治疗这些病的过程中，也曾经向前辈学习那种用药轻灵，四两拨千斤的方法，总是不得要领。

论坛执行主席： 谢谢李老。李老的意思很清楚，从他老人家的经验来看，如果你辨证准确了，不会因为用大剂量而出现中毒，因为中医的治疗是以偏救偏，这大家都很熟悉，但如果你没有辨证准确，你不该用，那即使是很小的剂量也会中毒。他曾经给我讲过一个例子，就是他用附子的这些年，他本人没有出现过用附子中毒，但反倒是参加过抢救川乌、附子中毒，也就是别人用附子出了问题，请他去抢救。这个人用的量其实很小很小，可是却中毒了。所以说这个还是当用不当用的问题，最关键的是这一点。因此大家可能更多的是应该学习如何把握当用不当用，切忌片面地追求大剂量，或者追求轻量，实际上还是一个当用与不当用的问题。

下面一个问题是问卢老师的，就是桂枝法的运用问题，他们看了卢老师的《扶阳讲记》，很受启发，但是在卢老师的著作里面很少看到有柴胡和白芍的运用，所以想请卢老师再多谈一些桂枝法的运用。另外就是为什么很少用柴胡和芍药？

卢老师：在临床当中我们很少用柴胡，在桂枝方里面我们也很少使用白芍，因为我们用桂枝的方，没有用桂枝汤的原方，为什么要去掉白芍啊？因为一旦去掉白芍就不叫桂枝汤了，所以我们称之为桂枝法。那么这

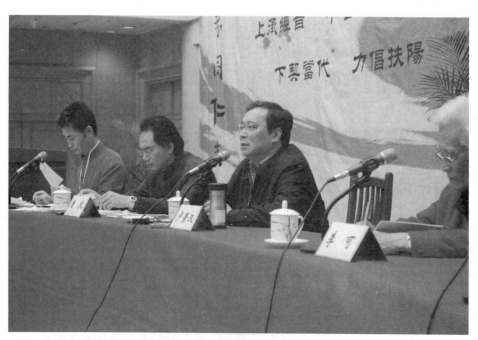

卢崇汉在首届扶阳论坛讨论会答疑

就使我们在临床上能够更好地发挥它的作用，思路也就更广了。它不只是治外证，用得最多的应该还是治内证。作为一个临床医生来讲，绝大多数应对的都是内证。那么如何用既简单又方便的方法来解决它们呢？这里谈的桂枝法，就能够起到这个作用，达到通络和扶阳的目的。再一个由于桂枝汤里面，一旦加用白芍，就会抑制扶阳的功效，这也是我们不用白芍最主要的原因。但是是不是不用白芍，就不能达到益阴的目的呢？这就要看方的配伍了，配伍得好，它可以做到既能益阴又不妨碍扶阳。当然桂枝法我过去也多次提到过，在临床当中它可以解决很多病种。也就是说你今天临床上看50个病人，有可能这50个病人都可以使用桂枝法，并且都能够达到好的效果，但最关键的就在于配伍上。由于在配伍上的一两样变化，确实针对的病种就不同了，针对的症候也不同了。

　　桂枝法要展开讲就是一个比较长的话题，简单地说，在《扶阳讲记》的最后面有我在2006年6月26日这一天的门诊里所用方的记录。大家可以看到，我在治疗外感病时用了桂枝法，当然具体的用药每一个案例都会有一些变化。那么在内伤病里，我也用到桂枝法，这个时候的桂枝法，在用药上就更为灵活了。比如中阳不振的病人用桂枝法，就可以在桂枝法里面加用温运脾阳的药物，最常用的可以加白蔻仁、砂仁，这是很普遍的。那么就是一个很简单的太阳病，往往它也会出现很多的变化，比如它可以出现咳嗽、喘息的变化。那么对这样一些变化，就应加入疏导肺络的药物，如可以加广紫菀、加杏仁、石菖蒲，就是这样一些化裁，就能把这些问题给解决。当然临床的变化很多难以预料，医者必须能够随机应变，方可应对复杂多变的临床。

　　论坛执行主席：谢谢卢老师！确实桂枝法的运用是非常之丰富多彩，非常之灵活，我在跟随卢老师运用这个法的过程中，确确实实感到了这个法的神妙，当然我还只是初学。过去我自己在学《伤寒论》的时候，曾经有这样的感慨，也许我这个感慨是孤陋寡闻的，因为自己所涉甚少，过去历史上曾经出现过善用柴胡而成名的医家，被医界称之为柴胡派。但是善用桂枝这个法而成名的，却并不多见。桂枝汤是《伤寒论》的第一方，被誉为群方之祖，这里面肯定有十分的奥妙，否则不可能成为群方之首。但是过去自己在临床上，对这个方却没有太多的感受，不能将它灵活地运用于临床。跟随卢老师之后，才慢慢意识到桂枝汤之神妙，它能够治疗太多的疾病。在桂枝汤的基础上进退变化，卢氏将其打造为桂枝法，大家注意，这就不是一个方了，它是一个法，方是在法上变化而来，由一法可以生万方。所以能够用于治疗各式各样的疾病。刚才卢老师已经提示了，包括治疗肝脏的疾病、皮肤的疾病等，我们希望在不久的将来，比如下一届的扶阳论坛，能够有机会听卢老师系统地讲解桂枝法的运用。

下面一个问题就请吴老（吴荣祖老师）回答，这个问题是：附子有破阴回阳的功能，但是虚寒，阳气已经弱了，再用附子激发，是不是像用风去吹快熄灭的灯，那不是讲壮火食气吗？就是会不会有这样一个嫌疑，就是说他已经弱了，再去用大量附子，会不会这个力量就把这个灯吹灭了。

吴老： 这个比喻不太恰当，因为附子不是风力，附子的药性是大热，应该说按照《内经》的说法，寒者热之，热者寒之，寒证就得用热药，那么我们不是说过用附子吗？附子其实从它的生态进行分析，从归经、四气五味、升降浮沉分析，附子是一个沉降性的，附子沉降与它温热之性，其状态就好像人的命门火。如果你少火不足，阴寒太重，按照这个方法，寒者热之，虚者补之的原则，就应该用热的进行辅助，我们叫补火或者叫温阳。那么是不是因为补了以后就会使已经衰弱的阳气外脱了，这与经典及临床是相悖的。从四逆汤里面这个方子有干姜和甘草，这两个药归脾胃经，郑钦安先生特别谈到"补土伏火"，如果我们再通俗化一点，一个火要长时间不灭且保温，就如同我们过去烧蜂窝煤或煤炭火一样，为了第二天节约生火的时间要用一些灰把它盖住且不灭。少火这个东西它绝对是潜伏状态的，所以说四逆汤一方就含有伏火的作用。

我理解大剂使用附子不会因为补火就会像风一样把灯熄了，不会出现这样的，从《内经》，从医理，从临床上大量的实践，为什么老是用大剂量，大剂量是什么意思？用药以补偏。刚才李老讲的病重药轻，犹如"隔靴搔痒"，那么我们在讲四逆汤的启示，可能对于使用附子，最后在虚寒严重的阴证，是应该用大剂量的附子，它不仅不会使火灭了，反而是生少火壮元阳，回阳救逆。吴佩衡先生常说"病重药轻，如兵不胜敌"，就是这个意思。谢谢大家。

论坛执行主席：这里问卢老师的问题很多，但我归纳总结了一下，大家非常关切的主要是卢老师昨天提到的临床把好太、少两关的问题，太阳是桂枝法，少阴是四逆法，请问卢老师桂枝法和四逆法运用的大体指征是什么？什么时候该用桂枝法？什么时候该用四逆法？或者什么时候该是桂枝和四逆合起来呢？就这样一个问题，实际上它是综合起来的一个大问题，想请卢老师给大家一个指引，谢谢！

卢老师：昨天我讲到，临床要把握住太、少两关，在这个当中，温扶阳气是极端重要的。那么怎么样去把握呢？按照前人的经验，已经认识到万病都不离伤寒，也就是说，无论你从哪种角度去辨，它都有伤寒的一面。既然都有伤寒的一面，那么桂枝法就是首当其冲的一法，所以只要在脉象上不出现脉微欲绝的现象都可以使用。因为脉微欲绝就已经是四逆证了，所以这个法的面就太广了。那么在什么情况下可用四逆法呢？用桂枝法不能达到的状态，脉出现下面几种情况，一种就是脉沉细弱，再一种情况是脉虚浮大，这是比较典型的。那么如果出现这样的情况，无论舌淡还是舌红，都可以使用四逆法。这个面实际上也是很广的。所以在临床当中，用四逆法的病证也是很多的。那在什么情况下，又可以太、少两法同时使用呢？这往往是表寒未解又入少阴的病人，这个时候就可以用桂枝四逆合法。当然这个问题要展开来，还得很长的时间，这就要涉及具体的四逆法的配伍问题。就临床的运用而言，必须根据每个具体病人的症，这个症是症状的"症"，就是每一个病人的症状他不完全相同，再一个还要根据病人的体质状况，由于这些因素的不同，所用之法也就会存在差异。但是就体质状况而言，可以说绝大多数的患者（我们这里只谈患者不谈健康人），都是阳不足，阳不足的要占九成以上。就是本身的体质就阳虚，一旦产生疾病那就可想而知了。所以这也是我们能够使用大剂量辛温扶阳药物的一个条件。在桂枝法和四逆法的运用问题上，根据我的临床经验，我只能谈一个大概。如果要细谈，那必须是一个较长的过程。比如说像对刘力红，我给他讲四逆法、讲桂枝法，讲在整个临床上的使用情况，通过两年多的时间，他已经能在临床上很自如地运用了，并且达到了很理想的效果。

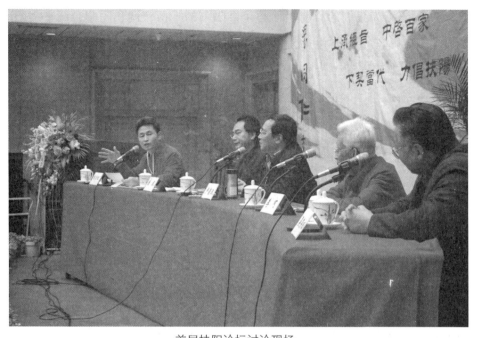

首届扶阳论坛讨论现场

论坛执行主席：谢谢卢老师！卢老师说的一个问题大家应该注意，在普通人的体质里面，阳不足的是九成以上，为什么会这样，大家看过《扶阳讲记》就应该知道，因为阳气耗散的途径太多，而积聚的途径太少。它不像我们身上的肉一样，它也不像其他的物质，不足就吃就行了，现在物质那么丰富，它要变成人体的动力、人体的阳气，它是需要条件的，而这个条件太少了，相反耗散它的条件又太多，所以这就造成了人的阳普遍不足。这是我们运用辛温扶阳法的一个基础，这并不是说我们有一种偏好，大家一定要理解这个问题。另外就是在桂枝法和四逆法的运用上，通过师父的教导，是有一些收获，但刚刚师父过奖了，我们还是在跌跌撞撞的过程中运用，还没能达到运用自如，但尽管这样，仍然是相当有成效的，所以感到这些法是很值得大家去体会、去研究的。下面这个问题请吴老师回答，这个问题也是您上午谈到过的，凡阴阳之要，阳密乃固，这个密是一个重心、一个重点，请您能够再展开来讲一讲。另外就是在治疗失眠的方面，这句话怎么体现，就是怎么运用这句话来治疗失眠？

吴老师：我觉得我们讲扶阳，能够把阳密的问题搞清楚的，应该说是

《伤寒论》，因为我们的教材里面都是讲阴阳的平衡，调和阴阳，调平阴阳。这阴和阳，其实说来说去就是半斤八两都差不多，其实理解尚未到位，首先我们从《难经》对"肾间动气"的作用看，大家可以读一读，"肾间动气"是命门，命之门，生命之门，就在这儿，所以生命之门如果跑了，那人就死了，那么生命之门应该是秘藏在身体里面的重要地方，什么地方呢？就是肾，所以我们刚才讲的坎中之阳为阳之根，坎卦，那么其实讲阳气讲命门是一个水包火的状态，它们生生不息，形气化生，它就可以蒸水化气，然后上焦如雾，使心火不热，这是非常重要的，所以我们在临床上展开讲的扶阳方法，我觉得很多，但是在失眠这个问题的中医用方问题上如何应对？我们说治睡眠用什么方，现在有的人比较单纯，好像说就是酸枣仁汤、柏子养心丸、归脾汤等。其实在临床上往往失眠就要重视阳密这一块，因为中医认为阳气是日行于阳25度，夜行于阴25度，50度为一大会，这是阳气的周转的日节律。那么我上午讲座用的那个太阳图，为什么称之为海上的太阳，那就是太阳从东海而起，到西海而落，这是古人最早的观察。那么我们治疗失眠，为什么晚上睡眠不好，其实是阳不能归于阴，而到了子时神不能内守，魂不能内守，所以在临床上治疗睡眠不好，尤其是顽固性的睡眠不好，我们以四逆汤为主，或者是以潜阳汤为主，这个效果非常好，既不用枣仁，也不用五味子，我更多地喜欢用龙骨、牡蛎。这龙骨、牡蛎是非常好，龙骨属于天，牡蛎属于水，其实也是水火交融，所以临床上在四逆汤这一类的方，或者桂枝龙骨牡蛎汤里面用龙牡是非常有效的，但必须要配温水潜阳法。那么我们在临床用药过程中，提倡追求"圣度"，什么叫"圣度"，就是最高生态境界，或者最优化的或者叫健康的最佳内环境，所以为什么练功的人要讲"气守丹田"，气能够守丹田这是最好的境界，他就健康，或者他的身体质量就跟一般人不同。所以说我们用这个方法来治的病比较多了，比如上午说的慢性咽炎、五官疾病出现的所谓的虚火证等，同时我们也用来治顽固性的腰腿痛，疗效也很好。人身七窍按照中医来说都是火容易导致的地方，那么火都有炎上浮越的特性，浮越是病理，固密是生理，天壤有别，所以说临床上要注意用潜阳引火的方法，因为此法能使患者恢复"阳密乃固"的"圣度"状态，我用此法治疗慢性心血管病，顽固性的心绞痛，还有心脏神经官能症，再有我还用这方子来治疗口眼生殖器三联症，也就是白塞病，这些西医都是认为非常难治的。从中国的文化角度也能理解，如果君火不明，相火不在位，那就是会上乘，相火可以"挟天子以令诸侯"，就是内乱。那么我们认为相火是怎么运行？它潜于命门，通过三焦通达全身，执行阳气运化代谢的作用。所以只要阳密，就能完成生理的代谢，我们扩大一下，就是用于代谢性疾病、免疫性的疾病，这个方法，这个思想或者是这个治法是非常奇妙的。那么临床怎么看呢？怎么看阳失固密呢？它表现是什么？表现的是两个重要途径，一个是上虚下实，一个是上实下虚。中国功夫要气守丹田，"桩子"要稳，不能飘，其实就是阳密，阳密的人就像是一个金字塔（△），如果阳气不密就可以出现上实下虚，变成一个倒金字塔（▽），很容易倒塌。所以在临床上治疗高血压、中风后遗症都是非常有效的。因为这些不是痰、瘀、火、气这几个"标"上的问题，阳气能收敛，气就能达，就能疏。按照《内经》所说治疗最后的目的是什么呢？"疏其血气，令其调达，以至和平"，调达是可以退病的，什么是调达，就是阳气的输转运行。第二个，在李可老师

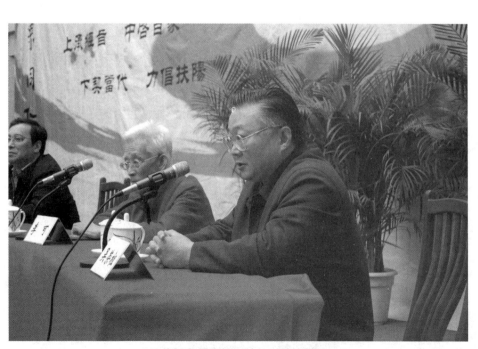

吴荣祖在首届扶阳论坛讨论会答疑

的演讲里面也谈到这个问题，我现在再读一下《素问·生气通天论》："凡阴阳之要，阳密乃固。两者不和，若春无秋，若冬无夏。因而和之，是为圣度。"所以我主张好好地把这个作一个科研项目。累积大量的临床病例及病种进行观察，也做一些动物实验，造一些动物模型，拟定一些相关指标进行观察，研制一个"圣度丹"，它比延寿丹更深，是不是能够在亚健康状态也好，在病后恢复期也好，或者在辨证处于上热下寒，上实下虚的各种病种都能够广泛地取得很好的治疗效果。我希望与同道们一起研究一个中医在治未病方面，既方便，又有很深的中医的理论根底，病机阐述既清楚，临床使用又方便有效的新药，它能保护人体阳密乃固的"圣度"内环境或者称健康的内环境，正气内存的状态。不知对这个问题说清楚没有。

论坛执行主席：谢谢吴荣祖老师！昨天我曾经向大家透露说李老这次来要给我们大家讲大小续命汤，但是我今天手头有事没能听李老的课，据说李老没有讲这个问题，所以现在有好几位同道要求李老谈一谈大小续命汤在中风病的使用及怎么去把握。请李老回答。

李老：关于大小续命汤在历史上流传的时间在 2000 年以上，它是古代治疗中风的一个经方，但是现在很少用了，为什么？这个和中医向西医靠拢，最早搞中西汇通，中西汇通派的重要人物张山雷有关。他写了 20 多万字的文章，重点批判这个东西。再加上现代药理研究认为，其中的附子、麻黄、桂枝有升高血压的弊病，所以基本就被禁用。我曾经和刘力红谈过，我要给大小续命汤平反，恢复它们的本来面目。因为上午的问题讲得太长，所以这个问题还没怎么讲。大小续命汤两个方子差不多，其中大续命汤多了一味生石膏。

我这次 6 月份在深圳中风以后，当时右侧半身麻木，舌头发硬，讲话困难，回去以后就开始吃这个药，半个月就基本恢复，恢复到目前程度，最近有点累，昨天又冬至，冬至一阳生，古书讲交节病作，伏邪外出，所以很难受，不过我休息了一晚，就度过去了，吃了点儿苏合香丸。

现在介绍这两个方子：大续命汤和小续命汤。续命煮散《千金卷八诸风门》，这个方子是在孙思邈老人家近 100 岁时写的，他自己劳累了，中风了。整天被病人包围，耗费精力过度，然后就病倒了，这个病有些什么表

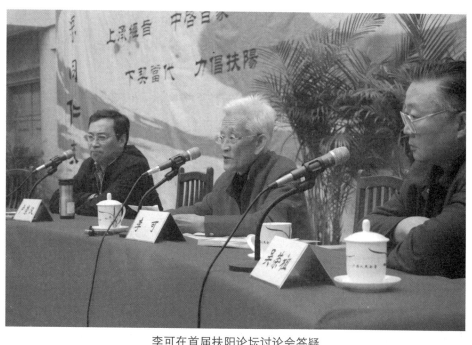

李可在首届扶阳论坛讨论会答疑

现呢？

孙真人说："吾尝中风，言语謇涩，四肢疼曳（就是腿和胳膊抬不起来），处此方（他自己开的，让弟子给他煎好），日服四服，十日十夜服之不绝，得愈。"我想中风这个问题，古代写书的，还没有谁自己得了病以后写出来，所以这个病，孙思邈最有发言权。

这个方主治什么呢？主治诸风无分轻重，节至则发，这个方子比大小续命汤治疗更广泛，可以治急中风、慢中风、中风后遗症，都有很好的效果。

药物组成：麻黄、川芎、独活、防己、甘草、杏仁各三两，肉桂（用紫油桂较好）、附子（生附子比较好，我这次就用的生附子）、茯苓、升麻、辽细辛（原来就是细辛，我感觉辽细辛力量还是比普通的细辛效果好）、人参、防风各二两，生石膏五两，白术四两（我们按一两等于15g计算）。这个方子为什么叫散，就是古时候将这些药打成粉，为了方便患者，然后喝的时候一天14g，用纱布包就可以了，孙思邈说是用绢包，这个绢非常细，煮出来的汤如白开水，药效出不来，我就改成两层纱布，药就比较浓了。我考虑绢包，是但取其气，不让药末漏到汤里，但是我感觉漏出一点来问题不大。14g药粉加生姜45g，1000mL水煮到500mL左右，一天分4次服，大约3小时一次，如果病很重，就可以加倍，24小时不断药。就是孙思邈说的"十日十夜，服之不绝，得愈"。

这个病人如果出现中风的预兆，或者手指麻木，或者某个地方肌肉跳动抽搐，或者出现比较重的麻木，就可以用它预防，这是一个情况。再有就是急性期用此方也有效，那就需要有些加减，就是先用三生饮（生南星、生半夏、生川乌，加150g生蜂蜜，加适量水煮好后加九节菖蒲30g，麝香0.5g），分次服，把病人救醒以后再用这个方子来纠正四肢半身偏瘫。

另外就是还有一个大续命散，大续命散它原来是这样的：主八风十二痹（比较严重的包括类风湿性关节炎，甘肃地方的柳拐子病，最后病人完全不能动，我手里就有那么几例记载），偏枯不仁，手足拘挛，疼痛不得伸屈，头眩不能自举，或卧，苦惊如堕地状，盗汗，临事不起（就是阳痿），妇人带下无子，风入五脏，甚则恐怖，见鬼来收录，或与鬼神交通等，就治这些毛病。

大续命散的组成：麻黄、乌头、防风、油桂、甘草、川椒、杏仁、石膏、人参、芍药、当归、川芎、黄芩、茯苓、干姜各等份，研末，酒服方寸匕（现代考证大概相当于2.7g，就是3g），一天2次，不知稍加，加到以知为度，以出现一些轻微反应为度，口舌麻木，不至于引起其他问题。

可治：中风后遗症，类风湿性关节炎，癫病，各种精神神经症状，男子阳痿，女子宫寒无子，各种抑郁症（可以使肝阳升发，少阴的阳气得到升发）。我治100多例抑郁症，基本就是四逆汤，逐日加附子量，到一定程度，出一身臭汗，就有说有笑了，这个很奇怪，而且得病的大部分是大学生，家庭比较困难，环境压力比较大。我还计划用这个方子，试用于运动神经元疾病（这是个顽症，这个东西不但外国人治不了，我们也治不了），这个方子加等量制马钱子粉，看看会不会对这个病起到一定的效果。

在南通会议时我写过一篇文章《从麻黄汤治愈蛛网膜下腔出血并发暴盲引发的思考》，我扼要地讲一讲关键点：麻黄桂枝附子在高血压中能用不能用？用了后有什么后果？破疑解惑，如果这个解决不好，谁也不敢用。

2000年秋，我一年轻弟子治了一个农妇。农妇有20多年高血压，其夫

扶阳论坛

首届扶阳论坛讨论

为煤矿老板，有钱在外边胡作非为，女的就生气，突然蛛网膜下腔大量出血，出血后不久，双眼什么也看不到了。这种暴盲，按照六经辨证，属寒邪直中少阴，当时用的麻黄附子细辛汤，出了大汗，血压就好了，第二天可以看到人影。人也醒过来了。为什么会有这样的结果？麻辛附按照现在医学观点是升高血压的，为什么能治出血，而且对 20 年的高血压有这么好的疗效。当时我有这么一段话：麻桂升压已成定论，近百年来列为脑血管病的禁药。而麻黄汤却能治愈高血压岂不成了千古奇谈？用了药出大汗后，第二天所有的症状都解除。当时我的弟子中医根底不深，学眼科的，解释不了，那个书印刷时印错了，印成我的病案了。

古代治疗中风用大小续命汤，收录在《古今录验》，是古代验方。孙思邈在唐代就注明，流传时间很长，《金匮要略》也收录，可见效应毫无疑问，就是机理，为什么大汗出后，血压下降，脑水肿减轻，小便也多了，病好了后，8 年时间，血压稳定，一劳永逸。当时考虑的是暴盲，少阴直中，他没有想到这么好的效果。

执行主席： 谢谢李老！因为时间的关系，我们不可能就这个问题展开更详细的讨论，我们期待下次论坛李老能为大家展开这个讨论。听了李老上面的回答，很受教益，我觉得李老要为大小续命汤平反，那是他切身的感受。因为他自己中风，患腔隙性脑梗死，就是用这样的方法治疗好的。现在我们有这样一个误区，麻、桂、辛、附都是升散的药，而血压高脸红好像也是升散的结果，因为有这样的认识，所以对血压高的治疗就只懂得平肝潜阳、镇肝息风。不知道麻、桂、辛、附这样辛温的东西也可以起效，而且还有这么好的效果。我在《思考中医》里也谈到这个问题，血压为什么会高？实际上就是机体有阻滞。机体是非常奥妙的，因为有阻滞，所以只有提高压力才能够为末端供血，这是个物理的道理。而现在西医普遍还没认识到这个问题，所以西医对高血压的治疗方法就是要终生服药，你血压高，那我就不给你高，我给你降压，这样便使机体末端微循环始终处于缺血的状态。由于末端缺血，所以升高血压的这个指令就一直存在，那我们自然就要不停地降压，不停地用药。像刚刚李老讲到的这个案例，出一身臭汗后，血压就降下来了，就不再升高了，这是什么原因呢？麻、桂、辛、附这些阳药，这些升散的药，为什么也可以降血压？昨天卢老师讲到：扶阳法有两个，一个是宣通，一个是温补。其实宣通就等于把阻滞拿掉，阻滞一去，机体不再需要那么高的压力就可以灌溉了，所以血压自然就下来了。我们应该去读懂机体这个系统，去琢磨它的用意。再次感谢李老给我们的宝贵启示！

下面这个问题问卢老师，因为在《扶阳讲记》里面看到卢门对姜的应用是非常灵活的，比如四逆汤以往我们总是用干姜，可是看卢老师的方子，很多时候用的是生姜，所以希望卢老师谈一谈卢门对姜的应用。比如说在四逆汤里面，什么时候该用干姜？什么时候该用生姜呢？

卢老师：如果要用辛温扶阳的法则，都会涉及姜，要是四逆汤应该用干姜，这是张仲景的四逆汤，而我在临床上，大多数情况下，都是用的生姜。那么用生姜它就不是张仲景的四逆汤了，我们称其为四逆法。它是在张仲景四逆汤的基础上演变而成的。那么生姜和干姜的区分在哪里呢？这要针对当时病人的症状以及他的病机，由这些情况来决定。用生姜，往往是还有外症的情况，从临床表现来看，所谓外症就是太阳还未解，这一点我刚才已经谈到。再一个，用生姜就是病人的中焦还有阻滞，还有浊气上逆的现象。对于这些情况，就要在四逆法扶阳的基础上，改用生姜。通过用生姜就可以使中阳得到振奋，从而才能够体现出来附子达下的能力。在这种状况下，如果用干姜，那么附子达下的力度就会受到影响。

那在什么情况下就要用张仲景的正四逆呢？也就是真正的四逆汤呢？在少阴病四肢厥逆的情况下，这个时候就应该用正四逆，就要用到大剂量的干姜。当然临床上有的时候还可以干姜和生姜同时使用，当然这并不多见，只有他既有四逆的这种临床表现，同时他又兼有外症的情况下，才会这样用。当然这些外症表现往往是不显见的，但我们可以从脉象上察觉出来，比如脉有紧象，这样我们就可以生姜和干姜同时使用。这样配合使用，效果比单独用干姜要好一些。由于在临床上真正的四逆证，典型的四逆证是不多的，但是类四逆是相当多的，所以我们在四逆汤的基础上把干姜改成生姜，当然生姜的用量是比较大的，一般情况下都是50g、60g，甚至100g。那么如果一旦用到干姜，干姜的用量也很大，多在45g、60g、75g、

90g之间。当然附子的量也可以逐渐增大。在回答第一个问题的时候曾经提到，缓治跟急治是有区别的，因为有些疾病是完全急不来的，比如慢性肾功能衰竭，你不可能几剂药就能拿下来，几剂药就把肾功能扭转了，这是不可能的。所以这就有一个慢慢的过程，有些可能会治一两年，甚至更长的时间。你想在一两年里，每天都这样大剂量的使用附子、生姜，累计起来就不得了啊。如果一天用90g附子，30天这就是2700g，一年是多少克呢？两年又是多少克呢？几十公斤啊！临床上对一些肿瘤病人，他的周期就更长了，在我这里，治疗周期最长的一个肿瘤病人都已经治了八九年，他本身是恶性肿瘤，之后又发生扩散转移，由肠转移到肺，转移到肝，转移到脑。虽然这些转移灶都在，但是他现在还能够很好地活着，而且生活的质量也很高，像健康人一样，对于这样一个病人来讲，他能够在这里吃八九年药，吃八九年的附子，他已经是很满足了。有关生姜和干姜的问题，我想大致就谈这些吧。

论坛执行主席：好，谢谢卢老师！我想在这里大家应该能听出一些消息来，卢门对姜的使用是非常奥妙的，尤其是对生姜的使用，我想它实际上是一箭三雕，就是说它既可以宣上，又可以达中，还可以暖下。在临床治疗中，根据病人的不同情况，比如说兼有表寒，生姜在这个时候就可以宣散达表，也就是在四逆法里还可以起到向太阳表散的作用，但是它又有别于麻附辛的格局。那么在中焦有障碍的情况下，用生姜既可以温中，又能够宣达，从而使元阳能够很好地归位，使四逆法发挥更好的作用。如果用干姜，就起不到这样的效用，因为干姜毕竟偏于守的一面，生姜却善走，宣通的药效要强得多，这个是干姜所达不到的。由于是在四逆的架子里用生姜，那么在附子的作用下，生姜还能够直接达下，说是一箭三雕，实不为过也。卢门对生姜的使用可以说十分的精微奥妙，随着不同的配伍、不同的用量，便可达到临床不同的效果，我想这对大家今后的临床应该有非常好的教益。古人云"用药如用兵"，卢师之用姜，诚如斯也。再一次谢谢卢老师！

下面的问题问吴荣祖老师，大家知道吴老师善于用附子，而且吴老师好像还有点新派的味道，就是他善于用附子的颗粒剂。因为现在附子煎煮是一个很大的问题，煎煮那么长的时间，对相当一些人都是困难的。再加上现在附子里面的胆巴太重，为了安全，我们会让病家先把附子泡一泡，尽量地把胆巴泡一些出来，这一泡往往又要好几个小时，否则很多情况下，胆巴的毒性反应会影响整个的疗效。而吴老的经验是直接用颗粒剂，这个问题就是请吴老师向大家介绍一下用附子颗粒剂的经验。谢谢！

吴老师： 我们昆明市中医院做附子颗粒剂的科研在国内算是很早的，我们是1984年就开始研究。为什么附子适合做新药？是从市场需要来选题的。当时一些患者都跟我说，中药附子是个好药，疗效可靠，他们深信不疑，但是附子的煎煮却太费时间了，而且必须非常谨慎，战战兢兢，如履薄冰，用得不好就中毒。后来我们医院制剂室就对附子进行煎煮，煮成附子水溶液，按一天的量装在盐水瓶里面给病人，250mL、500mL都有，后来发生了一件事情，有一个看病的老人，重庆来的，就用附子水，5剂，一剂药一瓶，500mL/瓶，5瓶，然后上公共汽车，不小心药打了，人也摔了一跤，好在没有骨折，后来这个病人告诉我这事，引起了我的重视，所以我就与制剂室研究能不能把附子再浓缩，浓缩成膏剂，然后再用膏剂进行粉碎，最后制成颗粒。但是这样做会不会丢失附子的药效呢？应该说按照我们云南的经验，附子的减毒不在制透，而在煮透，这是不变的真理。后来我们就作对比试验，就是用附子颗粒和附片分别煮四逆汤，两种四逆汤进行动物实验和人体的临床实验，观察动物和动物之间的数据，人体和人体之间的数据，当然一定要有对照组啊，最后做下来从统计学看没有明显的差异，效果非常好，就说明这个附子颗粒，这个剂型是可信有效的，不要说最后做出来之后，这个药没有效，那不是就白费了。所以做成颗粒剂以后，我们就大量临床使用了，临床反映效果非常好，后来国内有的药厂搞单味药免煎剂，包括各种药物的免煎剂都有了，这也是中管局支持的课题，因此中管局就特别强调医院要用。一个是在江阴，另一个是在广州，两个地点生产，因为我们医院的药剂没有批号，不能上市，没办法，我们就停止生产了，我们大量使用他们的颗粒剂。以后就用江阴生产的，因为看江阴的实验报告，确实跟我们的工艺也差不多。因为当时我们准备申请专利，药剂科几位同志比较急躁，就提前公开写了一些附片颗粒剂相关的工艺制作论文，后来申请专利的时候，因为发表了论文，工艺公开了，专利就没有申请成功。所以后来我们申请专利的时候，就有知识产权保护意识，直到最后通过鉴定，进入专利申请程序，我们才开始发表论文，确保专利通过。那么这种附子颗粒，好在什么地方？第一它安全，第二它有效，第三它便捷。因为用附子水之后发现，超过一定时间附子水会出现絮状沉淀，病人不敢吃就倒了，反映出了稳定性这个问题，就必须把它解决，后来我们做附子颗粒剂就通过附子水提醇沉这一关，把附子控温控时控压地进行水提，水提以后进行醇沉，醇沉以后进行制粒，这三道工序一定要进行，才是它最后成型的标准。那么大概做一次药，比如附子100公斤，最后折合成颗粒剂是多少，平均下来，3g一袋相当于生药10g。后来国家的颗粒剂上市之后，我们就没再做了，就直接购买他们的了，我在哪儿坐诊，江阴的附子颗粒的销量就会最好，我记得我上次是在广西中医学院的一附院吧，他们就是用江阴生产的颗粒剂（刘力红插：是，当时把医院的附子颗粒剂开完了，因为附子是3g一袋，吴老经常用的是120g，那就是40袋，就交代病人，每一次用药就是40袋除以3是多少？13袋多），由于用附子颗粒剂非常安全，所以在昆明，我们还是挺喜欢用附子颗粒剂，但是也有很多病人不愿意用，他们一个讲是颗粒剂价格贵，毕竟用颗粒剂后总价上去了，另一个说颗粒剂效果不如煎剂有效，但我们说我们医院的颗粒剂跟附子煎剂没有差异，根据统计学上没有明显差异，所以现在跟很多人讲温阳与附子的运用，你们不妨可以试一试颗粒剂。我在巴黎讲课，就是我们临床教学的讲课，那个时候在下边坐的都是巴黎的中医，他们的中医都是在我们国内，或者南京中医药大学，或者成都中医药大学学的，本科五年制毕业生，而且临床是10到20年。有一位上海中医药大学药学系的毕业生，他在巴黎开诊所并搞中药，由大陆进口的药，也进口免煎颗粒，也有附片颗粒剂。然后我用的附子颗粒就正好由他提供了。法国人用多少呢？我用的量相当于生药100g。那么附子的用量到底什么量最科学？合理的量效关系是什么？什么时候药效达到最高峰值？用西药的标准来要求中药，什么药代动力学，什么血药浓度来研究中药，这是中药研究的难点，有待攻克。说到中药就不能不说柴胡，柴胡这个药里面有很多的生物活性物质，现在搞药的提取，那是把我们的单味植物进行提取，那就成了西药或称植物药，比如说青蒿，青蒿在非洲抗疟疾，既便宜又有效。最近听到云南白药厂一个研究人员透露，他说我们的青蒿好，但用青蒿的提取物蒿甲醚治疗疟疾再感染患者，其体温就不能很好控制，但是口服小柴胡汤或者小柴胡汤为主加入青蒿的汤药，在非洲控制患者第二次疟疾感染，临床效果仍然很好。这说明我们的中药复方组合的原理深邃和药效的可重复性，按照中医的思维去把握，它是既有升，又有降，这是双向的效应。因为双向的效应最早是原苏联西伯利亚研究所对人参的研究成果，经过对人参的研究，他们发现人参可以升压，也可以降压，感觉非常奇怪，最后我们把这个研究报告交流到国内，翻译为人参的"适应原样"药效之后又把它再进一步翻译成人参的双向调节作用。这就很好理解，高血压属于气虚的，通过调节可以降压，低血压也有气虚的则可以升压。我想遇到这种情况，就像我们的附子，心跳过快，用附子可以稳定心率；心动过缓，我们也可以用附子提高心率，这就是双向的调节功能，所以大家一定要细心研究。

我们吃的五谷，它是一个平衡植物，这个植物是在一个平衡的内环境里生长，我们如果只提取其中某一部分用为食物，比如我们把大米里单一的淀粉筛选出来，其他的多种成分都不要，如果这样的话，吃到一定时候就会得病！所以为什么要回归自然。说到附子的用量，再讲到吴佩衡先生在他的医案里面的用法，云南有这么一种传说，说我祖父每天都煮很大一锅附子，来个好朋友首先赏一碗。我解释说，没有病吃一点药也有好处。对于我们家族来说，每年特别是冬至节气，我们都要吃一点附子，对心脏、对肠胃、对关节都是有好处，所以说预防食疗这些，中医早有记载，确实是很有好处。要说附子用量什么剂量最好，达到什么程度，我也很难说。但是我们做了一些实验，在我们做附子颗粒剂的时候，必须做一个长毒实验，就是用小鼠做，实验结束后，我们解剖小鼠后发现，小鼠所有的主要的大器官都没有受到损害，说明它非常安全。这个小鼠的用量用公斤体重换算成人的用量是多少，以我们教科书 15g 附子为例，换算到人体，已达到人体用量的 1076 倍，按照云南的用量 100g 也是 56 倍。这里附子的安全性就是很有说服力，但是怎么把握，我觉得是根据自己的临床实践，自己在温阳治法的经验积累，循序渐进，由必然王国进入到自由王国，终登圣殿。我听说现在有的人为了争当火神，仅仅一个非常小的病就用到300g，好像如果不这样那就不是火神。我就讲《素问·五常政大论》："大毒治病，十去其六；常毒治病，十去其七；小毒治病，十去其八；无毒治病，十去其九。谷肉果菜，食养尽之，无使过之，伤其正也。"

我们一定要对现在西药的过度用药，特别是抗生素的过度使用引起重视。再说使用附子一定要根据病人的体质证型来使用。

到底附子在什么剂量下，它的药效最佳，它的血药浓度最好，我觉得这个是我们每一个以后要当附子先生的人都要思考的，也寄希望于药学界的同道努力。如果我们都用精确了，我们四川产的附子就够用了，我们出口日本也够用了，对不对。资源还是你的，因为中药药效的阈值非常高，你看石膏，张锡纯用的石膏用量就挺大。现在有的用金钱草，有时候用的是120g，开三剂药就要用麻袋装，是不是有点过度用药和浪费药材呢。刚才我们说的用药轻灵，用药轻灵就是四两拨千斤，用的就是轻气灵动。

执行主席：刚刚吴老师谈到附子的用量问题，我想这是我们每一个人都有责任去探索的问题。药是治病的，怎么治病呢？要恰到好处！作为治病，如果没有增量就达不到这个疗效，那么一定要增量；反过来，如果能够用很小的量就能达到疗效，那么从节省资源的角度，我们也应该取后者。孔子说："攻乎异端者，斯害矣。"所以在量这个问题上我们切忌不要走极端。我希望在座的各位同道一起来努力。

这个论坛的讨论马上就要结束了，我们把最后一个问题交给本届论坛主席卢崇汉先生，这也是一个收功的问题。我对这次讨论所提的问题很有感慨，感觉这都是一些高水平的问题，也可以说都是行家的问题。因为行家一出手，便知有没有。同道们都有这样的造诣，何愁扶阳一脉不会兴盛呢？这个问题是，卢师在《扶阳讲记》里谈到，四逆法是一个收功的法，尽管四逆法跟四逆汤有区别，但毕竟都作用在少阴，而我们的常识或者说教材的教育告诉我们，四逆汤是回阳救逆之方，是在少阴病的危急阶段才使用的方，而卢师却说这是一个收功之法，诸多疾病要想获得真正痊愈，必须归到这个法上，这就难免会造成很多人的疑虑，所以在此次论坛即将圆满结束之际，请卢老师把这个收功的问题给大家谈谈。

卢老师：我曾经谈过，所谓四逆法是收功之法。可以说，凡是阳不足的患者，最后都会用到四逆法。一旦用了四逆法后，阳气就会逐渐旺盛起来，随着阳旺，病邪也就会自然消退，生机也就会自然增强。刚刚我谈到过，临证上的大多数病人，九成以上的病人基本都是阳虚证。由于阳虚，由于阳不足，这就要运用到扶阳的治疗方法。上面我已经讲过，扶阳包括两个方面，一个是宣通；一个是温壮或者温补。而在临证上，绝大部分的疾病都可以用太阳、少阴去统属，都可以用太、少两法来进行治疗，在这个过程中，最终就要依赖四逆法去巩固阳气，使阳不断地生，阴才能不断地长，才可以达到治愈和增强体质的作用。因此，用四逆法收功，实际上是为了达到远期理想的疗效。临床上，有的疾病虽然未使用四逆法也可以取得很好的治疗效果，但是远期疗效并不理想。所以如果我们能在这个基础上用四逆法，使其整个体质得到增强，阳气得以健壮，精、气、血、津液的化生得以旺盛，机体自主的自愈能力才会真正建立，长期的、稳固的健康才能实现。我所提出的要用四逆法来收功的这个思想方法正是建立在这样一个前提之上的。谢谢大家！

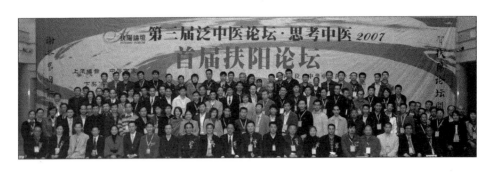

在广西中医学院经典中医临床研究所座谈

（2007 年 12 月 25 日）

吴荣祖：今天非常高兴，第一，在这个扶阳论坛上跟大家见面，我也聆听了两位扶阳老师的课，也发表了自己一些见解，目的就是为了抛砖引玉，常言说"后生可畏"，在刘老师的指导下我希望以后多读到你们更深的、研究更透彻的、继承更全面的一些文章和成果。总的说，昨天的讲座内容，为什么我要把人类的太阳文化引进来，其实从人类早期进化过程中火的使用本身就是进化的一个重要标志，当然还有工具的制造使用。这火其实就是阳，从生食到熟食这是人类进步的表现，也许就是吃熟食以后人类的疾病少了，人类的繁衍从那个时候就开始稳定。所以说阳、火，我们说"水火者，阴阳之征兆也"，对这个火来说，在人类引用以后，应该说它是人类繁衍发展、最后统治整个地球的一个不可缺少的东西。所以把人类的太阳文化引进论证，是想延伸一下扶阳的探讨而已。其实重阳、扶阳远不是从清代才开始的，郑钦安是做了扶阳方面的深刻研究总结，特别是从临床上做了一些开拓和突破。但扶阳的理念，是人类自古有之的，我们应该从扶阳理论的积淀和它的科学性两个方面来认识。什么叫科学，科学就是从实践的重复中总结上升成规律的过程。如果我们中医一旦失去实践并且没有疗效，那怎么叫科学？不由别人说你科学不科学，你应该自己有自己的判定，有自己的标准才行，中医到现在为什么对很多疾病的治疗有效，原因就出于此。

我在云南讲课的时候讲到一个中医的医学模式的问题。模式按照现在来说，是 WHO 提出的三元模式，由单纯的生理医学模式发展为生理、心理、社会医学模式。其实这个模式中医早就有了，但现在就三元模式来说还根本没有升华到生态、人与自然模式或者叫环宇模式。从地球的寿命到现在，已经有4亿多年了，但人类从人猿开始到现在，比起地球的寿命那是非常短的。我们的研究模式和环宇模式是什么呢？为什么现在中医中药在抗非典也好，在云南或者河南治疗艾滋病方面也好，为什么还能够不断地凸显疗效，是什么原因呢？中医应对这些人类的新病种时并不是再找一个李时珍，而西医是怎样应对呢？出了一个新病要首先研究病毒结构，再来筛选抗此类病毒的有效药物，最后研制疫苗。如时下投入大量的经费和人力，搞非典这一块的研究，然而非典现在没有了，是不是再过两三年又来一次非典，到那时可能冠状病毒又变异了，又得从头起步，因为研究出来的疫苗失效了。而中医在抗"非典"的整个过程中是按照卫气营血的理论来指导辨证治疗，上焦、中焦、下焦的治疗，为什么仍然能够起效？大家思考一下。其实这个环宇模式是什么模式？一年春夏秋冬，24节气，不是我们炎黄子孙才有，特别现在由于中医的交流，把中医这些理论用到西方，用到东西半球、南北半球都有效。到底是什么原因，不知道你们考虑过没有？我是这么想的，因为我们的研究就是以太阳为主题的研究，太阳是个恒星，我们地球是一个卫星，它围绕着太阳有序旋转，出现了一年的春夏秋冬、生长收藏，出现了24节气。阳气的生长其实是什么？是以地球围绕着太阳日照的直射、斜射的多少来分的。所以在这个问题上，这个模式是依据地球的年龄和人类的发展产生的。我们中医就是在这样的一个环境里面观察总结，或者用现在的实验条件来说，这个实验与观察条件不是人为控制的，它的恒定有序是整个太阳系的恒定。因为人为掌握实验条件的时候还会因为实验条件的偏差而得出不一样的实验结果，甚至有些是随意伪造而出现了假的实验结果，导致被其他的实验室按他发表的论文，按照他错误的实验条件来研究，最后不能重复。所以，第一，实验条件要稳定，请大家关注中医的实验条件是不是在这么一个环宇有序的条件下形成的稳定。我们的地球没有转快，自转没有快，公转也没有快，中医学仍然还在这个环境里面研究发展，所以这个实验条件应该是绝对有序稳定可靠的，不是人为控制，是自然的控制。

第二呢，就是可重复性。我们的《伤寒论》，包括郑钦安的这些思想，为什么现在会觉得有效，这个重复不是一个实验室，或者是几个实验室，或者一群人的重复，这是我们多少代人、多少代医家、无数的病人，经过无数次实验的结果。所以有学者总结中医药的疗效，称之为人体实验的结晶。第一，实验条件的恒定；第二，可重复性；第三，样本，多中心的样本，我们的样本还不是多中心的样本的问题，是跨越时代、跨越历史的无数中心，样本更是很多很多，那是无以计数的超级大样本。而前人累积的这些东西，这三样条件都有了，现今还储存在中医学这一宝库中，我们不继承它还继承什么，还把它丢弃？再去从小老鼠、实验室，从小小的样本来搞，能行吗？

在国外讲课看病，有一些感受。在法国巴黎杵针中医学院，讲课的方法有几种：一种是普及式讲课，大家就跟着教材去学，现在杵针学院的教师都是法国本地的洋教师，他们都是中国各中医药大学的毕业生或研究生。我去跟他们讲课的方式是临床带教讲课，对象均是中医学院毕业从事中医临床 10~20 年的临床中医生，有位医生叫马克，他在法德边界开了一个诊所，他的病人也是门庭若市，在那儿是属于法国比较有名的中医生，效益

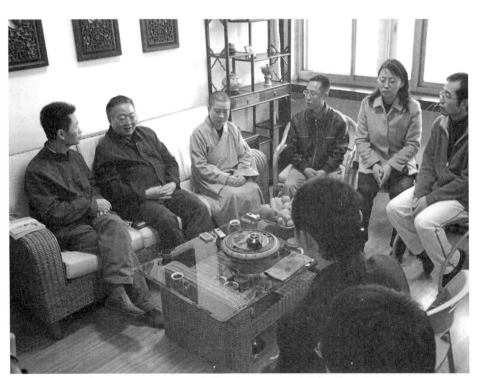

吴荣祖在广西中医学院经典中医临床研究所座谈

97

最好，也很有钱。他们看一个病要收多少钱？100 欧元，合人民币 1000 多块。他也来听课，而且他带着病人来听。因为我讲课的方式是杵针学院预约的病人，还有他们每个医生自己手上的病人，同时来到课堂。我就坐在讲台上，学生都坐在台下，那也是有录像，全程录像。病人来了，在翻译的配合下，了解病史资料后，平脉、辨证、问病（都有录音），看完以后，再让学生一个一个顺着诊脉、看舌、问病，最后我来分析，把病人的脉、舌、证、病机，做个全程的理法方药的分析，最后开中药处方。这些程序完了以后，开始答疑，学生都举手，争相提问要求解疑，特别是如何用理论指导提高疗效或取效的相关问题，解疑满意后，我就把处方和病人交还给提供病人的学生，回去观察疗效。因为在法国搞中医的医师一粒西药不能开，一开西药那就要被处罚，他们靠什么，就用中医疗效来拼打。所以他们对中医的疗效特别地迫切，也逼着他们在中医上下工夫。而国内的实情不同，国内的中医师临床治疗普遍还是中医西医两个拳头都用，结果中医特色逐渐淡化了。中医疗效也大打折扣，今后可能这些洋中医慢慢地赶上来了甚至可能超过我们。所以日本人曾经非常狂妄地跟周总理说，你们的中医再这样的话，今后就要到我们日本去学、去进修。这虽狂妄却不失道理啊！我在新加坡的学生说，我看半天的病人，等于他们看半个月，他没有那么多实践机会，他能成吗？所以说，国内的年轻同道，要珍惜自己的中医实践环境，所谓"读经典，做临床"。在法国讲课是非常有意思的，前边提到的那位叫马克的中医请我给他看病，一看他，脸色发黄，跟他握握手，两只手冰凉，后来我给他摸脉看舌后，他正欲讲自己的情况（因为外国人都有这个习惯，习惯倾诉，讲得很多很细，不像中国的患者，你诊脉他不说话，看你诊脉说病的水平），我说，你先不开口，由我来讲解分析你的病情，看符合不符合你自己的情况，结果他听完后，频频点头认可，心悦诚服，当场就显示了我们中医的科学性。

　　我在去法国前有这么一个疑问，法兰西民族属白种人，他们的体质会不会跟我们有差别啊，他们从小吃肉多，吃得好，是不是实热体质多？是不是阴虚实热啊？结果在法国黑人也看了，白人也看了，只差一个印第安——棕种人没看到。结果我看了 50 来个病人，回来统计了一下，附片的使用率达到 60% 以上，说明阳虚的病人，洋人也不少。法国学生称呼我吴附子，我说希望在你们之中培养几个洋附子，把附子的火种撒出去。

所以说不单单是法国巴黎有这个现象（指阳虚病人占多数），我相信澳洲、美洲也会相似，因为我到美国去也碰到同样的情况。吴佩衡先生经常说，阴虚热者百不二三、阳虚寒者十之八九。这些统计评估虽然有一些模糊，但是这个模糊绝对不是没有根据的，是一代一代医生的总结啊。朱丹溪提出了一个"阳常有余，阴常不足"，就是从月亮的变化来说的。那么我们昨天讲的人类驱赶日食的现象，为什么日食出现的时候世界各国民族都会产生恐惧，并出现世界各民族的趋蔽日食的习俗文化，为什么？再结合云南 20 世纪 80 年代出现全日食时的一些临床观察，说明这个对人类的影响长期反复地出现，虽然早期人类没有追求到具体的微观的研究、观察数据的研究，但是现象是事实，人类首先是要接受现象，这个现象有了，反复的现象的出现就会产生一种信仰，并延续相传，而月亮的盈亏却并未出现这一现象。

下面不妨从基因的研究层面谈谈中医。昨天我讲了，人类的基因链排列是相同的，但是总是有那么几对基因表现多态和变异，这个多态和变异就导致了白人、黑人、棕人、黄人之间人种的差异，以及同一人种的个体差异。基因变异也导致了人们对各种感观和对外部的反应差异。这个差异同样导致了对药物治疗和对一般的生存环境和食物的反应都有特殊性和差异性。有的人吃一捧花生米、喝酒都没事；有的吃半颗花生米第二天就会咽喉痛，上火了。什么道理啊？花生米没毒嘛，就根源于体质的差异。所以这说明一个什么问题呢？说明我们中医的辨证论治，现在叫个体化治疗的思维是多么的先进。后基因学已经提到了，基因药学的研究方向将从目前的群体研究模式向个体化研究模式转变。所以从事中医的人要坚定信心，当你关注前沿进展时会发现中医有很多传统思维方法会自然和前沿研究产生共鸣。原因是什么？中医就重个"象"，这"象"不是虚无缥缈的，必须要有物质基础才会有"象"，中医说："有诸内，必形于诸外。"但是现在遗憾的是很多中医把我们对"象"的研究，或者对"象"的总结，把这些非常宝贵的人体实验结晶给抛弃了。

中医主任查房，对核磁、CT、生化结果都看得很熟，就不用中医的四诊，不平脉，或者即使平脉也只是关注一分钟跳几次，所以我跟我们医院的医生说，像这样的话，不要说芝麻，连芝麻皮都没抓到，还要想抓西瓜，这怎么可能呢？用药是两方面都用，一个肺炎患者，西医该用的都用了，甚至有过之而无不及，过度用药，再把中医的清热解毒药也加进去。怎么好的？说不清楚。疗效的评估有没有进行比较，这个病人的疗程，炎性的吸收，病好以后的健康状况的质量，或者叫生存质量有没有比较？没有。所以说在这些问题上，我们中医现在应该继承什么？我觉得刘老师在这儿把经典传承这一块搞起来，很有必要。中医怎么现代化？新中国成立以来，20 世纪 50 年代开始进行的中西医结合的研究，做了很多很多，但真正在中医理论意义方面有所突破的，能够有效指导临床的，为数不多。就现在的活血化瘀微循环研究来看，如果你作为一个临床中医的话，你要开中医方子的话，你会不会先做一个微循环或血液流变学、动力学的检查后再来开桃仁用多少、红花用多少？显然对临床的可操作性不大啊。

我们老一辈的学者邓铁涛、任继学以及王永炎等诸君，他们现在不断地提到这个问题：中医现代化要怎么搞？我认为由于中医本身是一个多元模式（生理—心理—社会—环宇），所以绝不能用西医的单纯生理模式还原论的方法来研究，中医要读懂《内经》很难，难在哪里？难在它是包含医学、天文、星象、历算、物候这些学科的综合研究。现在提出了一个模糊数学。如现在提出了西医的人体的结构就是各个系统的组合，即局部之合等于整体。现在模糊数学提出了 1+1 就不一定等于 2，1+1 应该明显大于 2，甚至可能是 3、5，什么原因啊？这是功能的组合，功能的组合就是量到质的上升。所以在这个问题上我们可以这么说，中医的发展，为什么继承显得特别重要？你们研究所的宗旨叫作什么？"上承经旨，中启百家，下契当代，力倡扶阳"。我非常高兴并且赞同，因为我也是主张扶阳的一分子。对中医的认识，如果我们从医学模式这个角度，从人类对太阳的崇拜的角度去研究思考，对扶阳这个问题，对中医模式的问题就会坚信不疑。一个是中医的实验条件，一个是可重复性，第三个是多中心，都能彰显。

我培养了个法国学生，带了一个美国学生，还有一个瑞士学生。我说希望你们都成为"洋附子",到你们国家点火去。星星之火可以燎原啊！同学们，也希望你们在刘老师的带领下，成为星星之火，把经典研究之风吹遍全国。现在研究传统中医有困难，无非是一个认可的问题，不仅仅要靠上级机构认可，更重要地是要靠病人认可，靠疗效认可，中医生存就靠这个。有位加拿大的同道，她在多伦多开了一个很大的中医诊所，开展得很不错的。她跟我说，什么好莱坞明星，什么总统啊都到她那儿去看病，很多感染病人用西药没效，改用中药清热解毒，也没效。最后回到扶阳的方面，就是扶阳固正，扶正祛邪这个法上，病人纷纷好转，诊所的名气也更大了，大有应接不暇之势。所以说一个扶阳的问题，一个贵阳贱阴的问题，不无道理啊！我在讲座里提到一个人类学学者的话：只要有太阳光照耀的地方，就有崇拜太阳的存在。也可以这样理解扶阳法就有现实意义了。

那么我们结合刚才所说的这些，虽然中医阴阳学说认为"孤阴不生，独阳不长"，不能偏废，不能没有阴，但就阴阳两方面是谁主谁从啊？特别是要重视"天一生水"，"阳生阴长"的问题。我举一个吴佩衡老先生治疗白血病的例子，是很有效的。就是患者用了很多滋阴养血药、西药、输血后都产生发热，都出现身体的极度的紊乱不适，大有拒格不纳之势。后来回到用"阳生阴长"，发动他的阳气的作用上来，把元阳跟元阴的关系处理好，"天一生水"了，最终解决了血液方面的问题。这就高明多了。所以我觉得明代张景岳说的"善补阳者必于阴中求阳"，很有道理。如果我们把它再通俗化点就更好理解一些了，因为"水火者，阴阳之征兆也"，那么就可形成另一种表述，变成是"善补火者，必于水中求火"。求什么？求命门真火。所以现在临床上很多患者或医者见火不分虚实，动辄清热灭火，以此应对各种炎症，举笔就是金银花、连翘、三黄（黄芩、黄连、黄柏）、大青叶之属，以清火伐阳为快，悲哉！结果越清，虽暂时压下去了，几天又反复，频繁发作，患者体质越来越虚，肠胃出现毛病，免疫低下、感染等就蜂拥而至了，就说中药出现肾毒了、肝损伤了等，结果自己也不敢用中药了，更有甚者就因此说中医不科学了。

所以我在讲座上说，如果我们共同来努力，发明一个"圣度丹"，就能为全人类作贡献。我当时讲了这些，全场鼓掌了，可能大家觉得对啊。因为"圣度"本身就是人体阴阳的重要状态，我们把全文读一读，"凡阴阳之要（要是什么？就是焦点、要点），阳密乃固。两者不和，若春无秋，若冬无夏，因而和之，是为圣度。故阳强不能密（阳强了，但是它不能密固啊，不能够潜到水中啊。精气，精代表阴，阳代表气），阴气乃绝；阴平阳密，精神乃治；阴阳离绝，精气乃绝"。现在病房讨论死亡病案，只讲"阴阳离绝，精气乃绝"，反正就是这个病人阴阳离绝，所以他死了，一言以蔽之，并没有全面理解整个经文的意思。

前面的这段经文就必须这样理解，阴阳不能离绝，阳不要强，强就是不潜，就是浮越。本来少火越强越好，这个火虽然强了，但是浮越而不密固，就变为相火越位，伤及精气。所以这个火不是真正意义上的"少火生气"。说到这个问题上，我们再剖析一下四逆汤这个方子。四逆汤，我们回到郑钦安的书里边去找，四逆汤这个方子它本身就是治先后天病的，都是温阳的，我们说附子强心温肾，直补命门，直达下源；干姜辛甘燥，那么它主要是走中焦；炙甘草也是走中焦，走中焦是补土伏火，这就明显地把先后天的关系讲进去了，把"阳密乃固"讲进去了。

那么这个四逆汤就是"阳密乃固"的方子。随着人们的经验积累，有的佐以磁石，有的佐以龙骨牡蛎，有的佐以紫石英，以辅助四逆汤的潜镇密阳作用。吴老先生喜欢佐上肉桂，叫大回阳饮。我以前讲过，肉桂在其中就是引火的问题，李可老则喜欢用枣皮酸敛酸收等。其实四逆汤一个方就有了先后天并重，回阳救逆的功效，回什么阳？回到阳的少火潜于水中的坎卦状态，我觉得这样可能就比较好理解了。郑钦安先生创新了个"潜阳丹"及"封髓丹"，那么合起来就是潜阳封髓丹。我们在临床用潜阳法治疗很多的慢性炎症、疑难症，效果非常好，希望你们以后也试试。

下面举个中医"通"的生理病理状态，有医生说，把"不通则痛，通则不痛"这块搞清楚，中医就悟"通"到一定程度了。就像一条清洁的溪流，它在不断地流，如果前面有阻塞后，渣滓就会堆积，渣滓堆积越来越多，流水就会泛滥。我们的治疗是从源头上去处理呢，还是只针对阻塞处理？那么就存在一个"通"字，"通"字从哪里来，《内经》上也有，"疏其气血，令其调达，以致和平"。调达就是通，有气通、血通、阳通、阴通，都应该包括它。但就整个"通"来说，我们认为气为血之帅，气为主，气就是帅，若从阴阳的角度，阳主动，阴主静，动就是通，动就依赖阳。现在对癌进行的一些热治，就是热疗法，用一些热聚效应的方法照射肿瘤，癌细胞就会萎缩，这只是外延热能的效应。我们能不能从内部把阳气补足，阳气足，阴结的源头就会截断。

刘力红：我插一句李老给我讲的话，他是最近看的资料，一本书，好像是一个美国人写的，是一个大样本，调查群体就是年老死去的这些人，病逝以后都作解剖和全身检查，发现没有一个人没有这种症状，就是每个人身上都有死的细胞，就说这些人不是因为这个死的，而且是比较正常死的人，就发现实际他们每个人身上都有死的细胞。我的意思就是提醒人们思考这个事，就像您刚刚讲的，不可能没有，实际上人一生出来就有一些变异的细胞，只是说因为这个凋亡的系统会很正常地工作，它会平衡，不会堆积。

吴荣祖：在肿瘤界提出很有意义的观点，就是带瘤生存还是无瘤生存，现在西医大都主张后者，就是无瘤生存，杀癌细胞，难分敌我，就格杀勿论，结果正常细胞和癌细胞都死了，人也没了。现在我们倡导以人为本，这个化疗也好，加大射线的力度的放疗也好，都存在这一弊端。我有一个病人是一个政府的退休干部，他患胃癌作了胃大部切除以后，几年后在吻合口又出现肠上皮化生的病理改变，我给他的治疗也是以扶阳为主，经治疗整个生存质量显著提高，精神、饮食、睡眠、面色都很好，犹如常人。后来有位肿瘤专家叫他用伽玛刀来处理。他问我做不做？我说肿瘤权威专家提的，还真不好说，叫他自己定，我说你如果做，做后我再给你调理，只有这样。最后他做了手术，术后 20 天就死了。所以说，西医的思维有先进性，但不是所有都先进。任何学说都要一分为二地看，都有不足的一面。说到这一点，我举个河南的防艾滋病治疗的例子，河南的艾滋病很厉害，有个医生就专门用艾灸涌泉、关元。艾滋病最突出的并发症和死亡率最高的是什么？就是大量的腹泻，很快病人就完了。北京最早的医疗队到非洲去防治艾滋病，回国后有位防艾专家曾经说，要是吴佩衡老先生在，那些病是可以挽救的。什么病？就是下利清谷。因为少阴死证有重要的两

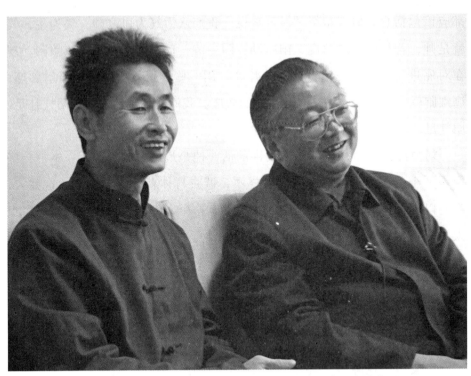

吴荣祖和刘力红在广西中医学院经典中医临床研究所座谈合影

条，一条就是下利清谷，一条就是手足厥逆，这都是四逆汤适应证。这位专家说他们不敢用附片，只能看着这类病人死去。再回过来说河南这个大夫，他就用灸法，脾肾的穴位配合进行，结果在他那个治疗点上，有很多已经腹泻得完全靠输液也不能解决问题的患者，抗生素就更不用说了，最后就用艾灸来救，出现了奇迹，一个个腹泻的病人，可以吃东西了，脸色也好了，也不需打吊针了，可以回到家，正常生活之外还能做些喂猪之类的轻微劳动。河南搞艾滋病的西医说，这没好，这不能算有效。因为病人的抗体实验结果还是阳性。是把艾滋病病毒完全消灭了（目前世界乏术）好呢？还是让病人的生存质量提高了好，到底是哪样好？毫无疑问要存人嘛！中医治病就是以人为本，西医治病就是以病为本。你有个溃疡，我就把你切了，你肺叶上有个什么东西我就把肺叶切了。我们不是说这种做法有什么不好，对的也可以存人，但是根本没有对病人的生存质量作认真评估，没有这种理念和标准。所以现在 WHO 倡导的循证医学提出来疗效的最新评判标准是四条：第一是生物标准，第二是生存质量标准，第三是病人的自我感觉，第四是病人的满意度。我们看后三条，特别是后两条，生存质量、自我感觉这是我们中医最为关注的问题，也是最大的优势。我们中医就是通过看四诊，看"象"来决定你的治疗效果，你的生存质量怎么样？原来一个腹泻的艾滋病人已经不能吃了，已经极度消瘦了，我们用艾灸法温补，病人能吃饭，脸色也好了，气色也好了，并能做点家务劳动了，我们中医认为这就是有效且疗效好，虽然艾滋病毒仍显阳性，但病人的免疫得到恢复，这是西药无法达到的。

关于胃肠黏膜性疾病，在这个问题上，为什么这类病容易反复发作，不容易根治。目前西医提出了溃疡愈合质量的问题，这是导致反复发作的主要原因。中医治病还要有一个治未病的标准。消化道疾病如慢性胃炎或者是胃溃疡，或者是胃的黏膜疾病，一旦看病人好了，症状消失了，我们还要注意病人的情绪怎么样，因为这个病还有一个最大的特点，多数是在高度持续紧张或焦虑时容易得病。第二次世界大战的时候，在德国人围困列宁格勒时，在短时期内列宁格勒的市民有50%多得了胃黏膜疾病和溃疡疾病，这是什么原因呢？经研究认为，由于人体的肾上腺皮质在高度紧张的时候能引起黏膜血管的痉挛，由于黏膜细胞屏障比较脆弱，一旦出现痉挛就会血管收缩，缺血缺氧，加上消化液的攻击，就会出现消化道黏膜损伤性疾病。为什么我们的国家级的运动员得胃病的多，持续紧张应激是主要原因，就是这个道理。所以你对治疗有好转的胃病患者，还要进一步调整病人的情志，更要注意肝脾的关系。病人有阳虚表征，还要注意命门火的温扶，纠正他的怕冷，治疗效果就更佳。所以这点也提示我们中医，要做到"谨守病机，各司其属。有者求之，无者求之"。还要有"必先五胜，疏其气血，令其调达，而致和平"的全程病机治疗理念。能够登到病机这个层面，指导临床治疗，那你就会是高手了。这个问题，拉拉扯扯就讲了这些。大家有什么问题，可以提出来，共同探讨。

刘力红：刚刚吴老讲了很多，对我们都很有启发。从而给我们梳理了一段怎么样扶阳？扶阳为什么不仅仅是限于西南云贵川，云贵川是出火神的地方，郑火神、卢火神。吴老为什么没有称为火神，是被称为吴附子，但是也是开了云南这样一个先河。但实际上呢，我们现在发现不是这样。

我们说在广西，在差不多最南边的南宁，然后广东，实际上小火神是广东最多，广西使用附子的非常少，当然我是用得多，学生还是有些战战兢兢地在用。但是广东很多人在用。杨院长作为一个领导，我很诧异，他的方子90%都用附子，但是他自己保守说50%～60%。他自己用到200g，但别人不敢。这次的论坛可以说是五湖四海都来，这边山东的、辽宁的、东北的、内蒙的都来了。北京也有一个部队医院的就谈到这个用附子的经验。他在那边干得非常好的，实际上这次会议还有很多是想发言，也就是说已经有很多的经验，像（张先生）已经有非常好的扶阳的经验，这次是请他来观摩。这次主要是请几位老前辈，首届，请你们这些前辈是引领大家，但是已经是有相当多人在实践、在运用，而且有很好的受益，甚至您在欧洲，就只差棕色人种了，其他都在用。我在马来西亚也是，我也在用。李老更是，东南亚什么的，都在用，这些都是很热的地方。所以为什么呢？就总结了这样一个观点，至少我们这个地球是受太阳照耀，是地热引起的，现代科学的角度可以说，从传统的角度也应该是这样。而且有人类生存的地方，没有太阳照不到的地方。因为这样一个因素，这个理念和方法是可行的、科学的，从这个角度加深理解，对我们来说也是很好的例子。对我们今后也是有很好的启发的。刚刚吴老用比较大的篇幅谈的肿瘤、艾滋病这样的认识，实际上也是让我们更深入地思考中医的本位在哪里？我们说中医的本位是治疗，什么治疗是最好的，吴老举了很多的例子。我们完全都没有这些东西这是不可能的，老子有一句很有意思的话，我们为什么有患了，有身就有患，要想没有患，那就没有身体，那是办不到的，因为我们有身体。我们为什么强调对接传统文化问题，就是给我们一个支撑，让我们知道这样是办不到的。水至清则无鱼，这话也是古人讲的，都要里面有各种各样的东西，生态才平衡。所以实际上人生是一个小天地，我们还要从多方面去思考。我们这次扶阳论坛请这些大家来，尤其吴老这样一个秉承着他祖父这样一个脉络的大家。刚刚吴老也提到了上面一些层面的问题，战略的问题，大家可以看到，吴老对大家很有期望，对大家有很深切的期望，我们不能辜负老一辈的期望，我们的目的是要振兴中医。我们搞扶阳学派的目的，也是振兴中医。不是想把我们突出出来，让我们出人头地，不是这样。振兴中医这个任务是压倒一切的。正因为现在看到了扶阳学派当下是可以作为一个主力，可以作为急先锋，我们倡导它，但是我们倡导它的时候一定要有策略。我们的邀请函里面提出了，中医的历史是有清、有温、有补、有泻，那么就是要强调各派都发生过作用。我们在这个时候不要去突出我们自己，这是一个非常重要的一个问题，否则我们就成为众矢之的，你还能干什么？

所以我们今天一定要有一个共识，我们是要振兴中医，把祖宗传下来的东西造福更多人，这个是目的。手段应该围绕这个目的。如果忘记了这个目的，我们逞一时之快，这中医都消灭了，你一个人去干吧，把所有GDP的50%给你，你都没有用处。众人拾柴火焰才高。我们要慢慢地给大家，我们相处，和平相处。可是你跟我相处久了，慢慢就会融洽。我想这是我们，尤其我们办第一届，今后我们要办第二届、第三届，大家就是一个见证，所以要有胸怀。中医的现实讲得对不对？很多是这样的。但是中国人为什么伟大？历史文化为什么悠久？因为中国人有智慧，所以我们要用智慧办事，而不能感情用事，即使他的感情很丰富。也是孔子讲的一句话，我们不能成为异端。这个也是我一直在思考的问题，就是一开始就让它不能走向异端，我们是正道，那我们就能够走得长远。如果我们一开始就成为异端，成为众矢之的，那就很难了。这次王部长来，非常有感慨，最后总结的时候他说，广西之行，他认为来得太晚了，如果来早一点就好了。这说明实际上任何一个领导任何一个当官的都是想把事情搞好，但是他们有他们的难处，头绪太多，没有办法做到。我们应该有责任、有义务，弄一点头绪出来，当好参谋。所以也想能够取得他的支持，使扶阳这样的学派也好，这样的论坛能够更好地行动下去。

吴荣祖：讲扶阳不是说滋阴就错了，我们有我们的观点，他们有他们的成就，但是要争鸣首先要有学派争论，要有观点，你说淡淡一杯淡茶水，大家都喝茶，那就没有争论，那就平静一杯水，争鸣是学术发展的优化环境。我们中医发展有两个机会，一个就是疾病大流行。在大的疾病、大的瘟疫中，《伤寒论》出现了，包括之后吴又可的《温疫论》以及叶天士、吴鞠通等医家的出现。另外还有在金元时期从不同角度来研究治病而出现的不同学派，补土派、攻下派、滋阴派等都很好。我经常跟学生们讲，中医好像我们登庐山，登庐山绝对不是一条路，它有很多路，都可以上庐山，那么哪条路更便捷，更省力，或者说对患者的病更有效，这是有差别的。所以讲扶阳，我们就把什么补气、补血否认，那不对，不能否认王清任也不能否认朱丹溪，但有比较鲜明的自我看法应该是一个进步，这个学术才会兴旺，如果是一言堂，那就死水一潭。打个不恰当的比喻，如果毛泽东在世，就是毛主席说了算，那我们整个马克思列宁主义就难以发展，只能成为"绝对"或"顶峰"，所以后来为什么提出要用发展中的马克思主义来作为指导思想，马克思主义不可能不发展。也就是说今后的温阳派还要发展，又有你们这些星火创新出更新的观点，使我们的扶阳学派、扶阳理论蒸蒸日上，正如刘老师说的，众人拾柴火焰高。那么在滋阴的这一派，我们希望我们国家，东西南北中，扶阳学派、滋阴学派，不同学派都来振兴中医，都有一些人来研究，因为一个人的精力是有限的，我们不可能把扶阳滋阴全部研究完，人的生命是有限的，大家把个人有限的生命积聚了，那么群体就是无限的生命，研究下去，那中医自然就会发展了。但是要相信中医的科学性、可重复性，这一点不能动摇，如果这一点根都动摇了，那就不行了。所以现在为什么国外很多人要来学中医，像我的法国学生，原来是学人类学的，现在来学中医。他到我们中国快十年了，这些年中，他攻克了语言关，以后对中国汉字的学习，特别是对现代汉语、古代汉语、医古文的学习，最后到今天。我有时候带他查房，比如说我们看到一个病，是一个典型的桂枝附子汤证，我就先问住院医生《伤寒论》条文的原文，答不出来，再问主治医师，笑一笑，表示遗憾，再问副主任医师，看着我发呆，我不好再问主任医师，问完了就显得尴尬没有面子，我就请这位法国学生说，他马上就背，一字一句背下来。我之所以这样做，是想激励我们医院的医生，一个外国人能够学到这个地步，我们难道还没有紧迫感？再有一点，人家在外面，就靠中医的疗效来生存，求生存的力量是非常强大的。我们现在是中药加西药，反正病人的钱收得越多越好，但就存在灰色的一面，虽然我们的工资、奖金有保证了，但这样会萎缩我们的中医药事业，其实这是对中医的一把无形的剑，在扼杀丧失我们的临床。我这么说可能有点过分，但这不能不引起我们的警惕和重视！

刘力红：一点不过分。我做一个比喻。《开启中医之门》要我做一个序，很短的序，就是狭路相逢勇者胜，就说海外的中医有狭路，没有路可走，只有用中医，西药不能开。在加拿大，连西医的名字都不能提了，提了患者就起诉你，只有在中医上想办法。这条狭路就能成就勇者，而我们现在路太宽了，没有狭路怎么造就勇者！

吴荣祖：中医学术的发展对我们自身还有一个大环境的问题。

刘力红：所以说您讲的一点不过，大家对这些要有清醒的认识，有些人确确实实是很反感，包括一些很高层的院士。

吴荣祖：他们说偏，我祖父经常被他们说成偏。

刘力红：这个东西你要承认，开车好不好，速度很快，可是明显两条腿力量就不足了，这是个很简单的道理。你什么都想到，你顺手一碰到哪里就可以用西医，自然中医在这方面的能力就差了。

吴荣祖：现在提倡突出中医特色，如果我们回到我祖父、我父亲那个时代提此倡议，就有言之无物之感或者说是多余的废话，人家都是在搞中医，都有特色。所以现在倡导突出中医特色，就说明现今中医缺乏中医特色，再不突出中医特色，临床疗效危机就越会凸显。所以说我们要从历史的唯物的观点去看，那么才能够把握这一点，持之以恒，行之有素，这是做任何事情的钥匙。行之有素还有一个前提，就是从心里边有信仰和热爱，因为任何人有心的主宰就不会乱了。那么还要对中医有一个全面的认识，你们现在还有一些困难，比方说要争取一个国家课题非常难，但是要知道，没有天上掉馅饼的事情，现在刘老师是被公认的，你们还得借巨人的肩膀往上走，要善于利用、吸收间接经验和直接经验。为什么现在有很多西医，特别是比较高层研究的西医，他们开始认真研究中医并提出了一些具有启迪性的学术观点，努力向生命科学的领域探索，你说钱学森先生，那么高的核物理学家，他为什么要把医学发展的方向寄望于中医啊，钱老在很多场合都说，是结合现代科学的前沿进展来说这个问题。所以说怎么把握，这是非常重要的问题。希望我们的后生好好地努力，掉几斤肉，把这个事情一点一点地推向前。

刘力红：尤其刚刚吴老后面这一段可以说是殷殷嘱咐，希望大家不要忘记。那么我也谈我的一点感受和体会。刚才吴老谈了对大家的期望，我的感受就是，古人有一句话叫矢志不渝。这几十年大家都看到了整个中医的脉络，看到了整个中医的世界，同时在现代这几十年当中，世界变化之快，诱惑之多，大家应该都看到了，年龄大的，更应该看到了。那么我的感受就是刚刚讲的这句话，大家要认真，要认真去做你所做的事情，那么我们只需要认准这一点，如果我们承认这一点，真正是对国家、人民有益的事情，而且也认准了我们这个方法没有错，坚持下去，心无旁骛，不管你要求什么东西。说到现在我很惭愧，我没有一个课题，没有一个科研。

吴荣祖：但你的著作就是最大的科研成果。

刘力红：那正是因为我坚持了，我为什么说这一点呢，如果我们顾虑这，顾虑那，我们永远就是平庸之辈，我们不会实现我们人生的价值、理想，我们也不会真正对国家有贡献、对人民有贡献，所以但凡有贡献的人，为什么要大家读一读这些名人的传记，明白人的传记，为什么我非常喜欢讲爱因斯坦，可以说爱因斯坦的传记，只要市面上发现有的，不同的版本，我都收来，都读，看看爱因斯坦的一生，你就很清楚，他最突出的特点就是根本不受人干扰。他的狭义相对论刚刚出来的时候，只有十一个人认可他，谁都不认可他，可是他坚持了，最后他成功了。所以我们心里也是需要这样一种精神，坚持。我们要弄清楚，我们不要走邪门歪道，我相信大家，有这么多老前辈指引我们，只要是这点有保证，相信这条路是清楚的。

吴荣祖：我插一句话，列宁有句话，真理再迈一步就是谬误。这个问题说明，真理和谬误之间并不是相隔很远，看我们怎么把握住，在真理的尺度上，做好我们的工作。

刘力红：我们只要这样信奉一个道，因为有很多过来人就是这样走来的，然后我们真正能够这样坚持下去、走下去，最后大家都会看到，不用你去求他，我们真正是受古人、过来人的教导，要到那个时候才能体会。什么叫人到无求品自高，我们只是求一个人生的目的，求学问，不去求其他的东西，你这个心很真诚呢，其他的东西自然就诚，我们对这个感受很深，没有人请，不像其他人请王部长来，我们没有请，他老人家来了，而且认可，这些都是例子，都是大家看得到的例子。你想三七生先生他也没有要我去邀请他，是我去找他，他做了，老天会看见的，他辛辛勤勤去耕耘了，默默无闻地耕耘了。我们为什么请他来，还有一个理由。我就看中他的人品，他根本不想讲什么。有些人我想请他来，可是他说没有费用，那么这就给我印象打了一个折，实际上我请来的人，肯定要有费用，至少来回的路费我肯定给，但是你首先提出来，就没有费用了，你看这个费用比这个会议的意义大得多。这样的人你的本事再大，我肯定不会请你。尤其这个时候我想更重要的是人品，那么这个事业才能办得宽，办得广，办得大。大家只要辛勤、默默地去做，该有的一切自然会有。就像张仲景先生讲的，要我们去求，这点呢，希望大家，希望我们要把握住刚刚吴老对大家提出这样一个恳切的希望。老一辈是过来者，经过几代人的沉淀奠定这条路，他们成功了，看到吴老今天的谈兴也很高，说明也是很高兴看到这批后生，所以我想我们再次感谢吴老。

下面请三七生先生发表一点看法。

三七生先生：能有这样一个机会向吴老请教我感到十分荣幸。我说这个话也是有原因的，也不是说客套。我学医是受火神派影响比较早。在1995年时候就接触火神派，看郑钦安《医理真传》里面讲两个阳虚、阴虚，但是缺少医案，觉得很遗憾。如果有医案看的话，就更直截了当。后来看到吴佩衡医案之后，就觉得这两个东西结合在一起，那就很清楚了，就可以看到火神派是如何救死的。从这个阴阳来论，无论是阳脱或者阴竭都可以造成死证，死证不只是有四逆汤证，还有承气汤证，但是现在火神派一般就是以火来立基，以火来立门，他救的好像都是阴寒症，或者有些人说没有见过承气汤证，一个也没有见过，但是在吴佩衡老先生的医案里面有承气汤证，就是阴竭，如果不救的话，阴竭也是个死证。

《内经》里面就说到有一种阴阳俱消的病证，就是阴阳都是很虚的，补阳则阴竭，泻阴则阳脱，无论是阴竭还是阳脱都可以造成死的。所以救这个死证的话，阴竭就得救阴，阳脱就得救阳，这是必然的，这两种情况都可能有。如果说行医一生，只看到他的一面了，这可能就是自己的眼力出了问题，或者说我只认识这一面，另一面我看不到，或者说看到了我搞不好，所以我就不提了，所以可能有这种可能性。一个行医者，也是受自己主观影响很大，我刚开始给人治病的时候，感觉个个都是寒证。不由自主就用一些辛温的药，而且还是重用，确实能解决问题，那个时候就有一种感觉，阴虚是不是根本没有这个事，当时确实是有怀疑，包括看到医案，也想是不是没有这回事。后来病人见多了之后，确实有阴虚的，滋阴之后也会好转，说明确实有这个东西。承气汤证，我还没有治过这个病，但是觉得可能是见过。有一个病人可能是脑出血，舌头缩回去了，感觉是承气汤证，但是不敢下手，如果明显是阴证的话，就敢下手。后来还是试一试，还没等试，人就不行了。还有一个医生用阳药的时候，开始是阴寒证，就像吴老说的，过了一点，物极则反，当止未止，过了，过了的话，开始是阳不足，但你一直不断扶阳的时候就造成了一种什么现象呢？时间也是在夏至的时候，夏至是阳最盛，这个人出现了神昏，出现了循衣摸床，跟我一说，我说是承气汤证，赶紧用承气汤，用了的话，可能就缓过来了，当时也可能是心里没底，就送到医院，最后就去世了，这个也是补阳则阴竭，阴的根不是在心吗，阴竭那时候人就会神昏，影响下面，到肾阴就完了，阳的话是指坎阳，坎阳如果影响了心阳，就会造成心衰，就完了。李老救心汤是救的心阳，从心阳一直救到坎阳；大承气汤救的是阴，从心阴救到肾阴。还有一个例子，吴生元老先生，他有一个学生，自己有一个网页，把一些东西上传去了，他也有几个例子，就是救的一些中风病人，用的大承气汤灌肠就好了，要不的话就是要死了，根本就治不了。这个就说明这种中风可能也是由于阴不守阳造成的。为什么用承气，就是承气汤喝下去，马上就生水，水生出来，就把阴给救了，这也是救死的一个方向。

同时也有死逆，"药不瞑眩，厥疾不瘳"，这是古书上的话。他就举个例子，说最初的体会就是排病法，就是受这句话这个启发。人吃完这个药之后，拿门板抬来了，说人吃完药了死了。一般瞑眩顶多就是人站不起来，就是昏了，一摸脉没事，挺好，休息一会儿之后，这个人几十年的病就是头痛，其病若失，但如果是当成一个中毒反应去抢救的话，又是洗胃，又是灌肠，这个病就又回来了。回来了之后还可能说是抢救及时，没死。有很多眩瞑反应，用药后的退病反应，有可能是这样，实际是一个好转，但当没有好起来的时候，你又从中间给破坏了，破坏了还以为是有功了，实际上还是把这个病给耽误了，而且还造成一个错误的假象，就是病人被这个药弄坏了，又被他给救回来了。如果是没有经验的话，有的可能以为是坏了，但实际上是眩瞑到极致的时候，甚至人昏厥了，但人醒过来时已经是拨乱反正。从这几个例子来看，就说明吴佩衡先生这一派虽然以附子著称，但实际上同时是注重阳明这一路，就是救阴这一路，就是白虎汤、承气汤，就是白虎加承气，就是把这些药结合起来，这个疗效比过去的那些医案见效更快，就是更加能够力挽狂澜，真正的死证能够给挽回来，所以希望大家有机会找一找吴佩衡先生医案看一看。用量的问题还可以研究，不一定用很大的量，这是个方向。就是说不要以为是死证只有阳脱，也有阴竭这一路。虽然可能比例小一些，但是心里头要有这个准备，不要上去不管是谁都给一个四逆汤，那阴竭的可能马上就死了，这是我的体会，请吴老指点指点。

吴荣祖：其实吴佩衡先生写的《医药简述》里面，他提的十大主帅药，救阴回阳，有对壮火的药，还有对少火的药。有一个朋友，借我的书去复印，就是按照吴老的观点，一个是壮火，一个是少火，壮火就要立即灭，少火就要立即护，护少火以灭壮火，阴阳天地之道，那就是说，道就是一个规律。正如刚才三七先生所言。

刘力红：他跟你有缘，还有争论，说云南善于营销，所以就把帽子戴到你们云南去了。说云南的三七最正宗。

吴荣祖：用"温心通"治阳虚病里面就有三七。我说了，我们扶阳不是排斥滋阴之类的方法。温病能够盛行就是这个道理，但就温病的特殊是在疾病、热病流行的时候倡导的，我们说过阳气的生理与属性，由于现在人类寿命的延长，人从40岁阴气自半故其起居衰也，就是衰老的象征。现在人的寿命不断地延长，老年病的产生应该说从根本上就是人体阳气逐渐递损的结果，出现各种老年性的糖尿病、高血压，老年性的骨关节病、前列腺病，还有到了更年期以后出现的各种症状，但是并不是说老年期病就没有阴虚，所以说这点是一个，再从刚才三七先生说的，吴佩衡医案他的前部分都是对温证、暑证的医案，那么温证暑证多见的原因是什么？与当时的现实环境有关，当时中国整个医疗事业的极度落后，特别是对流行病的防控能力低下，农村更是缺医少药，所以发生疫病热病来势凶猛，又缺乏及时治疗，失治、误治等导致的损阴现象非常普遍。三急下证就是少阴的真水被阳明的燥气损伤所造成的急下证，目中不了了、睛不合等，这种危重临床表现只能急下存阴，以求生机。总体来说，中医的治法不仅仅只是一个温阳法，应掌握八法，汗、吐、下、和、温、清、消、补，有阳有阴。有少火就有壮火，有阳虚就有阴虚，所以才有后世的阴八味、阳八味。但不管什么病应该是针对病的个体辨证论治，这一点不能脱离具体的病人讲治法，一定要"观其脉证，知犯何逆，随证治之"，凭脉辨证，审因论证，审因论病。这个原则不变，不是说扶阳的医生一辈子都不开滋阴的药，我们用麻杏石甘汤加鱼腥草治疗急性肺炎，这个过去有，但是为什么现在少？就是说三阳证是表证、热证、急证、实证，现在我们的整个医疗市场，急证这一块，被西医逐渐地取代了。

说西药，就比方说青霉素，青霉素这个药本身什么性呢？中医也给它定性。第一，它是青色，主寒；第二，霉菌的产生是在什么样的环境？是湿度很大的环境，所以青霉素是一个清热的药，对急性炎症的效果很好，所以临床上，虽有很多青霉素换代产品，但不脱离这个本质。到我们这儿治疗的，比如说支气管扩张，病人是从西医院转到我这里，非常严重，体温都是在39℃左右波动，一直下不来。也曾请其他中医看过，给他开的是麻杏石甘汤，其用药依据是什么呢？第一病人发热，第二病人痰黄，第三大便干燥，第四烦躁，所以就用大青龙汤、麻杏石甘汤这类的方子，但病人胸痛的症状和体温一点没有改善，最后我治的时候脉也是有力的，他们一般就说脉数，其实我看是脉紧，因为脉力左右搏指，一个是痰黄，确实是黄，但黄是淡黄，因为支扩病人的痰黄是什么黄呢？就像豌豆粉，有很多种黄。虽然痰黄，吐得很多，确实黄，黄而黏，但是淡黄、是嫩黄；第二脉是紧；第三病人确实有高烧，但是精神非常差，但欲寐。平他的脉是紧脉，弦紧脉说明什么，说明一个有饮，第二就是有寒冷。再看舌头，病人的舌质是淡的，舌质反应脏腑的盛衰，舌苔反映病邪的进退，他的苔也是黄的，仍然是嫩黄，大便不通，腹胀，看起来好像前面的用法不无道理，但我们通过这几点，马上转方了，用麻黄附子细辛汤加二陈汤。通过温化以后，病人开始痰吐得很多，黄痰逐渐地变清，体温下来了，胸痛消失了，脉象平静了，大便也通畅了。大便通，很简单的解释就是肺气的肃降，肺与大肠相表里。还有一点病人不想喝水，这点非常重要。我专门写了一篇文章叫作"辨渴在中医临床上的意义"，对《伤寒论》条文所有关于渴的问题进行了分析。我跟学生讲，人的中焦就像一个锅，下焦就是锅下面的火，如果加一个锅盖就是肺，肺为五脏之华盖嘛！我们说，燥有两种，一种是阳燥，所谓阳燥就是火很大，把水烧干了，锅盖绝对是干的。这个阳燥应该怎么治疗？应该釜底抽薪。如果是另一个情况，锅里边有水，底下没有火，是一锅冷水，我们的锅盖盖在上面，也是干燥的，这是因为水没有蒸水化气，上焦没有呈雾露之溉，我们的治疗方法应该是釜底添薪，应该加火。所以临床上应该把握阴阳，"阴阳者天地之道也"，"阴阳者，数之可十，推之可百，数之可千，推之可万，万之大不可胜数，然其要也"。学阴阳这个东西要把它点点滴滴用到临床上，我们思考任何一个症状都要有这两个方面，从阴阳两个对立的方面去思考、去审证。

比方说中风很简单，干燥是什么？干旱可以使树木或者花草，或者庄稼都枯萎，这样中风就是风一吹，就倒了。但是如果是涝灾，把花反复浇水，根糟了，仍然要枯萎，来一阵风仍然要倒，所以提出风也要分阴阳，阳风或者阴风，热风或者寒风，保持阴阳对立的观点，在临床上就能够对疾病的性质进行客观地分析。不能说我们扶阳派就只认这个温阳法，为什么现在阳虚的问题临床多见？这也应分析我们的治疗环境，一是家庭小药房的环节，还有现在我们的中成药，90%都是清热的。现在把一个六味地黄丸捧得那么神，乃至包治百病，好像这个药是圣药，不对，圣是什么，还是阴平阳密。就说我们看病的时候一定要具体到每个病人，特别是真假寒热，当病变到极度的时候是向相反方面的转化。所以有"大实有羸相，至虚有盛候"，读都会读，但是临床上怎么用，这就需要反复实践的积累，或者借鉴前人的经验积累，来丰富自己。所以刚才三七生说了他遇到的病人，但是就中医来说，病人是怎么死，阴竭了以后，阳无所依，阳脱而死。阳脱的过程，由于是阴已经没了，你本应该敛阳，抓住它，所以阴要平。如果你媳妇善于处理家事，男的在外边就可以很好地发挥，家庭就和睦。如果媳妇在家里瞎折腾，男的就不回家，家庭就破裂了，所以是阴阳的问题。当然是救阴还是挽阳，抓住阳气是关键，就像吴佩衡老先生说的，人参不是补阳药，是气阴兼顾的药，所以在白虎汤里面加人参，和竹叶石膏汤用人参是这个意思，它不像附子。所以急救的时候，一个是独参汤，挽气阴；一个是四逆汤，挽阳气。还有四逆汤加龙骨牡蛎，龙骨属天，牡蛎属地属水。龙牡交通心肾之阳，阳气的交通就是人生的主轴，生命轴，所以阳脱欲散要用白通汤、通脉四逆汤。为什么加猪胆汁、人尿，就是在这个时候，在疾病急寒的时候，他会格拒，阳药吃下去，他不接受，马上就吐出来，现在阳要入阴分。我们中医学院有一位伤寒老师，她讲课的时候就讲到用猪胆汁，她说这就好像我们的大部队要进攻城池，怎么把城门打开，让我们的军队进去，这时敌人肯定会全面地阻击，我们巧妙用兵，先派侦察兵，或者装作敌人的兵，或者化装成老百姓进去，然后在里面里应外合把城门打开了，我们的部队就进去了。这叫用药如用兵，非常形象，也好理解。比方说欧洲打仗用木马计，那也是一样的道理，先让人进去，里外结合，攻取城池。再就是格拒的问题。用阳药出现的祛病的表现，汗、吐、下，当你用四逆一类的阳药，病人本来就是一个寒体，阴霾很盛，用药后病人开始吐了，一会儿又开始泻了，这时候很紧张，西医就说马上停药，这应该补液，维持体内液体平衡，各方面都要考虑。其实我们说，看这个病要观察重点，第一个是病人吐了之后，精神怎么样，第二病人的食欲怎么样，第三脉象的根有没有。把握这三点就心中有数了，这是祛病的治疗，再吃就没有了这些症状。还有痛症，吃了附子方以后，全身都痛，好啊，祛邪反应啊！如果吃药后毫无反应，状若温开水就没有意思，也不会有多大疗效，所以我们用"乌头煎"的时候，病人说疼，我们说好，再吃，疼了两天，就没事了。这些指标，包括我们的血沉什么都得到有效的调节。用药如用兵，治病就像战争，战争就是要有炮，有枪声，胜负才能够定，所以别想平平安安什么也没有，病就好了，有，小病可以，但大病就没有这么简单了。完了。

刘力红：今天的座谈非常精彩，相当于是吴老给我们演讲。我想今天只是开头，因为您离我们最近，坐火车也近，坐飞机也近，希望吴老常来。

吴荣祖：我只要有心得，就跟大家交流。

刘力红：今天因为时间关系，就到这了，吴老非常辛苦，已经一个上午了，所以我们再次衷心感谢吴老。我们大家跟吴老一起合一个影。

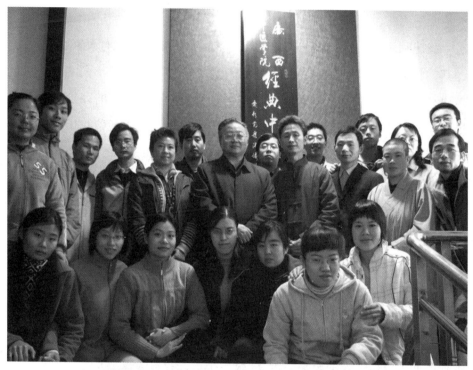

吴荣祖在广西中医学院经典中医临床研究所座谈合影

"阳常有余，阴常不足"论

——刘力红给传统班的一次课

我想利用这次机会谈一些中医的基本思路，希望能够对大家有所帮助。尤其你们是传统班的同学，对中医的领悟应该与其他班有不同之处，也就是说在今后的造诣上应该有所区别才是。那么，这个造诣的区别来自于哪里呢？来自于大家的基本功，来自于大家的基础。这个基础我指的是中医的基础，传统文化的基础，当然，更重要的是做人的基础。98级传统班我给他们上课很多，他们也是第一届的传统班，我比较了解。从98级的情况来看，应该说跟其他的班确实形成了很鲜明的对比，因为可以从一个问题来衡量广西中医学院，就是考研。中医学院历届的学生考研率都比较低，那么98级传统班几乎有一半的同学都考上了，而且主要考上外院的研究生。当然考研不能说明所有的问题，但是也可以说明一点，就是这些人都有上进心，都想进一步的深造。为什么会产生这个区别呢？这个区别我刚刚讲到了，它实际上来源于对传统文化的认识，来源于对中医经典的重视程度，还有更重要地是做人的区别。对98级传统班，我对大家要求比较严格，比如对《伤寒论》，我要求一定要能够背诵，哪怕是上到硕士的阶段我都要求背诵原文。为什么呢？因为熟悉是一切的基础，尤其《伤寒论》一定要熟。而且你们这个阶段，你们这个时间，可以说是最宝贵、最黄金的时间。也许你们现在还年轻，对今后有些可以预料，有些不能预料。那我现在告诉你们可预料不可预料的是什么呢？就是今后再难拿这样单纯的时间来背一门经典，来背书，这是很困难的。当你走上工作岗位以后，你就知道有很多啰嗦的事情来干扰，使你没有办法能够沉潜下来，像现在在学校这样，除了学习还是学习。我自认为不是一个懒惰的人，我觉得除了工作的时间，除了吃饭、睡觉以外，几乎没有其他的事，什么去玩一玩啊，什么去打牌啊，打麻将或者是娱乐，我几乎没有这样的福气。尽管这样节省度日，可现在别说是找不到时间背经典，就连看书的时间都很难找到。这说明什么呢？就是说今后大家再想找这样单纯的时间是很难很难的。而且随着岁月的流逝，你原来背的东西都会慢慢减退，我现在的这点功夫完全是本科时期留下的那点。那个时候我的《伤寒论》背得很熟，人家传说我可以倒背，这倒是有一点夸大，但是397条都能背下来，这是一点不错的。

我是78级的本科生，我们的毕业考是中南五省统考，我考了广西第一名，伤寒也是第一名，好像考98分。这个成绩虽然说明不了多少问题，但是至少可以说明一点：在本科阶段我对经典熟悉的程度。这无疑为今后的学习研究打下了比较好的基础。因为你不熟悉，你怎么去思维呢？你用什么东西去思维呢？孔子讲到："学而不思则罔，思而不学则殆。"学，就是我们去读各种经典，去背，当然还包括其他的东西，做人做事，这都叫学。思呢？就是把你学过的、做过的这些事在你脑海里面进行联系，进行加工，进行处理。我常跟人说，"思"是什么呢？思者，丝也，丝绸之路的丝。丝

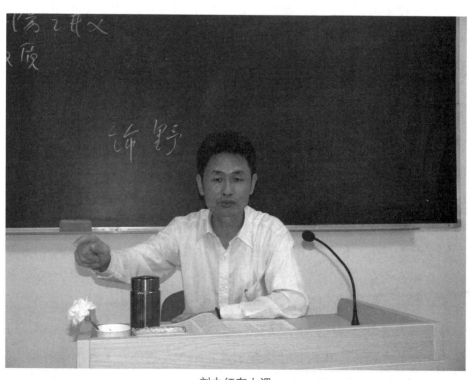

刘力红在上课

的作用就是进行纵横的联系，联系好了，就成为可用的绸面。但是联系的前提是你要有东西、有材料，有了材料你才能联系，这个材料就是储存在大家脑海里面的所学。所以一定要有一些基础，就是有一些背诵的功夫，背诵几部经典，尤其传统班应该这样。比如说《伤寒杂病论》应该背，背了有什么好处呢？我现在已经50岁了，虽然这是20多岁背的，现在从头背到尾已经不行了。"太阳之为病……"但是提纲条文我还能背，很粗的轮廓还在那里，临床上还可以借鉴，还可以用。我们这一代已经是很差了，跟老前辈比我们觉得很惭愧，但是都还勉强。像《素问》的前九章应该背，《神农本草经》常用的那百十来味药也应该背，严格来讲《老子》啊，《论语》啊，《大学》《中庸》这些都是应该背的。有这几部经典背在脑海里面，你这辈子都受益无穷！所以这次我虽然是上你们最后这几节课，但是我想，前面的老师应该已经强调过了，强调要大家背诵，这是很重要的一件事。希望你们重视它、加强它，把这个烙印刻得更深一些，那么这样可以经得起岁月的冲刷，这是我要求的第一点。尽管有些马后炮了，课都差不多完了，我才提要求，但是我想就人生来讲你们也只是刚开始，这个要求是一辈子都管用的。这是一个方面，我想在传统班这是一个区别的地方，就是熟悉的程度应该是有区别的。

第二个方面，对传统文化的认知程度也是应该有区别的，因为中医它是很清楚地建立在传统文化这样一个基础之上的一门学问，就是说它的基础是传统文化。儒家的文化，道家的文化，诸子百家的文化，乃至于佛家的文化，这些都叫传统文化，那中医跟它们的联系是非常紧密的，也可以说中医就是用它们组装而成的。所以你们要了解它，在座的有人读过《论语》吗？有读过《论语》的请举手，五个，好，谢谢！你们传统班有多少个同学啊？三十二位。六分之一还不到啊。你们仅仅是读过，对吧，思考过没有呢？没有。孔子是何许人也，过去每一个地方乃至于每一个乡差不多都有文庙，大一点的家族自己的祠堂里都立有大成至圣先师——孔子。孔子是读书人的一个榜样，一个老师，那么我们作为读书人，都不去碰一碰他老人家的东西，那我们算什么读书人？至少在这一点上我们没有做到。《论语》可以说是孔子精神的一个整体反映，也是中国读书人精神的一个集中体现，那么我们作为读书人，应该看一看他的东西。现在看也并不为晚，坦率地说，我大学也没有读过《论语》，为什么没有读呢？没有人叫我读。学中医就行了，学《中医基础》《方剂学》《伤寒论》这些就行了，读什么《论语》呢？但是经过那么几十年，今天我的体会就感觉到读它很重要了，虽然它没有讲中医，但实际上它在讲中医的道理，尤其它在讲做人的道理。我们讲中医是什么？中医为"仁术"。那么，将中国人的精神概括为"仁"的是哪一位啊？就是孔子。孔子的一生都在倡导"仁"，实践"仁"，而这恰恰就是医的精神。我们想成就医术，却不去实践它的精神，这样能行吗？所以要想成就"仁"术，首先必须成就"仁"人，因为世间所有的学问都是人来成就的，这一点大家一定要清楚。中国的文化是人本文化，所以一切的学问，一切的东西，都是以人为基础，以人为本的。怎么叫本呢？也就是说一切的知识、一切的技术、一切的东西都是末，做人是本。医更是如此。为什么传统文化讲做人，人没有做好，你想做好学问，这几乎是不可能的，你的那个学问不叫学问，最多是一些知识而已。其实，现在的知识也不像过去的知识了，过去的知识也还是很值钱的，为什么？过去没有像现在一样的资讯，也没有现在的这些技术，就是有一本书那也是非常宝贵的。可现在不同了，书太多，知识太多，碰到不懂的东西，到百度上一度就出来了，对不对啊？但是学问和做人却不是这样，它是"度"不出来的！你必须一点一点地去做，一点一点地去行持，所以作为传统班的学生，在这一点上一定要把握住。

现在过多地强调科学技术，而忽略了做人技术，实际上关乎人类幸福的，更多的还是做人技术，而做人技术里，最重要的就是"仁"。谈到做人，很重要的是立志，为什么要大家学习孔子，学习《论语》呢？孔子是"吾十又五而立志"，十五岁就立志啦。你们现在多少岁？二十多岁吧？大概就是二十一二岁，比孔子立志的时候长了五六岁，但还来得及。立志，大家说立什么志啊？女的我将来嫁个好老公，男的我将来娶个漂亮的妻子。这是不是立志啊？显然不是！要立人生的大志。立人生的大志，首先要思考人生的意义是什么？这个时候我们要去思考，要把人生的大志立下来。作为我们学中医的要立志做一个大医，做一个苍生大医！怎样才能做一位大医呢？大家看一下孙思邈的"大医精诚""大医习业"，就知道什么样的人算是大医了。我们至少要立这个志，这是传统班之所以能够区别其他班的一个很重要的方面。也只有在这些方面我们真正做到了，我们才谈得上是有所区别，这是在开讲前提出来与大家一起共勉的地方。

到现在我们已经上过了《中医基础》《中医诊断》《中药》《方剂》《内经》《金匮》《温病》，还上过什么？还上过《难经》《神农本草经》，很好！四大经典都快学完了，那我的《思考中医》大家读过没有？读过的请举一下手。看来读《思考中医》的反而要比读《论语》的多一些，我很惭愧啊，大家应该优先去读《论语》，然后"行有余力"，再有时间的话才去读《思考中医》，我想这样比较好一些。大家学了这么多以后，对中医有没有认识啊？中医里面比较重要的是什么？我们能不能够提出来？一谈到中医，我们头脑里面是不是就有一个比较清晰的脉络，比如《中医基础》里面讲了阴阳、五行、藏象、经络、气血、津液等，我们能不能用自己的语言把它们串起来？能吗？这就是我刚才讲的，要学，要思。学，要学《内经》、学《伤寒》、学《金匮》、学《方剂》、学《中药》等，但是这些"学"好比沙子，都是散的啊，最后你要把它变成自己的学问，要学以致用，你得把它串起来，而且串成一个很简单的东西，你才好用。怎么把它串起来？如何变成简单的东西？我们读《素问》的时候，有一句话："阴阳者，数之可十，推之可百，数之可千，推之可万，万之大不可胜数，然其要一也。"还记得吗？"知其要者，一言而终，不知其要，流散无穷"这句话好像在《内经》不止一个地方出现过，为什么说"数之可十，推之可百，数之可千，推之可万"？也就是说事物它是无限可分的，它可以分成心肝脾肺肾，可以分成五脏六腑，脏腑之中又分阴阳、气血，中药越来越多，方剂也越来越多，现在已有十万多首方子，我们可以背多少方子呢？我现在加起来可能也背不了几十首。那么多的方剂，那么多的事物，"万之大不可胜数"，尽管这些东西万象纷呈，"然其要一也"。也就是说它的"要"只是一，就是一个东西，也就是一条线。为什么要大家读《论语》呢？《论语》中孔子有句话"吾道一以贯之"，就是在讲这个东西，中医也是"一以贯之"。重要的是你能把这个"一"提炼出来，这个"一"是什么？万象纷呈是阴阳变

扶阳论坛

"阳常有余，阴常不足"论

化的结果，所以说这个"一"仍然还是阴阳。那么就看我们能不能用这个"一"，用这个阴阳把中医串起来，我们能做到这一点吗？用这个武器，用这个思想去认识中医，去体验中医，去运用中医。这次的"首届扶阳论坛"开了两天，最后一天的下午我们安排的是讨论，主要是大家提问题，然后由几位扶阳大师卢崇汉、李可、吴荣祖先生作答，在座的都知道这几位扶阳大家吗？应该知道，应该有一种仰慕之情，这些都是中医的贤者，《论语》里面有一句话叫"见贤思齐"。见了贤者就要思想我怎么向他看齐，怎么向他学习，怎么样我也能成为一个贤者。如果贤者你连知都不知道，怎么去思齐呢？不要冷水烫牛皮，来哪一个贤者都跟自己没关系，那我们就没有希望了。这里也顺便说说我自己学医的经历，我之所以有今天，跟一个很重要的师父有关系，你们应该知道我指的是哪一个师父吧？对，李阳波！我是怎么样知道李阳波呢？就是在这样上课的时候。记得那是大一上《医古文》，上课的是黄广元老师，现在已经退休了。也许是某一天的三四节课吧，课堂纪律不太好，有些同学在打瞌睡，有些同学在交头接耳，这勾起

"阳常有余，阴常不足"论

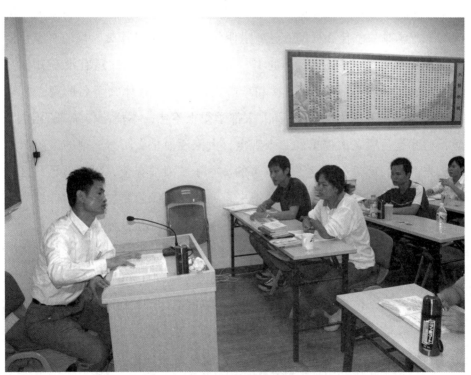

刘力红在给学生讲课

了老师的一些感慨，黄老师当时就说："你们啊！有这么好的条件，能够坐在这里堂堂正正地学中医，你们还不知道珍惜，不好好学习，而我认识的一个民间中医叫李阳波，什么条件都没有，靠自学成才，却学得非常棒……"正是在那堂课上听黄广元老师提起李阳波先生，就在我心里种下了一颗种子，我要亲近这个人，向这个人学习。实际上见到李阳波先生，已经是四年后的暑期，也就是毕业的这年。整整四年的时间，现在回顾起来也就是见贤思齐的这颗心使得我在这四年期间都没有把先生放下。人就是这样，如果对一个贤者你都无动于衷，你都没有思齐的这样一个念头，那这个人也就没救了。所以这样的几位中医贤者来了，大家尽管限于客观条件没有去听，但也应该伸伸脑袋，应该去找找他们的信息，尤其现在上网很方便，看看和自己有没有因缘？如果我们有这样一种渴求，我想学问终究是会成就的。

现在话又回过来，这个"一"以贯之，这个其要"一"也，这个"一"是什么呢？怎么用这个"一"来思考？来解决万象纷呈的复杂问题？我这里举一个例子，就是这次论坛一位同道提出的一个问题，大家知道朱丹溪吗？朱丹溪是一位什么样的医家？滋阴派（答）。他是什么时候的医家？金元时期（答）。他写了什么样的书？《丹溪心法》（答）。还有没有其他？《格致余论》（答）。那么朱丹溪在《格致余论》里有什么著名的观点？阳常有余，阴常不足（答）。我看大家都学得很不错，不愧是传统班的学生。对，这就是丹溪老人提出的一个观点，大家说他是滋阴派，他的滋阴派是怎么来的呢？就是根据这个观点来的。对于"阳常有余，阴常不足"这个论点，我们怎么来思考？它的依据来自何处呢？我们要找到它的依据，凭什么说"阳常有余，阴常不足"。同样大家这次听几位扶阳大家之所言，也是要有根据，他们为什么倡导扶阳？因为《素问·生气通天论》强调"阳气者若天与日，失其所则折寿而不彰，故天运当以日光明"，要有理论上的依据，没有这个依据，事实上是落不到实处的。为什么我们要学习理论？理论又是从哪里来？这是另外一回事情。那么，这个"阳常有余，阴常不足"的根据在哪里呢？可以说这个根据非常之多，阳，首先指太阳，阴，首先指月亮。太阳的运转周期以年计，月亮的运转周期以月计，所以古人又说，阳道常饶，阴道常乏。以乾坤男女言，乾男阳，坤女阴，《素问·上古天真论》在讲到男女天癸时，男子二八天癸至，女子二七天癸至；男子八八天癸竭，女子七七天癸竭。男子于一生中，天癸运行的时间为四十八年，女子一生中，天癸运行的时间为三十五年，差额为十三年。对之《伤寒论》的六经欲解时，三阳的欲解时凡占九个时辰，三阴的欲解时仅占五个。现在大家全体起立，让我看看是男的高还是女的高，我们看到还是男的高过女的，所以"阳常有余，阴常不足"是随处可见的。再看看男的力气大，女的力气小，男的声音传得远，女的声音传得近，这也是"阳常有余，阴常不足"的表现。大家都学过《内经》，《内经》里面讲到六气的概念，哪六气呢？就是太阳、阳明、少阳、太阴、少阴、厥阴。又谓之太阳寒水、阳明燥金、少阳相火、太阴湿土、少阴君火、厥阴风木。风木、寒水、湿土、燥金都是一个，唯独火有两个。水为阴，火为阳，一水不敌二火，这更是"阳常有余，阴常不足"啊！不管我们是在经典里面，还是在现实生活中，都可以印证丹溪老人的这个观点是有根据的，是真实不虚的。但是这个根据、这个真实不虚，说明了什么呢？是要我们去补足这个阴，使它达到跟阳一样的水平吗？上天有好生之德，自然是绝对公平的，但为什么还要设计成这样一个定式？这就需要我们去思考，思考的结果我们就会发现，"阳常有余，阴常不足"，是讲的我们这个地球生物圈，乃至我们这个宇宙的常态，是维持生命、维持正常秩序必须具备的状态。如果这个常态被打破，变成阴阳对等，变成阳非有余，阴非不足，甚或"阳常不足，阴常有余"，那么，生命的常态亦随之破解，疾病甚或死亡亦会随之而至。这亦是清代温病学家吴鞠通晚年的一个著名观点。大家可以看到，上述这个过程，我们就已经在用孔子"吾道一以贯之"的武器，通过"一以贯之"我们发现，丹溪老人之所言，其实是一个至简的真理，是天地之常。有此常，方有天地，方有万物；反此常，则无有天地、万物可言也。因此，"阳常有余，阴常不足"的论断，并非要我们去补足阴，相反是要我们时刻维护好这个"阳有余"的状态。因为我们居住在太阳系，地球上生命所需的全部能量几乎都来自于太阳！根据现代科学研究的结果，朝向太阳（白天）的地球表面每平方米接受太阳能的功率为 1.36 千瓦，合计整个地球表面接受太阳能的功率为 200 万亿千瓦。当然这样巨大的太阳能在夜间几乎又以同样的方式辐射出去了，但毕竟还有少部分以化学能的方式储存在植物之中，人类及所有的动物即依赖此能量而生存。"万物生长靠太阳"，这不仅是在歌里面唱唱，事实亦是如此。大家可以想想，生命如此倚重的"阳"，如果不让它"有余"，那又如何是好呢？

上面我们谈了这么多，好像都没有涉及具体的事例，那么我们的目的是什么呢？我们认为更重要的东西是什么呢？我以为更重要的是要把这样一个思维的头绪告诉大家，就是大家应该怎么去思考问题。这样一个问题摆在我们面前，我们应该怎么去考虑它，我想这是非常关键的地方。也就是说，我们必须要有一个思想武器，有一个思考的头绪，我们才不至于人云亦云。如果从这个"阳常有余，阴常不足"的论断，大家就推导出我们要去滋阴、要去清热，那就有问题了。我们试图把阴滋得像阳一样，这是不能成立的！

另外，我们也可以从其他一些方面来思考"阳常有余，阴常不足"。阳是什么？阴是什么？阴是不是就只是讲阴液呢？因为阴不足，所以我们要滋养这个阴液？这里先跟大家开个玩笑，前面我们谈到过男阳女阴，过去的学堂都是男学堂，很少女学堂，大学里面也是男生多，女生很少。可现在好像倒过来了，一进大学，看到的好像大部分是女生，所以我就在想，是不是丹溪老人的滋阴法门太厉害了，看看把你们滋成这个样子，滋成不止半边天了，我们男同胞反而成少数了。女同学回去后，应该在宿舍里供一尊丹溪像才行，这样才能报答他对你们的恩德。我们说，阴阳更重要、更根本的所指还有什么呢？看过《思考中医》的应该知道，这个所指就是时间！时间描述的是什么？时间刻画的是什么？时间真正刻画的就是阴阳！这一点《素问》里面说的太清楚了，"夫四时阴阳者"，四时的根本内涵就是阴阳，故谓之"四时阴阳"。而"阴阳者，天地之道也，万物之纲纪，变化之父母，生杀之本始"，故《素问·四气调神大论》一再强调："故阴阳四时者，万物之终始也，死生之本也，逆之则灾害生，从之则苛疾不起，是谓得道。道者，圣人行之，愚者佩之。从阴阳则生，逆之则死，从之则治，逆之则乱。"所以时间讲的是什么？中国人的时间主要就是在讲阴阳，在讲道啊。中国数学的独到之处也体现在这里，它所计算的主要就是时间的阴阳内涵，以及这一内涵的相互关系。而这一数学体系的代表就是中国古代算命术。这也是李约瑟先生在《中国科学技术史》里曾经提到的一个观点。一提到算命术，大家不要笑，也不必紧张，算命术的依据就是你的出生时间。每个人出生都有一个时间吧，年、月、日、时，对不对？为什么通过这个时间可以算命呢？可以知道你的身体状况，你的吉凶祸福呢？因为这个时间里面包含了阴阳，而阴阳是一切变化的父母。所以，真正算命术的根据就在《素问》里面，就在"四气调神大论"和"阴阳应象大论"里面。正如上面所引的"故阴阳四时者，万物之终始也，死生之本也，逆之则灾害生，从之则苛疾不起"。实际上，算命就是算这个"逆""从"，看你出生的这个特定的时间构架里面，你的阴阳是逆还是从，是逆多还是从多。逆多你这一生就是灾灾害害、病病痛痛，从多你这一生就会亨通显达，就会身体好。为什么孙思邈的《千金方》里特别强调，要想成为一个大医，除了读《内经》，读《伤寒》，读诸部经方，还要读《周易》《六壬》及诸家相法，为什么？道理就在这里。但是话说回来，对命大家要有正确的态度，我为什么要大家学《论语》呢？学《论语》就是要大家学孔子对命的态度，我们反对那些庸俗的算命，反对唯宿命论，但不能因为这个反对而否定了这门学问。就像我们会反对滥用武力，但是没有因为这个反对而见到哪个国家放弃军队。按照孔子的要求，君子必须知命，"不知命，无以为君子"。真正的君子对命的态度是积极的、向上的，为什么呢？因为命运是可以改变的，命运是能够把握在自己手里的。过去的我们不能把握，但是现在、今后的是可以把握的。如果完全不相信命运，不知道命，就会行险侥幸，这就变成小人了。孔子把人分成两类，一类是小人，一类是君子。君子是知命的，君子是懂命的，懂人有命，对命有一个正确的态度。小人根本不知道有命，所以小人天不怕，地不怕，打砸抢、偷摸，贪污受贿，什么坏事都干，行险于侥幸之心态。君子他知道有命，他知道善有善报，恶有恶报，所以他是战战兢兢，如临深渊，如履薄冰。

现在大家知道了时间是讲这个问题，时间是讲阴阳，那么我们就从四时阴阳的角度来看看这个"阳常有余，阴常不足"是何说法。四时怎么分阴阳啊？春夏为阳，秋冬为阴。那春夏里面又还有阴阳之分，春为阳中之少阳，夏为阳中之太阳。或者说春为阳中之阴，夏为阳中之阳。秋冬为阴，这里面也可以再分阴阳，秋为阴中之阳，冬为阴中之阴。那么，春夏为什么会是阳呢？春夏的阳说明了什么问题呢？因为春夏它在生长，它在向上，它在释放，我们在讲阴阳属性的时候曾经讲到，向外的、光明的、温热的、释放的都属于阳，向内的、黑暗的、寒冷的、收藏的都属于阴。春夏之所以属阳，就是因为春夏处于这样一个属阳的状态里，你看春夏的生长、春夏的温暖、春夏的欣欣向荣，都充分体现出阳的特征；而秋冬的收藏、秋冬的寒冷、秋冬的凋零，又充分体现出阴的特性。其实不仅四时有阴阳，推之一切的行为、一切的思想都有阴阳的特质。我们从这个门径入手，来看丹溪老人的"阳常有余，阴常不足"，就觉得它有很大的现实意义。用这个门径去解读我们的社会，就会发现，它的确是处在一个"阳常有余，阴常不足"的状态之中。现在的开放、发展、消费、全球气候变暖，这些都具有阳的特征，工作紧张、工作时间延长、追求夜生活，这些都是阳有余。而刺激消费的观念更是匪夷所思，它更具有阳的特征。实际上，世界越是发展，就越处于消费之中。那么消费什么呢？消费资源、消费物质、消费精力、消费时间、消费一切。既然消费（属阳）有余，那么相反的节用（属阴）就肯定不足了。而从消费和节用的概念我们应该知道，消费的结果不是导致总体阳能的增加，相反只会导致阳能的减少，而节用收藏却可使阳能的耗损减少，并有增益的作用。所以，补阴的目的不是为了消减阳（能），而是增益阳（能），王冰所说的"善补阳者，必于阴中求阳"，阴中求阳，就是从节用，从收藏的角度来补阳。补阴不仅仅限于天冬、麦冬、生地黄、熟地黄，改变生活观念，改变生活方式，比如培养清静而非躁动的心，比如养成内省的习惯，比如早睡，这些都是养阴，通过这样的养阴，阳能的耗损减少，并且得到增益，生命的活力就会充沛。因此，从"阳常有余"我们看到的并非阳气越来越多，相反是越来越少，而我们从"阴常不足"的角度去补阴，也并非是要消减阳气，相反是去增益阳气，所以，我们从"阳常有余，阴常不足"的这个论断，得到的是扶阳的这样一个理念。

　　回到上面的讨论。对这样的一个问题我们思考的角度是什么，这是要有根据的，也是要有方法的，不是我们想怎样就怎样。比如说我们刚才讲到"春夏为阳，秋冬为阴"的问题，春夏的阳，它意味着什么？它为什么为阳？这个阳实质是在讲什么样的东西？这个阴实质是在讲什么样的东西？必须把这个东西认识到了，我们才会知道这个"一"是什么？然后才会用这个"一"去贯之。只有这样，才有可能落实到用上，落实到临床上。又如古人在治疗上，很强调"三因制宜"，也就是因时、因地、因人。三因的思想非常先进，也可以说三因实为一因，实为一体。因为任何一个人的存在都离不开一定的时间和地域，而出生的时间和地域，便构成了一个人特有的禀赋，这个禀赋是可以用阴阳来描述的。为什么要因人呢？就因为这个禀赋存在差异，禀赋也就是先天的条件。至于后天，随着一个人的生活习性不同，心理状态不同，亦会构成很大的差异，而这个差异同样可以用阴阳去描述。正因为存在这个差异，所以必须因人而异，因人制宜。那么，为什么要因时呢？我们刚刚谈到时间表达的是阴阳，是对天（日）的运行状态的刻画，时间不同，阴阳的属性就不同，所以必须因时而异，因时制宜。从这里我们也可以看到，时间主要表征天的状态，中医著名的"天人合一"观念，实际上主要说的就是人要有时间观念。什么时间该干什么就干什么，该睡觉的时候就必须睡觉，该起床的时候就必须起床，这就叫"天人合一"！大家看《素问》的"四气调神大论"，讲的就是这个。春三月该怎样生活，夏三月该怎样生活，秋三月该怎样生活，冬三月该怎样生活。所以"天人合一"实际上也就是"四气调神"。按照时间去生活就叫作顺天或从天，反之，不按照时间去生活，就叫逆天，"从之则治，逆之则乱"，顺天者昌，逆天者亡。所以，时间观念实在是很严重的问题。那么为什么说要因地制宜呢？地反映了什么？地表达的仍然是阴阳啊。南北有什么区别啊？为什么现在我们还这样潇洒，坐在这里不用开暖气，大家的手都是暖暖活活的，要是在北方你不开暖气会怎样呢？那会冻煞各位的。地不同气候就不同，气温就不同，气温不同是什么不同啊？阴阳不同（学生答）！对，就是阴阳的状况不同。我们说为什么夏天热？因为阳气旺盛，阳气在释放，热的东西在释放，所以它热。为什么冬天会那么冷呢？阳气收藏起来了，热的东西收藏起来了，所以就冷。是不是这么一回事呢？因此冷和热不过是阴阳的一个状况而已。我们学来学去也就是学这个东西，"万法归一"，一归何处？就是归在这个上面。这个东西学不好，总是一盘散沙，脑袋都是糊涂的，干不了什么，自己不会得受用，只是勉强用几个经验方罢了。所以地也是反映的阴阳。既然阴阳不同，那当然就要区别对待了。《素问》非常强调"治病必求于本"，那么这个本指的是什么呢？这个本就是阴阳啊！既然治病要求本，那你不因时、因地、因人怎么行呢？因此，三因制宜思想的源头其实就在这里，就在"治病必求于本"里。孔子在《系辞》里，谈到《易》主要是讲三才，哪三才呢？天、地、人三才。三因实际上也就是三才，因为时所表征的主要是天。《易》讲三才为什么要用六爻呢？因为天有阴阳，地有阴阳，人有阴阳。所以，《易》也好，医也好，都是"一以贯之"的，这样我们便把医、《易》贯通起来了，便把诸多不同的学问、诸多不同的现象贯通起来了。人的疾病不外就是阴阳出了问题，收支出了问题，收支不平衡，或者收支的路发生了堵塞，就会出现疾病。以收支而论，支出为阳，收入为阴，如果支出的过程有障碍，或支出的过多，那么就会产生阳病；反过来，如果收入的过程有障碍，或收入的不足，这就是阴病。

扶阳论坛

"阳常有余，阴常不足"论

130

疾病虽然千差万别，但不外乎都是从这个角度去认识，这便是"万之大不可胜数，然其要一也"的真实含义。《内经》上讲："升降出入无器不有，非升降则无以生长壮老已，非出入则无以生长化收藏。出入废则神机化灭，升降息则气立孤危。"这是什么意思？升降出入从现代财务上讲就是收支嘛，从我们财务上、经济上就讲这么一个问题。一个国家的安危也是系于此，国家现在为什么那么重视经济，如果通货膨胀、经济危机，这个政府就要倒台啊！人的经济是什么，人的经济就是气血，就是阴阳，就是他的升降出入，不过如此。不管怎么样，你都可以归结到这样一个问题上来，这就是"其要一也"。我们用收支的眼光来看"阳常有余，阴常不足"也很有意思，从整个地球的情况看，能源的支出越来越大，而相比之下，能源的收入却没有增加，因为地球接受能源的量是相对稳定的。支出的多，收入的少，这便形成了"阳常有余，阴常不足"的局面。

我们强调三因制宜，还有另一层含义，在物质很匮乏的时候，比如金元时期、战乱时期，这样的时期，人们不是没有时间睡觉，不是没有时间收藏，而是没有东西收藏，这个时候怎么办呢？这个时候阴液啊，物质啊，就显得很重要了，所以这个时候我们要养阴，要增加物质，增加收入。但是此一时彼一时，现在物质极大丰富，过去我们读书的时候，一个礼拜加一次菜，有那么几片肉，而你们现在哪餐没有鱼肉？这些物质、这些肉进到体内以后，是不是就能变成气血津液啊？不是的，它还要靠阳来化。所以物质越丰富，越需要阳气。今天为什么那么强调扶阳？一个是生活方式、工作方式、人生的理念等，这诸多的因素导致阳气的耗散增加，导致用阳的机会增多，所以必须扶阳。

另外，大家要充分认识到我们这一百年，是非常特殊的时期。由于现代医学的介入，导致了整个医学体系的改变，我们看看现代医学的治疗，除了外科手术以外，现代医学的主要法宝是什么？是"三素"！抗生素、维生素、激素。维生素还挺好，维生嘛，生命是需要维护的。那抗生的这个理念呢？抗生的这个理念就有问题了，生是呵护都来不及的，你还要去抗它。激素呢？激素的问题就更大了。抗生素的问题我在《思考中医》里进行过一些讨论，顾名思义，抗生素是抗生的，它能够把微生物、细菌、病毒杀灭，而微生物是人体正常内环境的重要构建因素，杀灭了微生物，就会在一定程度上导致人体内环境的破坏，这也是抗生素目前所遇到的最大问题之一。那么，从中医的角度，我们应该怎样来看待它呢？我们怎样去"一以贯之"呢？从中医的角度去思考，这个抗生素究竟起一个什么样的作用呢？我们首先要界定它是滋养我们的阳气还是杀伐阳气？就是它对机体的阴阳会有一个什么样的影响？从性味上去考虑，我们知道很多抗生素都具有苦寒的性质，对人体的阳气有消耗的作用，用中医的术语说，它有很强的清热作用，这是它的一大特征。正因为抗生素的这个特征，在很多急性热病中，抗生素确实起到了力挽狂澜的作用，挽救了很多生灵。但是用得不好，那就诛杀无辜了。因为有热它可以清热，没有热它就会伤阳。20世纪初，抗生素刚刚发明，它的价钱比黄金还贵，必须是真正的热证才能够用到抗生素，可是现的情况完全不同，抗生素随处可以买到，几乎成了家庭的常用药。有什么不舒服，有个头痛脑热的，首先想到的就是抗生素。要是做一个普查，没有用过抗生素的几乎太少了。打一个不太恰当的比喻，用抗生素像是吃肉了，过去请客才吃肉，过年过节打牙祭才吃肉，而现在是天天吃肉，餐餐吃肉。过去要严重的感染才上抗生素，可现在是啥病都上抗生素。如此这般滥用，当然要伤及无辜。这个无辜是什么呢？这个无辜就是阳气。阳气会在这个过程中受到消伐。

打上面这个比喻并非一点联系都没有，因为吃肉也是抗生，你不抗生，你不杀生，哪来的肉吃呢？现在的肉食太多了，这也是现代饮食很大的一个误区。现在的很多病都跟肉食有关，尤其日益多发的老年性痴呆，我以为必定跟过多的肉食有很大的关系。从根本上说，人是适合以素食为主的动物，不应该吃那么多的肉食。按照达尔文生物进化论的观点，如果猿类的确是人类的祖先，那么人就更应该以素食为主了。另外，从环保的角度，从节省能源的角度，更重要的是从身心健康的角度，都应该提倡素食为主的饮食结构。我曾经有一位美国的女学生，外表上既漂亮又时髦，可没想到她是一个素食者。当时我的第一印象认为她肯定是一位佛教徒。因为基督并没有素食的要求。可后来一问，她的素食并非因为宗教的信仰，而是完全出于对环境和资源的思考。她给我打了一个比方，比如有那么一块地，如果提供给素食者，那么这块地可以养活四个人，如果提供给肉食者，那么这块地只能养活不到两个人。这位美国的女学生正是在知道了这样一个事实之后，做出素食的决定的。对于我们学中医的人，在听到这样一个事例后，应该更有不同的感受才是。我们学习中医的理应学出一点风采来，应该用中医的理念来指导我们的生活，指导我们的方方面面。就是请客也应该请出一点中医的味道来，如果还是海鲜，还是这肉那肉的，我看这就不像是中医。

现代人的体质，在现代医学主导的过程中，已经发生了很大的改变，尤其是经过抗生素的运用，很多疾病的发生次第与过去完全不同。这次吴荣祖老师和三七生先生都讲到了阳明的问题，现在阳明病很少见，特别是正阳明病更加少见。这不是因为我们的眼光出了问题，而的确是很少见了。为什么呢？因为现在这个时代几乎没有哪一个没有经历过抗生素的洗礼，经过抗生素的洗礼，热都给清掉了，阳明的基础都没有了，哪来的阳明病呢？太阳之后，要么夹一点少阳，要么就直接到三阴来了。我们学伤寒，就要重视这个问题，如果我们不因时、因地制宜，不从现在这个时代去思考，还是因循守旧，太阳完了，你还照旧去用阳明的方法，那就可能会出问题。中医要不要发展？中医要不要进步？三因制宜，与时俱进，这就是中医的进步。

所以，我们学了伤寒就要懂得思考，这个时候什么病最多？太阳病多！这个应该是肯定的，因为更容易伤寒了。《素问·热论》有一句很著名的话："今夫热病者，皆伤寒之类也。"这就告诉了我们寒是因为什么而伤的，这就像我们为什么会伤食一样，因为饿极了，口馋了，你才会伤食。因为太饥饿了，才会得饱病。所以为什么会伤寒？是因为热才伤寒。现在全球的气候普遍变暖，人们又从根本上缺乏四气调神的理念，加上空调冷气、电扇等的方便，这些都是伤寒的工具，伤寒的工具越来越多，伤寒的条件越来越广，伤寒为什么会不多呢？伤于寒首先就要犯太阳，太阳病怎么会不多呢？因此太阳这一关大家一定要把好。为什么说张仲景是医圣？为什么其他的人当不了医圣？我们一看《伤寒论》就明白了，其中太阳病的篇幅几乎占去六经的一半，这说明他老人家是有预见性的，所以《伤寒论》再往后一千年仍然是管用的。太了不起了！那时候如果我还在，我还是要讲伤寒，还是要弘扬张仲景的学问。一方面太阳病很多，而在太阳病的阶段由于治疗上不能很好地把握，就会出现很多变证，所以太阳病篇什么都有，五花八门。如果太阳病一开始马上就用麻桂，开而出之，就像是邪气还在国门就给你挡住了，几枪几炮就给你撵走了，那就不会深入，不会进到家里又砸烂盆、又砸烂锅、又撬烂箱子，就不会出现这些问题。但是往往我们第一关没有把好，它就进来了，在家里面一打就乌七八糟，太阳病里之所以有那么多的变化，都是由这些原因造成的。刚才说了经过抗生素的洗礼，把你的热都给清掉了，然后又矫枉过正，这一清就清到三阴去了，阳气都消耗了，所以这个时代还有一个特征：三阴的病也特别多。

以上我们从宏观上谈到了对六经病的把握，而这样的把握是建立在对传统文化有体会有认识的基础上的，没有这个基础也就无法实现这样的把握。可能有一些同学听了这次的论坛，我在论坛上谈到了医分三等，上医治国，中医治人，下医治病。也谈到了对文化的要求，医者必须有文化的修养才可能做一个好的医生。而文化很重要的一个内涵就是上知天文，下知地理，中知人事。知道天时的变化，知道地运的变化，然后知道人事，现代人的心理、生理，现代人的生活习惯、饮食习惯、工作方式等，这些都要知道。作为一个中医不是光守着几个汤头就行了，这是不行的。尤其是传统班的同学，这一点大家务必从现在就开始警觉，这样我们才能学好《伤寒论》，《伤寒论》学好了才能学以致用，这样我们才能当好一个医生。否则伤寒是伤寒，你是你，那临床上怎么用得起来呢？必须融为一体，必须一以贯之。

今天第一次给大家的课，是围绕着扶阳论坛这样一个因缘，然后又围绕着丹溪老人的"阳常有余，阴常不足"的这样一个提法进行展开，进行认识，给它赋予时代的意义。看看我们在当下这个时代怎么去理解这一句话，怎么去赋予它实际的临床意义。透过这样一个认识过程，我们应当感受到一些东西，应当感受到学问怎么做才能做好？书怎么读才能读活？不是读死书，死读书，要把它读活了。当然，要想读活，那就必须具备一些基本的条件。这实际上是今天要给大家讲的最主要的问题。

以往的传统班，我都要求有一些必须读诵的书籍，请注意！是必须读诵的书，而不仅仅是看的书。读诵就是要求读出声来，朗朗上口。"学而时习之，不亦说乎！有朋自远方来，不亦乐乎！人不知而不愠，不亦君子乎！""大学之道，在明德，在亲民，在止于至善。""知止而后有定，定而后能静，静而后能安……"当然我们现在都已经不懂读诵了，我这样仅仅是读而已，谈不上诵。诵的时候要有音、有韵，抑扬顿挫、摇头晃脑地去读。以前的读书人都会读诵，我们现在都不行了，真是惭愧啊！不过也没有多大问题，你就这样很通顺地读出来，也都会有很好的效果。为什么要读呢？读书有什么好处呢？书读百遍，其义自现！所以过去是读书人，不是看书人。现在的人都是看书人，很少有读书人，而看过就过了。读却不同，读是读进去的，我们读出声的时候，眼、耳、鼻、舌、身、意六识都动，都在起作用。我们读书，眼睛要动（看），嘴巴要动，鼻子要动，舌头要动，耳朵要动。而眼为肝窍，口为脾窍，鼻为肺窍，舌为心窍，耳为肾窍。这一读，五脏都动起来了。尤其舌窍带动心，耳窍带动肾，心为君主之官，神明出焉，肾藏精而主智，所以读书与看书是不一样的。那么，读还有另一个好处，读出声来，还可以训练自己对声律、音韵的这样一个感受和习惯。我们为什么要求要读好的范文呢？因为好的范文在声律、音韵方面都是极佳的。好的范文读多了，自可以将我们的感觉器官训练出来，训练成只接受好的声律和音韵。我原来要求传统班的同学，《古文观止》要读诵20篇，要经常读，读到能够背。这样做的一个主要目的，就是训练我们的感官。实际在这一点上，我是很惭愧的，我在上大学之前基本没有学过文化，没有读过什么书。大家看过我的历史就知道，我是有历史问题的，从小就是右派，没生出来我就作了右派。父母因为右派而下放到农村，我在农村呆了整整16年。父母为什么会被划成右派呢？因为他们是读书人。所以，很自然地就认为读书无用了。我在20岁之前，父母叫我做的是什么事情呢？猪没有吃的，就去打猪菜；没有水，就去挑水；没有柴，就去砍柴；没有粪，就去挑粪，就是去干这些事情，从来没有说你去读两本书啊，去读读《论语》啊，没有！所以20岁之前根本没读过什么书。哪个叫李白，哪个叫杜甫，我都不知道，还有什么《长恨歌》《短恨歌》，我更是不知道了。上了大学以后，因为我们78级里有很多老三届的高中生，出口就是这个古人那个古人，就是什么"在天愿为比翼鸟，在地愿做连理枝"，就是"满城春色宫墙柳"一类的东西。一听这些，我就懵了，根本不知道说的什么，更不知道它的来路。后来慢慢就觉得很惭愧，这样怎么行呢？与他们没有共同语言。这个时候才找书来读，才知道有《唐诗三百首》，有《古文观止》。才知道有《长恨歌》，有《琵琶行》，有前后《出师表》，有《陈情表》等。今天回忆这个过程，更知道读诵的重要。通过读诵可以训练你的语感，训练你的听觉，训练你的五官对语言的感受能力。好的东西读多了，这个感受能力就成了一种很自然的东西，所谓习惯成自然也。这个好的语感一旦形成，成为自然了，成为习惯了，那么，会写文章也就成为很自然的事了。你不需要别人来教你，也无需什么章法，只要一动笔，写出来的文章都应该是能入眼的。为什么呢？因为你的语感在把关，好的文辞能够通过，不好的文辞自然过不了。那是比任何一个语文老师都要强的。现在很多人写文章真不敢恭维，我的学生也是一样。不敢恭维的地方在哪呢？就是文章写出来了，自己居然不知道这个文章顺不顺，自己以为还蛮好，可一看就知道不是文章。什么叫文章？通顺才叫文章。为什么连通不通顺都不知道呢？因为没有上面的"语感"把关。语感也就好像味觉一样，什么味道一尝便知，那自然不好吃的就吐出来了。小孩半岁以后就有很好的味觉了，为什么我们读到大学，读到研究生，都没能训练出好的语感呢？这应该引起我们的反思，我想这与中小学的教育有很大的关系，现在中央强调科学发展观，而小学的很多教育就不太符合科学发展观。以语文教育为例，小孩这个阶段的天性是模仿能力强、感性能力强，而相比之下，理性思维的能力却比较弱。所以，小学的教育应该在这个前提下，设计出符合其天性的教育。我们看现在的小学教育却不是这样，没有注重小孩的天性，相反过多地从理性的角度出发，强调在内容的安排上必须要能让孩子懂，不懂的内容一律排斥在外，这样一来，许多流传千秋的好范文，便被拒之门外了。而好的范文却是训练我们语感的无上良方，这个良方没有别的可以替代。如果能在小学的阶段读诵一定数量的范文，上述的语感是很容易造就的。这真正是事半功倍的事，因为天性在起作用。

我有一个不很好的习惯，我看书的能力基本上可以说没有，要看实际上也是读着看。《思考中医》出版以后，大家都以为我了不起，都说我读的书很多很多。听了这个评价我就觉得好笑，就感到外面的声音不能听，很多都在以讹传讹。其实我读的书是很少的，为什么读的少啊？因为我是真正在读书，我不会看书。读意味着什么呢？读就只能一个字一个字地读，而看一眼就看过去了，为什么能一目十行呢？读，你不可能一口读十行，你怎么读啊？读跟看的区别就在这里。所以这注定我是读不了几本书的，我读小说、读报纸也跟读《黄帝内经》一样，所以我不读报，因为没法读，一份《南宁晚报》就可能花去我一天的时间，要读我就成读报专业户了。过去还喜欢偷空看看武侠小说，现在也没时间了。但是为什么不少人还喜欢我的文章？我想就正因为我读书。我所有的书都是用的"读"这个方法，只不过是小声地读，尽管是在小声读，但是它都在训练这个语感。尤其经典里的文章，尤其流传千古的文章，语感都是极美的。大家读读《伤寒论》

的序："余每览越人入虢之诊，望齐侯之色，未尝不慨然叹其才秀也。怪当今居世之士，曾不留神医药，精究方术，上以疗君亲之疾，下以救贫贱之厄，中以保身长全，以养其生。但竞逐荣势，企踵权豪，孜孜汲汲，唯名利是务。华其外而悴其内，皮之不存，毛将焉附？"大家看这多美啊！沉稳中带几分飘逸，这是白话文很难达到的。这样优美的文字和语言读多了，它是具有感染性的，为什么叫近朱者赤近墨者黑呢？你经常读这些圣贤的文章，经常读这些很美的文章，你写出来的东西不美也办不到。大家说是不是啊？！就如你经常跟一个很温柔、很贤惠的女孩在一起，你不温柔也办不到；你经常跟一个很暴躁的人在一起，你不暴躁也办不到，就是这个道理。所以，大家要读好书，读圣贤的书，要读，而不仅仅是看。久之，自然就会被它那种美感而化之。什么叫感化？什么叫化？化就是它变成你，你变成它，融为一体，这叫化。达到这个化的境界，你想写一篇不通顺的文章，是不可能的，是办不到的！因为你这个语感形成以后，它就会替你把关，杂质的那些东西，不通不顺的东西不可能有，就像过海关、过安检一样，违禁的物品一律都会被扣下来。谈到写文章，实在是很惭愧，我哪里学过写文章？压根就没有学过。高考的时候作文还不及格，但是现在为什么写文章还能自信，还能得到老一辈的认可，其实就是那一点点功夫，就是这样一个平常读书的习惯，训练了这样一种语感。所以大家一定要读一些书，我讲的是"读"一些书，而不是看一些书。因为你们已经养成了看书的习惯，那么现在要回过头来读一些书，要强迫自己读一些书。具体读什么？大家可以自己找。比如《素问》的前九篇，比如《大学》《中庸》，这些都是很美的语言，又比如刚刚读过的《伤寒论》序，还有《古文观止》等，总之要读一些书。今天的课就到这里。谢谢大家！

附录：
医理真传

医理真传

叙

医学一途，不难于用药，而难于识症。亦不难于识症，而难于识阴阳。阴阳化生五行，其中消长盈虚，发为疾病，万变万化，岂易窥测？诊候之际，犹多似是而非之处，辨察不明，鲜有不误人者也。

余蜀南临邛人也，迁居于成都省城，学医于止唐刘太老夫子，指示《黄帝内经》《周易》太极。仲景立方立法之旨。余沉潜于斯二十余载，始知人身阴阳合一之道，仲景立方垂法之美。所览医书七十余种，每多各逞己见，亦未尝不讲仲景之法，然或言病而不道其病之所以然，或言方而不探其用方之所以妙，参差间出，使人入于其中而茫然。近阅闽省陈修园医书一十三种，酌古准今，论深注浅，颇得仲景之微，亦且明透。其中分阴分阳之实据，用药活泼之机关，间有略而未详者。余不揣鄙陋，以管窥之见，谨将乾坤化育，人身性命立极，与夫气机盈缩，内因外因，阳虚阴虚病情实据，用方用法活泼圆通之妙，详言数十条，以明仲景立法垂方之苦心，亦足以补修园先生之未逮。

因志在活人，遂不知其言之妄也，高明谅之。

同治己巳菊月蜀南临邛钦安郑寿全书

卷　一

乾坤大旨

⚌乾为天，属金，纯阳也。称为老父、老阳、老子，又名曰龙。⚏坤为地，属土，纯阴也。称为老母、老阴。

乾坤交媾，化生六子。

乾之初爻，乘于坤之初爻，而生长男，震也。乾之二爻，乘于坤之二爻，而生中男，坎也。乾之三爻，乘于坤之三爻，而生少男，艮也。故曰：乾道成男（初爻、二爻、三爻，喻乾金真精、真气发泄之次序也）。

坤之初爻，乘于乾之初爻，而生长女，巽也。坤之二爻，乘于乾之二爻，而生中女，离也。坤之三爻，乘于乾之三爻，而生少女，兑也。故曰：坤道成女（初爻、二爻、三爻，喻坤土真阴流露之度数也）。

乾坤六子，长少皆得乾坤性情之偏，惟中男中女，独得乾坤性情之正。人秉天地之正气而生，此坎离所以为人生立命之根也。

坎卦诗

☵天施地润水才通，一气含三造化工。万物根基从此立，生生化化沐时中。

坎卦解

坎为水，属阴，血也，而真阳寓焉。中一爻，即天也。天一生水，在人身为肾，一点真阳，含于二阴之中，居于至阴之地，乃人立命之根，真种子也，诸书称为真阳。真阳二字，各处讲解字眼不同，恐初学看书，一时领悟不到，以致认症不清，今将各处字眼搜出，以便参究。真阳二字，一名相火，一名命门火，一名龙雷火，一名无根火，一名阴火，一名虚火。发而为病，一名元气不纳，一名元阳外越，一名真火沸腾，一名肾气不纳，一名气不归源，一名孤阳上浮，一名虚火上冲。种种名目，皆指坎中之一阳也。一阳本先天乾金所化，故有龙之名。一阳落于二阴之中，化而为水，立水之极（是阳为阴根也），水性下流，此后天坎卦定位，不易之理也。须知此际之龙，乃初生之龙（龙指坎中一阳也），不能飞腾而兴云布雨，惟潜于渊中，以水为家，以水为性，遂安其在下之位，而俯首于下也。若虚火上冲等症，明系水盛（水即阴也），水盛一分，龙亦盛一分（龙即火也），水高一尺，龙亦高一尺，是龙之因水盛而游，非龙之不潜而反其常。故经云"阴盛者，阳必衰"，即此可悟用药之必扶阳抑阴也。乃市医一见虚火上冲等症，并不察其所以然之要，开口滋阴降火，自谓得其把握，独不思本原阴盛（阴盛二字，指肾水旺）阳虚（阳虚二字，指君火弱），今不扶其阳，而更滋其阴，实不啻雪地加霜，非医中之庸手乎？余亦每见虚火上冲等症，病人多喜饮热汤，冷物全不受者，即此更足征滋阴之误矣。又有称桂、附为引火归源者，皆未识其旨归，不知桂、附、干姜，纯是一团烈火，火旺则阴自消，如日烈而片云无。况桂、附二物，力能补坎离中之阳，其性刚烈至极，足以消尽僭上之阴气，阴气消尽，太空为之廓朗，自然上下奠安无偏盛也，岂真引火归源哉？历代注家，俱未将"一阳潜于水中"底蕴搜出，以致后学懵然无据，滋阴降火，杀人无算，真千古流弊，医门大憾也！

离卦诗

☲地产天成号火王，阴阳互合隐维皇，神明出入真无定，个里机关只伏藏。

离卦解

离为火，属阳，气也，而真阴寄焉。中二爻，即地也。地二生火，在人为心，一点真阴，藏于二阳之中，居于正南之位，有人君之象，为十二官之尊，万神之宰，人身之主也。故曰："心藏神"。坎中真阳，肇自乾元，一也；离中真阴，肇自坤元，二也。一而二，二而一，彼此互为其根，有夫妇之义。故子时一阳发动，起真水上交于心，午时一阴初生，降心火下交于肾，一升一降，往来不穷，性命于是乎立。

气、血两字作一卦解

凡天地之数，起于一，一属阳，气也；一生二，二属阴，血也。一合二而成☵，气无形而寓于血之中是也；二合一而成☲，血有形而藏于气之内是也（经云"气能统血"，即此意也）。气、血两字，作一坎卦解之也可；即作一离卦解之也可；即作坎离二卦解之也亦可。余恒曰："以脏腑分阴阳，论其末也。以一坎卦解之，推其极也。"又曰："人身一团血肉之躯，阴也，全赖一团真气运于其中而立命，亦可作一坎卦以解之。"

君相二火解

按：君火，凡火也；相火，真火也。凡火即心，真火即肾中之阳。凡火居上，以统乎阳，阳重而阴轻也，故居上为用（离卦二阳爻是也）；真火居下，以统乎阴，阴重而阳轻也，故居下为体（坎卦一阳爻是也）。二火虽分，其实一气（离卦二阳爻，坎卦一阳爻，合之而成乾。人活一口气，即此乾元之气也。因乾分一气，落于坤宫，遂变出后天世界，此君、相二火之由来），诚阴阳之主宰也。如上之君火弱，即不能统上身之关窍精血，则清涕、口沫、目泪、漏睛、鼻齿出血诸症作矣。如下之相火弱，即不能统下身之关窍精血，则遗尿、滑精、女子带下、二便不禁诸症作矣。顾二火不可分，而二火亦不胜合，所以一往一来，化生中气（二火皆能生土，上者生凡土，即胃，下者生真土，即脾。二火化生中土，先后互相赖焉），遂分二气为三气也（故曰三元，又曰三焦。经云"无先天而后天不立，无后天而先天亦不生"，此先后三元之实义也）。如中宫不得二火之往来熏蒸，即不能腐熟谷水，则完谷不化、痰湿痞满诸症作矣（上中下三部，可见是一团火也）。如上下二火俱不足，则在上者，有反下趋之症，如心病移于小肠，肺病移于大肠是也；在下者，有反上腾之病，如虚火牙疼，咳血喘促，面目浮肿，喉痹之类是也。

其中尤有至要者，有阴气上腾而真火不与之上腾者，有阴气上腾而真火即与之上腾者，此处便要留心。若上脱之机关已露，其脉浮空，气喘促，尚未见面赤、身热、汗出者，此阴气上腾，而真火尚未与之俱腾也；见面赤、身热、汗出者，此阴气上腾，而真火亦与之俱腾矣。病至此际，真火欲脱也。凡见阴气上腾诸症，不必延至脱时而始用回阳，务见机于早，即以回阳镇纳诸方投之，万不致酿成脱症之候矣。亦有阳气下趋而君火未与之下趋者，有阳气下趋而君火即与之下趋者，此际不可玩忽。若下脱之机关已具，其脉细微欲绝，二便血下如注，或下利清谷益甚，四肢虽冷，尚觉未寒，二便之间，尚能禁者，此阳气下趋，而君火尚未与之俱趋也；若四肢寒甚，二便利甚，不自禁者，此阳气下趋，而君火亦与之俱趋也，病至此际，真阴欲脱也。凡见阳气下趋诸症，不必定要见以上病情，而始用逆挽，务审机于先，即以逆挽益气之法救之，自可免脱症之祸矣。盖从下而竭于上者，为脱阳（坎中之阳，天体也，故脱从上）；从上而竭于下者，为脱阴（离中之阴，地体也，故脱从下）。阳欲脱者，补阴以留之，如独参汤是也。阴欲脱者，补阳以挽之，如回阳饮是也。亦有阳欲脱者，不必养阴，阴盛而阳即灭。阴欲脱者，不必补阳，阳旺而阴立消。此皆阴阳之变也。学者务要细心体会，便得一元分合之义矣。

真龙约言

夫真龙者，乾为天是也（乾体属金，浑然一团，无一毫渣滓尘垢，古人以龙喻之，言其有变化莫测之妙）。乾分一气落于坤宫，化而为水，阴阳互根，变出后天坎、离二卦，人身赖焉。二气往来，化生中土，万物生焉，二气亦赖焉。如坎宫之龙（坎中一爻，乾体所化），初生之龙也，养于坤土之中，故曰："见龙在田"，虽无飞腾之志，而有化育之功。是水也，无土而不停蓄；龙也，无土而不潜藏。故土覆水上，水在地中，水中有龙，而水不至寒极；地得龙潜，而地即能冲和，水土合德，世界大成矣。窃思天开于子（子时一阳发动故也），而龙降焉。龙降于子，至巳而龙体浑全，飞腾已极（故五六月雨水多，龙亦出，皆是龙体浑全），极则生一阴，一阴始于午，至亥而龙体化为纯阴已极，极则生一阳，故曰"复一"。一也者，真气也，天之体也，气虽在下，实无时而不发于上也。若离中真阴，地体也，虽居于上，实无时而不降于下也。故《易》曰"本乎天者亲上，本乎地者亲下"，此阴阳升降之要，万古不易之至理也。业医者果能细心研究，即从真龙上领悟阴阳，便得人身一付全龙也。

手少阳三焦（决渎之官，水道出焉）经（自亥时起无名指关冲穴，至眉毛丝竹空穴止）、手厥阴包络（臣使之官，喜乐出焉）经（自戌时起乳后天池穴，至手中指中冲穴止），二经分配共成十二经。包络，一名膻中（细考即护心油）。

三焦部位说

上焦统心肺之气，至膈膜；中焦统脾胃之气，自膈膜下起而至脐中；下焦统肝肾之气，自脐中起而至足。上焦天也（即上元），中焦地也（即中元），下焦水也（即下元）。天气下降于地，由地而入水；水气上升于地，由地而至于天。故曰："地也者，调和阴阳之枢机也。"三焦之气，分而为三，合而为一，乃人身最关要之府，一气不舒，则三气不畅，此气机自然之理。学者即在这三焦气上探取化机，药品性味探取化机，便得调和阴阳之道也。

五行总括图

卦东卦
　方
☰　　☰

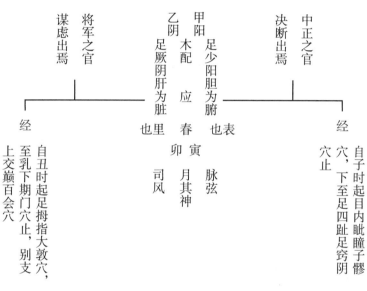

中正之官　决断出焉

甲阳　乙阴　木配　应春　足少阳胆为腑　也表　足厥阴肝为脏　也里

将军之官　谋虑出焉

寅　卯　司风　月其神　脉弦

经穴止

经穴止，自子时起目内眦瞳子髎穴，下至足四趾足窍阴

经　自丑时起足拇指大敦穴，至乳下期门穴止，别支上交巅百会穴

在变动为握
在脏为肝
在音为角
在地为木
在天为风
在窍为目
在味为酸
在体为筋
在志为怒
在色为苍
在声为呼

火为妻子
土为妻子
所恶者风
化者泪
藏魂
华血
其充在筋
华在爪
金为贼
水为母

之达郁木

147

扶阳论坛

附录：医理真传

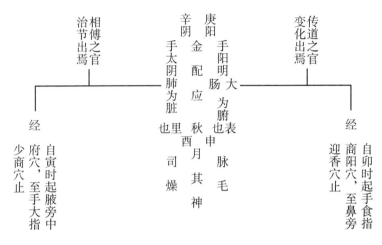

传道之官
变化出焉

经
自卯时起手食指
商阳穴，至鼻旁
迎香穴止

庚阳　手阳明　大
金　为腑也　肠
配　表
应　申　脉
辛阴　秋月　其　毛
　　西　神
手太阴肺为脏　司
也　里　燥

相傅之官
治节出焉

经
自寅时起腋旁中
府穴，至手大指
少商穴止

在变为咳　　水为子
在色为白　　木为妻
在脏为肺　　藏魄
在体为皮　　所恶者
　　　　　　化涕　寒
在天为燥
在地为金　　饮冷伤肺
在音为商
在声为哭　　其华在毛
在窍为鼻　　充在皮
在味为辛　　其华
在志为忧　　土为母
　　　　　　火为贼

之泄郁金

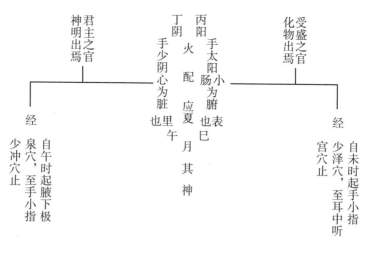

南方 卦 ☲

君主之官 神明出焉 ———— 经 自午时起腋下极泉穴，至手小指少冲穴止

丁阴 手少阴心为脏也 里 午 其神
丙阳 火 配 应夏 月 其神

受盛之官 化物出焉 ———— 经 自未时起手小指少泽穴，至耳中听宫穴止

丙阳 手太阳肠小为腑表也 巳

在变为忧
在色为赤　金土为妻子
在体为脉
在脏为心
在地为火　所藏者神
在天为热　恶热　化汗
在音为徵
在窍为舌
在味为苦　其充在脉
在志为喜　其华在面
在声为笑　水木为贼母

之发郁火

149

北方　卦☵

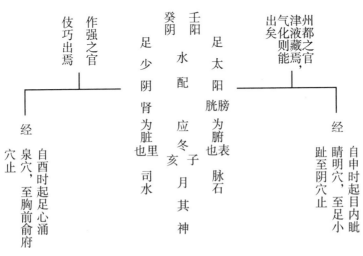

州都之官，津液藏焉，气化则能出矣

壬阳　水配
癸阴

足太阳膀胱为腑也表　脉石应冬亥子月其神
足少阴肾为脏也里　司水

作强之官
伎巧出焉

经
自申时起目内眦睛明穴，至足小趾至阴穴止

经
自酉时起足心涌泉穴，至胸前俞府穴止

在音为羽　木为子
在色为黑　火为妻
在脏为肾　藏志
在体为骨　所恶者化唾
在天为寒
在地为水
在声为呻　久立伤骨
在窍为耳
在味为咸　其华在发
在志为恐　金为母
在变为慄　土为贼

之折郁水

卦　中　卦
央
☷　　☷

仓廪之官
五味出焉

戊阳
己阴

足阳
明胃

土配应四季

为腑也表　戌辰
脉缓
丑月其
戊
未司湿　其神

足太
阴脾

为脏也里

谏议之官
知周出焉

经
自辰时起目下
承泣穴，至足
次趾厉兑穴止

经
自巳时起足趾隐
白穴，至腋下大仓
穴止

在变为哕　　金为子
在色为黄　　水为妻
在地为土　　所藏者意
在脏为脾　　恶湿
在体为肉　　化涎
在音为宫
在味为甘　　其华在唇
在志为思　　火为母
在声为歌　　木为贼

之夺郁土

151

五运所化

甲己化土如甲己之岁，以土运统之，余同推。

乙庚化金

丙辛化水

丁壬化木

戊癸化火

司天在泉图

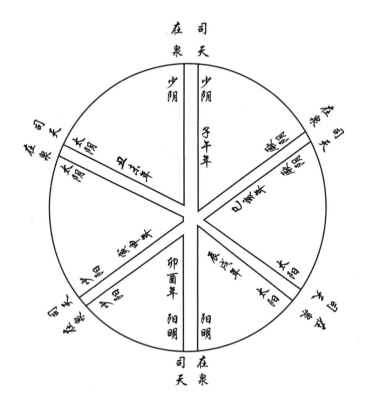

五行本体受病、相传为病

天地化生五行，其中不无偏盛也。盖五行各秉一脏，各得一气，各主一方，各司一令，各有所生，各有所化，各有所制，各有所害。所以东方生风木，司春令，在人为肝，肝气不舒，则发而为病，病有盛衰。南方生热火，司夏令，在人为心，心气不舒，则发而为病，病有盛衰。长夏生湿土，主四季，在人为脾，脾气不舒，则发而为病，病有盛衰。西方生燥金，司秋令，在人为肺，肺气不舒，则发而为病，病有盛衰。北方生寒水，司冬令，在人为肾，肾气不舒，则发而为病，病有盛衰。此五行本体之为病也。

而更有母病及子者，如金病而移于肾是也；子病及母者，如肾病而移于肺是也。有妻病而乘于夫者，如土病而传于肝是也；有夫病而及于妻者，如肝病而传于土是也。有因相生而传为病者，如金病传水，水传木，木传火，火传土，土传金是也。有因相克而传为病者，如金病传木，木传土，土传水，水传火，火传金是也。学者能留心于此，而治病便不难矣。

论气血盛衰篇

人身虽云五脏六腑，总不外乎气血两字。学者即将气血两字，留心讨究，可无俟他求矣。

夫气有余便是火，火旺者阴必亏，如仲景人参白虎汤、三黄石膏汤，是灭火救阴法也；芍药甘草汤、黄连阿胶汤，是润燥扶阴法也；四苓滑石阿胶汤、六味地黄汤，是利水育阴法也。气不足便是寒，寒盛者阳必衰，如仲景四逆汤、回阳饮，是温经救阳法也；理中汤、甘草干姜汤，是温中扶阳法也；附子细辛汤、真武汤，是温肾助阳法也。后贤改用滋阴降火之法，是套人参白虎润燥救阴诸法。而以之治气有余之症，法则可从；若用之于气不足之人，则失之远矣。

辨认一切阳虚证法

凡阳虚之人，阴气自然必盛（阴气二字，指水旺，水即血也。血盛则气衰，此阳虚之所由来也）。外虽现一切火症（此火名虚火，与实火有别。实火本客气入阳经，抑郁所致。虚火即阴气上僭，阴指水，气即水中先天之阳，故曰虚火。水气以下流为顺，上行为逆，实由君火太弱，不能镇纳，以致上僭而为病），近似实火，俱当以此法辨之，万无一失。阳虚病，其人必面色、唇口青白，无神，目瞑倦卧，声低息短，少气懒言，身重畏寒，口吐清水，饮食无味，舌青滑或黑润青白色、淡黄润滑色，满口津液，不思水饮，即饮亦喜热汤，二便自利，脉浮空，细微无力，自汗肢冷，爪甲青，腹痛囊缩，种种病形，皆是阳虚的真面目，用药即当扶阳抑阴（扶阳二字，包括上中下，如桂枝、参、芪，扶上之阳；姜、蔻、西砂，扶中之阳；天雄、附子、硫黄，扶下之阳）。然又有近似实火处，又当指陈。阳虚症，有面赤如朱而似实火者（元阳外越也，定有以上病情可凭）；有脉极大劲如石者（元阳暴脱也，定有以上病情可凭）；有身大热者（此条有三：一者元阳外越，身必不痛不渴，无外感可凭；一者产妇血骤虚，阳无所附；一者吐血伤阴，元气无依，吐则气机发外，元气亦因而发外也）；有满口齿缝流血者（阳气虚不能统血，血盛故外越也）；有气喘促、咳嗽痰涌者（肺为清虚之脏，着不得一毫阴气，今心肺之阳不足，故不能制僭上之阴气也。阴气指肾水肾火，此条言内伤）；有大、小便不利者（阳不足以化阴也，定有以上病情可凭）。此处略具一二，再玩阳虚门问答便知。

154

辨认一切阴虚证法

凡阴虚之人，阳气自然必盛（阳气二字，指火旺，火旺则水亏，此阴虚之所由来也）。外虽现一切阴象，近似阳虚症，俱当以此法辨之，万无一失。阴虚病，其人必面目、唇口红色，精神不倦，张目不眠，声音响亮，口臭气粗，身轻恶热，二便不利，口渴饮冷，舌苔干黄或黑黄，全无津液，芒刺满口，烦躁谵语，或潮热盗汗，干咳无痰，饮水不休，六脉长大有力，种种病形，皆是阴虚的真面目，用药即当益阴以破阳（益阴二字，包括六阴在内，照上气血盛衰篇，论气有余便是火一段，存阴、救阴、化阴、育阴诸方俱备，仔细揣摩，便知阴虚之道也）。然亦有近似阳虚者，历指数端。阴虚症，有脉伏不见，或细如丝，而若阳虚极者（热极则脉伏也，定有以上病形可凭）；有四肢冷如冰，而若阳绝者（邪热内伏，而阳气不达于四末也，定有以上病情可凭）；有忽然吐泻，大汗如阳脱者（此热伏于中，逼出吐泻也，定有以上病形可凭）；有欲言不能，而若气夺者（热痰上升蔽壅也，定有以上病情可凭）。此处不过具其一二，余于阴虚证作有问答数十条，反复推明，细玩便知。

按：阴虚症，皆缘火旺（火即气），火盛则伤血，此千古不易之理。后贤专以火立论，而阴虚症之真面目尽掩矣。仲景存阴、化阴、育阴、救阴之法俱废，无人识矣，今特证之。

外感说

夫病而曰外感者，病邪由外而入内也。外者何？风、寒、暑、湿、燥、火六淫之气也。人若调养失宜，阴阳偶乖，六邪即得而干之。六气首重伤寒，因寒居正冬子令，冬至一阳生，一年之气机，俱从子时始起，故仲景先师首重伤寒，提出六经大纲，病气挨次传递，始太阳而终厥阴，论伤寒，而暑、湿、燥、火、风俱括于内；论六日传经，而一年之节令已寓于中。真是仙眼仙心，窥透乾坤之秘；立方立法，实为万世之师。学者欲入精微，即在伤寒六经提纲病情方法上探求，不必他书上追索。须知伤寒论阳明，而燥症之外感已寓其方；论太阴，而湿症之外感可推其药。他如言少阳、少阴、厥阴，而风、火之外感，亦莫不具其法也。世之论外感者，务宜于仲景伤寒书上求之可也。

病之浅深轻重，固是不同，总不外乎六经。六经各有提纲病情，昭然如日月之经天，丝毫莫混。学者只要刻刻将提纲病情，熟记胸中，再玩后之六经定法贯解，细心领会，便得步步规矩、头头是道之妙，方可以为世之良医也。

内伤说

内伤之论多矣，诸书统以七情赅之。喜盛伤心，怒盛伤肝，恐惧伤肾，忧思伤脾，悲哀伤肺，是就五脏之性情而论也。而余则统以一心括之。夫心者，神之主也。凡视听言动，及五劳等情，莫不由心感召。人若心体泰然，喜怒不能役其神，忧思不能夺其柄，心阳不亏，何内伤之有乎？凡属内伤者，皆心气先夺，神无所主，不能镇定百官，诸症于是蜂起矣。此等症，往往发热咳嗽，少气懒言，身重喜卧，不思饮食，心中若有不胜其愁苦之境者，是皆心君之阳气弱，阳气弱一分，阴自盛一分，此一定之至理也。阳气过衰（即不能制阴），阴气过盛（势必上干），而阴中一线之元阳，势必随阴气而上行，便有牙疼、腮肿、耳肿、喉痛之症，粗工不识，鲜不以为阴虚火旺也。不知病由君火之弱，不能消尽群阴，阴气上腾，故牙疼诸症作矣。再观于地气上腾，而为黑云，遮蔽日光，雨水便降，即此可悟虚火之症，而知为阳虚阴盛无疑矣。古人有称"痨"字从"火"者，即是内伤之主脑，惜乎言之未畅，而说之未当也。余故反复推明虚火之由，以为将来告。

望 色

望色无他术，专在神气求。实证多红艳，虚证白青浮。部位须分定（额心、颏肾、鼻脾、左腮肝、右腮肺），生克仔细筹。吉凶都可料，阳浮记心头（久病之人，未受外感，忽面现红光若无病者，乃元阳外越，旦夕死亡之征）。

闻　声

细听呼与吸（呼出心肺，吸入肝肾），痰喘有无声。呃逆分新久，微（微言也）厉（声大也）判盈缩。抑郁多长气，腹痛定呻吟。谵语虚实异，留神仔细评（阳明实症谵语，乃热甚神昏，热极者，狂叫喜笑不休。少阴虚寒症，言语错乱若谵语，其实非谵语也，乃气虚阳脱，神无所主也）。

问　症

探病须细问，疼痛何由生。寒热分新久，痞满判重轻。喜饮冷和热，二便黄与清。妇女胎产异，经信最为凭。

切　脉

脉分上中下，浮沉迟数衡。有力与无力，虚实自然明。大小兼长短，阴阳盛衰情。二十八脉象，堪为学者绳（脉之一途，千变万化，总在这阴阳两字上求之，其要不出浮、沉、迟、数，有力与无力耳。李士材之二十八脉，虽说繁冗，然逐步以言病，亦大费苦心，初学原不可少，此特明其要）。

伤寒六经提纲病情

一日太阳以"脉浮，头痛、项强、恶寒"八字为提纲，"恶寒"二字为病情。

二日阳明以"胃家实"三字为提纲，"恶热"二字为病情。

三日少阳以"口苦、咽干、目眩"六字为提纲，"喜呕"二字为病情。

四日太阴以"腹满而吐，食不下，自利益甚，时腹自痛，若下之，必胸下结鞭"二十三字为提纲，"食不下"三字为病情。

五日少阴以"脉微细，但欲寐"六字为提纲，"但欲寐"三字为病情。

六日厥阴以"消渴，气上撞心，心中疼热，饥而不欲食，食则吐蛔，下之利不止"二十四字为提纲，"不欲食"三字为病情。

六经定法贯解

凡病邪初入，必由太阳。太阳为寒水之区，居坎宫子位，人身之气机，日日俱从子时发起，子为一阳，故曰太阳。太阳如天之日（日从东海而出，海为储水之区，水性主寒，故曰太阳寒水），无微不照，阳光自内而发外，一身上下四旁，莫不毕照焉。所以主皮肤，统营卫，为一身之纲领。

然太阳底面，即是少阴肾经（相为表里也）。若太阳病，过发汗，则伤少阴肾中之真阳，故有亡阳之虞。所以近来医家、病家，畏麻、桂二汤发汗，等于砒毒，毫不敢用，由其不知麻、桂二汤，非发汗之剂，乃协和营卫之方也。营卫协和，则向之伏于皮毛肌肉间者，今皆随汗而尽越于外矣。邪出于外，则表气疏，里气畅，病所以立解矣。至若发汗而致亡阳者，岂真麻、桂之为害哉？不知由其人内本先虚，复感寒邪，今得桂、麻协和阴阳，鼓邪外出，大汗淋漓，而肾中一线之元阳，乘气机之鼓动，而与汗俱出，实气机势时之使然，非桂、麻之必使人亡阳也。观于气实之人发汗，毫不为害，从可识矣。然则仲景又岂不知内虚之人，不可发汗乎？观于食粥与不食粥，微发汗、更发汗、中病即止诸句，仲景已于内虚之人，早为筹画矣。真是步步规矩，处处苦心，惜乎知之者寡耳。

六经当以一贯解之，章旨太多，恐学者易倦，仍将六经分解，参以附解，须知分解还是贯解，附解不在分贯之列，分贯是六经大旨，附解是补六经未发之大意。

（附解）按：六经以太阳为首，厥阴为终。经者常道也，先天之真阳，原寄于肾，肾与膀胱相表里（肾为里，膀胱为表），真阳之气机发动，必先行于太阳经，而后行于诸经，昼夜循环，周而复始。然太阳四面皆水，寒气布护，故曰："太阳之上，寒气主之。"真阳之气，此刻初生，阳气甚微，若太阳经病过发汗，则伤肾中之真阳（表阳被夺，里阳立消），故有亡阳之虞。须知太阳地界主寒，复感外寒之客气所犯，阻其真阳运行之机，故太阳之经症作。二日阳明，阳明地界主燥，客寒之气，自太阳而走入燥地，寒邪便化为燥邪，燥邪入阳明经，而阻其真阳运行之机，则阳明之经症作。余仿此，学者务宜留心，六经各有表里，即有病经不病里处，详太阳经附解。

太阳经证解

按：太阳一经，以寒为本（太阳之上，寒气主之故也），少阴为中气（肾与膀胱为表里），太阳为标（主外，是本经之标、本、中三气也）。太阳一经为病，有经病（本经自病），有伤风症（经症中之兼症），有伤寒症（经症中之兼症），有两感症（经症中之兼症），有腑症（太阳中之里症）。腑症之中，又有蓄尿症、蓄热症、蓄血症、癃闭症（腑症中恒有之病也）。不可不知也。

经症者何？脉浮、头项强痛、恶寒、发热是也（经病情形）。

兼自汗而恶风者，则为伤风症，是太阳之卫分为风邪所伤也，主以桂枝汤，协和营卫，驱风邪外出，浅一层立法也。服此方而若解，则病愈（此刻节令之气寒，客风亦寒，故曰风寒。寒气即是风气，风气即是寒气。仲景以风寒冠首，一示厥阴循环之意，一示风轮主持大世界之意，风字宜活看）。

经症而兼无汗者，则为伤寒症，是太阳之营分为寒邪所伤也，主以麻黄汤，大开腠理，俾营分之寒邪，尽从汗出，深一层立法也。服此方而若解，则病愈（此际若不知发汗，则病进从实；若过发汗，则症变从虚；若妄下，则症变从误）。

经症而兼壮热、烦躁、脉浮紧者，则为两感症，是太阳之营卫，为风邪寒邪所伤也，主以大青龙汤，营卫两解，风寒并驱，又深一层立法也。

服此方而若解，则病愈（两感症，又有一日太阳而与少阳同病，亦名两感症。三阳症与三阴症同见，亦名两感。用药即当解表温经，再看表里重轻。以上兼症三法，系本经恒有之候，非传经之谓也。传经法详附解）。

设若不解，不传经则必传腑（传经则现经症，传腑则现腑症）。腑症者何？口渴而小便不利是也。是邪由太阳之经，而转入太阳之腑也，主以五苓散，化太阳之气，气化一行，小便亦利，邪亦可从此而出，病亦可从此解矣（此处便是太阳首尾界限）。

至于腑症之中，另有蓄尿一症（病形小腹满、便短赤不利、口渴），盖膀胱乃储水之区，今为寒气所束，太阳之气微，不足以胜其寒邪之气，气机于是乎不运矣，气机一刻不运，则所储之水即不能出，势必上涌，而小腹作满，故名之曰蓄尿，主以五苓倍桂，桂本辛温，力能化太阳之寒气，气化一行，小便得出，病亦立解，此法中之法也。

另有蓄热一症（病形小腹不满、口渴、溺赤），由寒邪入腑，从太阳之标阳而化为热，热甚，则必涸其所注之水，故小腹不满而便不利，故名之曰蓄热，主以五苓去桂，加滑石以清利其热，热邪一去，腑自立安，亦法中之法也。

另有蓄血一症（病形小腹鞕满），缘由寒邪入腑，阻其太阳之气机，而循行本经之血液，失其常度，不得归经，流入腑中，聚而不散，少腹鞕满，故名之曰蓄血，主以五苓散中加桃仁、红花、当归、万年霜之类，从小便以逐其瘀，即可移危为安，皆不易之法也。

另有癃闭一症，与热结膀胱不同。热结者，尿常可出一二点；此则胀翻出窍，尿不得出，由三焦气机不运，水道壅塞太甚，法宜升提，俾壅者立开（此下陷从上治法也），尿即得出，病亦可解，此皆不易之法也。此太阳一经经、腑症形如是，至于传经，详附解。

附解：太阳经，有经症初见，不传本经之腑，而传阳明、少阳，三阳经症同见者，名三阳并病，即以三阳之法治之，如桂枝汤加葛根、柴胡是也。有经症初见，传阳明而不传少阳者，名二阳为病，即以二阳之法治之，如桂枝加葛根汤是也。又有三阳经症同见，而见太阴之腹满、自利，即于三阳表药中，合理中之法治之。有经症初见，转瞬而见少阴之身重欲寐者，肾与膀胱为表里，表病而及里也，当从少阴之法治之，如麻黄附子细辛汤是也。至于当汗而不汗，表里不通，壮热烦躁者，大青龙是也。经症误下遂利者，桂枝加葛根汤是也（误下邪陷于内，故加葛根以举之）。过汗而至汗不止者，桂枝加附子汤是也。下后而至脉促、胸满者，桂枝去芍药汤是也。仲景之法，总在活法圆通，并无死法，方方皆有妙义，轻重大有经权，学者先将六经提纲病情熟记于心，方能见病知源。六经所主气机乃为本，客气所生乃为病，客气往往随主气而化为病，故一经一经病形不同，虽云伤寒二字冠首，因寒在子，故也。

阳明经证解

按：阳明一经，以燥为本（阳明之上，燥气主之故也），太阴为中气（脾与胃为表里），阳明为标（主外，是本经之标、本、中三气也）。有经症、有里症、有腑症，不可不知也。

（以下承接上太阳经）太阳之寒邪未尽，势必传于阳明，则治阳明必兼治太阳，若全不见太阳之经症、腑症病情，独见阳明之经症、腑症，则专治阳明，方为合法。当知寒邪走入燥地，即从燥而化为燥邪，乃气机势时之使然也（寒邪化燥，乃本经病机主脑）。

经症者何？前额连眼眶胀痛，鼻筑气而流清，发热不恶寒，此际寒邪初入阳明之经，寒气尚有一线未化尽，故还见筑气、流清涕之寒形，渐渐发热不恶寒（不恶寒三字，便是寒邪俱化为热也）。邪在经尚可解肌，故用葛根汤以解肌，俾邪从肌肉而出（阳明主肌肉故也），此本经浅一层立法也。服此方而邪若解，则病愈。

设若不解，有传少阳之经，而不传本经之腑，有传本经之腑，而不传少阳之经者出矣（便是分途处）。若本经经症，合少阳之经症，名二阳合病，即以二阳之法治之，如葛根汤合柴胡汤是也。若本经经症，而传入本经之里，则现口燥心烦，汗出恶热，渴欲饮冷（这便是里症情形）。此刻全无一点寒形，尽是一团燥热之邪气，盘据胃中，兼之胃乃多气多血之腑，邪热之气，又合胃中之气，二火交煽于中，则邪热炽矣。热甚则血亏，故口燥心烦；热蒸于外，故汗出；内热太甚，则乞救于外之水而欲为之扑灭，故大渴饮冷，仲景用白虎汤以救之，有不使邪热归腑之意，深一层立法也。服此方而若解，则病愈。

设若白虎力轻，未能扑灭其邪热，邪即入腑，便见张目不眠，声音响亮，口臭气粗，身轻恶热，大便闭塞等情，此际邪已归腑。邪至腑中，热已过盛，热盛必将肠胃中之血液灼尽，即肠胃中所存宿谷糟粕中之津液，亦必灼尽。胃中枯槁，阴气不得上交，所以张目不眠，胃火旺极，故声音响亮、口臭气粗、身轻恶热，肠胃此际，无一毫血液运其糟粕，故大便闭塞。通身上下不啻一盆烈火，若不急为扑灭，顷刻将周身血液灼尽，脏腑有立坏之势也，主以大、小承气汤，苦寒陡进，推荡并行，火邪一灭，正气庶可复生。即有痞、满、实、燥、坚、谵语、狂走等情，皆缘热邪所致，俱当以此法为主，不可因循姑息，酿成脱症之祸矣（阳旺极，而阴必立消）。

附解：病缘是伤寒为本，至于用大黄、芒硝、石膏之药，全不见伤寒面目，学者至此，每多茫然莫解，由其不知化机与六经所主耳。万病不出阴阳两字，阳极化阴，阴极化阳，自然之理。阴阳分布六经，六经各有所主之气，寒主太阳，燥主阳明，火主少阳，湿主太阴，热主少阴，风主厥阴。须知寒邪至燥地，寒气即化为燥邪，一定不易之理也（譬如一团冷物，放于热物之中，顷刻冷物亦化为热物；一团热物而放于冷物之中，顷刻热物亦化为冷物。知此化机，便得伤寒一贯之旨，庶可识仲景步步立法之苦心也）。他经化机仿此。仲景以伤寒二字冠首者，寒居正冬子令，一阳初生，为一岁之首，一年分六气，六气配六经，一岁之气机，可以六日括之，六日之气机，又可以一日尽之。生生化化，循环不已，学者宜知。

少阳经证解

按：少阳一经，以火为本（少阳之上，相火主之故也），厥阴为中气（肝与胆为表里），少阳为标（主外，是本经之标、本、中三气也）。有经症，有腑症，有半表半里症，不可不知也。

（以下承接阳明经）如阳明之邪未罢，势必传于少阳，则治少阳必兼治阳明，如全不见阳明之经症、腑症，而独见少阳之经症、腑症者，则专治少阳，方为合法。

经症者何？头痛在侧，耳聋喜呕，不欲食，胸胁满，往来寒热是也。夫寒邪之客气，每至阳明燥地而化为燥邪，燥邪之客气未尽，遂传入少阳（客寒至阳明，从燥而化为燥邪，燥邪入少阳，为病机主脑）。盖少阳主枢，有枢转阴阳之道，今因燥邪之客气干之，阻其少阳条达之气机，正邪相击，故两侧头痛作矣（耳前后两侧俱属少阳）；胆脉入耳，燥邪干之，清窍闭塞，耳遂骤聋；木原喜乎条达，呕则气动，木气稍泄，病故喜呕；木气不舒，上克脾土，土畏木克，故不欲食；胸胁者，肝胆所主之界限也，肝胆不舒，胀满并作（即此便可悟客气之过也。客气详附解）。少阳与太阴接壤，系阴阳交界之区，故曰半表半里。邪附于胆，出与阳争则热，入与阴争则寒（阳指阳明，阴指太阴），故有寒热往来也。主以小柴胡汤，专舒木气，木气得舒，枢机复运，邪自从枢转而出，此本经浅一层立法也。

用药未当，邪不即出，则必入腑，即现口苦、咽干、目眩（六字乃本经腑症提纲）。此际燥邪入腑，合本经标阳，燥与热合成一家，热甚则胆液泄，故口苦、咽干；肝开窍于目，与胆为表里，表病及里，里热太甚，必伤肝中所藏之血液，故目眩。主以黄芩汤，清其里热，里热一解，邪自灭亡，此本经深一层立法也。

所谓半表半里症者何？即其所处之界，分而言之也。邪在三阳，俱以表称；邪在三阴，俱以里论。半表者从阳分（少阳与阳明、太阳为一家也），半里者从阴分（少阳与太阴接壤，太阴与少阴、厥阴为一家也），故诸书言"疟病不离少阳"，因其寒热之往来而决之于少阳也（表邪之为病，寒热无定候，疟邪之为病，寒热有定候，以此别之）。邪在少阳，不能从枢转而出，直趋阳明地界，阳明主燥，故病者发热（即热疟也）；邪苟不趋阳明，而专趋太阴，太阴主寒，故病者发寒（即寒疟也）。学者能于寒热二字，探其轻重，则治疟不难也。

附解：有少阳经症初见，而合三阴为病者，即合三阴之法治之。须知伤寒有传经不传腑，传腑即不传经，更有直中太阴、少阴、厥阴，切切不可拘于"一日太阳，二日阳明"上搜寻，总在这六经提纲病情上体会，即误治变逆，亦可知也。即本经自受之风、自受之寒、自受之热，皆可以辨也。伤寒一书，通体就在这邪正二字。正气乃六经之本气也，寒为太阳之本气，燥为阳明之本气，火为少阳之本气，湿为太阴之本气，热为少阴之本气，风为厥阴之本气。六经之本气，乃一定不易之气也。六经只受得先天之真气，受不得外来之邪气，邪气即客气也。客气者何？风、寒、暑、湿、燥、火是也。此六客者，天地常有之客也，正气旺者，客气不得而干之；正气弱者，客气即得而入之。六客皆能损人之气血，戕人之性命，故仲景首以寒客立论，先提出六经本气，后指出寒邪之客气，或在三阳，或在三阴；或病于经，或病于腑；或病于卫，或病于营；或随燥化，或随热化，或随湿化，或从火化，或从风化；或邪在表，误下而入内；或邪在里，误汗而变逆。出入变化，往来盛衰，皆客气流行自然之道，实因人身五脏、六腑之偏盛致之也。学者务要识得六经本气、病情、提纲，即能明客气之所在，而用药有据，则不惑也。仲景虽未将六客逐位立论，举伤寒一端，而六客俱在也。即外之尸气、瘴气、疫气、四时一切不正之气，亦皆可仿此而推也。

太阴经证解

按：太阴一经，以湿为本（太阴之上，湿气主之故也），阳明为中气（胃与脾为表里），太阴为标（主外，是本经之标、本、中三气也）。有经症，有五饮症，有着痹、行痹症，有阳黄、阴黄症（本经恒有之病），不可不知也。

（以下承接少阳经）如少阳之邪未罢，势必传入太阴，则治太阴必兼治少阳；若全不见少阳之经、腑证，则专治太阴，方为合法。

经症者何？腹满而吐，食不下，时腹自痛，自利益甚，手足自温是也。夫太阴主湿而恶湿（太阴为阴经，与阳经有别。寒邪由太阳、阳明、少阳，此际寒邪全化为热，并无寒邪之形，即有寒者，皆由太阳误下，而寒陷于内者有之。务要知得少阳火邪，传至太阴，即从太阴湿而化为湿邪，为传经病机主脑），少阳之热邪入而附之，即从湿化。湿气太甚，阻滞中脘，邪乘于上，则腹满而吐；邪乘于下，则腹痛自利。四肢禀气于胃，邪犯脾未犯胃，故虽有吐利，而手足尚温也。主以理中汤，直守其中，上下自定，乃握要道也。若桂枝倍芍药汤，是太阳经症误下，而寒邪陷入太阴之内也（三阴症，原不在发汗之例，不应用桂枝。若此方而用桂枝者，仍是复还太阳之表也，须知）。

至于五饮症者何？夫饮者，水之别名也，即以一水字括之，不必另分名目，名目愈多，旨归即晦，学者更无从下手。故仲景列于太阴，太阴主湿，湿即水也（本经是水，复得外来之客水），水盛则土衰，土衰即不能制水，以致寒水泛溢，或流于左，或流于右，或犯心下，或直下趋，或化为痰，种种不一，故有五饮之说焉。经云"脾无湿不生痰"，即此一语，便得治五饮之提纲也。治法总不外健脾、温中、除湿、行水、燥脾为主，因其势、随其机而导之利之，即得步步立法之道也。

所谓着痹、行痹者何？夫痹者，不通之谓也。经云："风寒湿三气，合而为痹。"风胜为行痹，寒胜为着痹（行痹流走作痛，着痹痛在一处），风为阳而主动，风行而寒湿随之，故流走作痛；寒为阴而主静，寒停不行，风湿附之，故痛处有定。风寒湿三气，闭塞经络，往往从本经中气化为热邪，热盛则阴亏而火旺，湿热熏蒸，结于经隧，往往赤热肿痛，手不可近，法宜清热润燥。若忽突起，不赤不痛，则为溢饮所致，又当温中除湿，不可不知也。

所谓阳黄、阴黄者何？夫黄者，土之色也。今为湿热蒸动，土象外呈，故周身皮肤尽黄。阳者，邪从中化（中者，胃也。少阳之热，不从太阴之湿化，而从中化，胃火与湿合，熏蒸而色黄），阴者，邪从湿化。阳主有余，阴主不足，阳者主以茵陈五苓散，阴者主以附子理中汤加茵陈。立法总在湿热、阴阳二字分途，外验看病人之有神无神，脉之有力无力，声之微厉，则二症之盛衰立决矣。

附解：夫人身立命，全赖这一团真气流行于六步耳（真气乃人立命之根，先天种子也，如天日之流行，起于子宫，子为一，乃数之首也。六步

165

即三阳经、三阴经也）。以六步合而观之，即乾坤两卦也（三阳即乾卦，三阴即坤卦）。真气初生，行于太阳经，五日而一阳气足（五日为一候，又为一元），真气行于阳明经；又五日而二阳气足（此际真气渐甚），真气行于少阳经；又五日而三阳气足（合之三五得十五日，阳气盈，月亦圆满，月本无光，借日之光以为光，三阳气足，故月亦圆也）。此际真气旺极，极则生一阴，真气行于太阴经；五日而真气衰一分，阴气便旺一分也，真气行于少阴经；又五日而真气衰二分，阴气便旺二分也，真气行于厥阴经；又五日而真气衰极，阴气旺极也（三阳十五日，三阴十五日，合之共三十日，为一月，一月为一小周天，一岁为一大周天，一日为一小候，古人积日成月，积月成岁，乃不易之至理。一岁之中，上半岁属三阳，下半岁属三阴；一月之内，上半月属三阳，下半月属三阴；一日之内，上半日属三阳，下半日属三阴。一年之气机，即在一月尽之；一月之气机，又可以一日括之。三五而盈，三五而缩，盛衰循环不已，人身气机亦然）。阴极复生一阳，真气由盛而衰，由衰而复盛，乃人身一付全龙也（人活一口气，即此真气也）。

须知天地以日月往来为功用，人身以气血往来为功用（气即火也，日也；血即水也，月也）。人活天地之气，天道有恒，故不朽；人心无恒，损伤真气，故病故死。惟仲景一人，明得阴阳这点真机，指出三阴三阳界限，提纲挈领，开创渡世法门，为群生司命之主。后代注家，专在病形上论三阴三阳，固是，究未领悟气机，指出所以然之故，以致后学无从下手，虽记得三阳三阴，而终莫明其妙也。余故不惮烦，特为指出。

少阴经证解

按：少阴一经，以热为本（少阴之上，君火主之故也），太阳为中气（小肠与心为表里），少阴为标（主外，是本经之标、本、中三气也）。有经症，有协火症，有协水症，不可不知也（本经上火下水，上火，即手少阴心，下水，即足少阴肾）。

（以下承接太阴经）太阴之客邪未罢，势必传于少阴，则治少阴必兼治太阴；若全不见太阴症，而专见少阴症，则专治少阴，方为合法。

经症者何？脉微细，但欲寐是也。夫微细、欲寐，少阴之病情悉具，元阳之虚，不交于阴，阴气之弱，不交于阳，可知也。主以麻黄附子细辛汤，令阴阳交而水火合，非发汗之义也（世多不识），服此方而病可立解。立法之奇，无过于此。

至于协火而动者何？病人真阳素旺，客邪入而附之，即从阳化而为热，热甚则血液必亏，故病见心烦不眠，肌肤燥熯，小便短而咽中干，法宜养阴以配阳，主以黄连阿胶汤，分解其热，润泽其枯。

若协水而动者何？病人真阳素弱（阳弱阴必盛），客邪入于其中，即从阴化，阴气太盛，阳光欲绝，故病见目瞑倦卧、声低息短、少气懒言、身重恶寒、四肢逆冷，法宜回阳，阳旺阴自消，病庶几可愈矣。

附解：凡三阴症，以温补为要，是阴盛阳必衰，故救阳为急。三阳症，以解散清凉为主，是阳盛阴必亏，故救阴为先。然阳中有阴症，阴中有阳症，彼此互和，令人每多不解处，由其未将三阳三阴各有配偶认清，遂把病机辨察不确，六经不啻尘封也。

厥阴经证解

按：厥阴一经，以风为本（厥阴之上，风气主之故也），少阳为中气（胆与肝为表里），厥阴为标（主外，是本经之标、本、中三气也）。有经症，有纯阳症，有纯阴症，有寒热错杂症，不可不知也。

（以下承接少阴经）少阴之客邪未罢，势必传于厥阴，则治厥阴必兼治少阴；若全不见少阴经症，而独见厥阴，则专治厥阴，方为合法。

经症者何？消渴，气上撞心，心中疼热，饥而不欲食，食则吐蛔，下之利不止是也。夫厥阴之木气，从下起而上合于手厥阴包络，包络主火，风火相合为病。风火相煽，故能消，火盛津枯故见渴；包络为心之外垣，心包火动，故热气撞心而疼；木气太盛，上凌脾土，土畏木克，故饥而不欲食；蛔虫禀厥阴风木所化，故吐蛔；木既克土，土气大虚，若更下之，故利不止（是促其生化之机也）。主以当归四逆汤、乌梅丸两方（当归四逆汤是经症之主方，乌梅丸是厥阴之总方）。方中寒热并行，重在下降，立法大费苦心（细玩《长沙歌括》方解，便易明白）。

至于纯阳一症，乃客邪从本经之中气所化也（少阳主君火，客邪从火化），故见热深厥深，上攻而为喉痹，下攻而便脓血（外现张目不眠、口臭气粗之火象，有似阳明腑症形），在上则以黄连、二冬、阿胶、鸡子清，在下则以黄连、三冬、阿胶、鸡子黄治之，此润燥救阴之意也。

若纯阴症者何？原由客邪入厥阴，不从中化而从标化，标为至阴，客邪亦阴，故病见纯阴（外现必目暝倦卧，身重懒言，四肢逆冷，爪甲青黑，腹痛拘急等形是也）。法宜回阳，阳回则阴消，而病可瘳矣。

至若错杂者何？标阴与中同病也（外现腹中急痛，吐利厥逆，心中烦热，频索冷饮，饮而即吐者是也）。法宜大剂回阳，少加黄连汁同服，寒热互用，是因其错杂，而用药亦错杂也。

附解：六经各有标、本、中三气为主，客邪入于其中，便有从中化为病，有不从中化而从标化为病，有本气为病，故入一经，初见在标，转瞬在中。学者不能细心研究，便不知邪之出入也。余于六经定法，作为贯解，加以附解，不过明其大致。而细蕴处，犹未推明，得此一线之路，便解得三百九十七法之旨也。请细玩陈修园先生《伤寒浅注》，乃可造其精微也。

卷 二

医学一途，至微至精，古人立法立方，皆原探得阴阳盈虚消长、生机化机至理，始开渡世之法门，立不朽之功业，诚非易事也。全碌碌庸愚，何敢即谓知医，敢以管见臆说，为将来告。窃念一元肇始，人身性命乃立，所有五脏六腑、九窍百脉、周身躯壳，俱是天地造成，自然之理。但有形之躯壳，皆是一团死机，全赖这一团真气运用于中，而死机遂转成生机。奈人事不齐，不无损伤，真气虽存，却借后天水谷之精气而立（经云："无先天而后天不立，无后天而先天亦不生。"），故先天之本在肾（即真阳之寄处），后天之本在脾（即水谷之寄处），水谷之精气，与先天之真气，相依而行，周流上下四旁，真是无微不照者也。盖上下四旁，即三阴三阳六步，其中寓五行之义，各有界限。发病损伤，即有不同，总以阴阳两字为主。阴盛则阳必衰，阳盛则阴必弱，不易之理也。然阴虚与阳虚，俱有相似处，学者每多不识，以致杀人。全不佞，采取阳虚、阴虚症各数十条，作为问答，阴阳二症，判若眉列，以便学者参究，知得立解之意，则不为他症所惑，非有补于医门者哉？

阳虚症门问答

问曰：头面畏寒者，何故？

答曰：头为诸阳之首，阳气独盛，故能耐寒。今不耐寒，是阳虚也。法宜建中汤加附子，温补其阳自愈。

建中汤

桂枝九钱　　白芍六钱　　甘草六钱（炙）　生姜九钱

大枣十二枚　饴糖五钱　　附子三钱

用药意解

按：桂枝辛温，能扶心阳。生姜辛散，能散滞机。熟附子大辛大热，足壮先天元阳。合甘草、大枣之甘，辛甘能化阳也。阳气化行，阴邪即灭，气机自然复盛，仍旧能耐寒也。但辛热太过，恐伤阴血，方中芍药苦平，饴糖味甘，合之苦甘能化阴也。此病重在阳不足一面，故辛热之品多，而兼化阴，亦是用药之妙也。此方乃仲景治阳虚之总方也，药味分两，当轻当重，当减当加，得其旨者，可即此一方，而治百十余种阳虚症候，无不立应。

问曰：畏寒与恶风有别否？

答曰：恶风者，见风始恶，非若畏寒者之不见风而亦畏寒也。恶风一症，兼发热、头项强痛、自汗者，仲景列于太阳风伤卫症，主桂枝汤。畏寒一症，兼发热、头项强痛、无汗者，仲景列于太阳寒伤营症，主麻黄汤。若久病之人，无身热、头痛等症，而恶风者，外体虚也（卫外之阳不足也）。而畏寒者，内气馁也（元阳衰于内，而不能充塞也）。恶风者可与黄芪建中汤，畏寒者可与附子甘草汤。新病与久病，畏寒恶风，有天渊之别，学者务宜知之。

桂枝汤

桂枝九钱　白芍六钱　甘草六钱　生姜九钱

大枣十二枚

麻黄汤

麻黄六钱　桂枝三钱　杏仁二钱　甘草二钱

黄芪建中汤

建中汤加黄芪一味

附子甘草汤

附子一两　甘草六钱（炙）

用药意解

按：桂枝汤一方，乃协和营卫之剂也。桂枝辛温，能化太阳之气，生姜辛散，能宣一切滞机。桂枝与生姜同气相应，合甘草之甘，能调周身之阳气，故曰辛甘化阳。阳气既化，恐阴不与之俱化，而邪亦未必遽出也，又得芍药之苦平，大枣之甘平，苦与甘合，足以调周身之阴液，故曰苦甘化阴。阴阳合化，协于中和，二气流通，自然无滞机矣。故曰营卫协和，则病愈。仲景更加服粥以助之，一取水谷之精以为汗，一是壮正气而胜邪气也。

按：麻黄汤一方，乃发汗之峻剂也。因寒伤太阳营分，邪在肤表（肌腠浅一层，肤表深一层），表气不通，较桂枝症更重，故以麻黄之轻清，大开皮毛为君，皮毛大开，邪有路出；恐不即出，故以杏仁利之，气机得利，邪自不敢久停；复得甘草和中以助其正；更佐桂枝，从肌腠以达肤表，寒邪得桂枝辛温，势不能不散，遂从肤表达肌腠而出也。仲景不用服粥，恐助麻黄而发汗太过也（发汗二字，大有深义，汗本血液，固是养营之物，何可使之外出也？不知寒邪遏郁，气机血液不畅，则为病。此际之血液，不能养营，必使之外出，即是除旧布新之义也。病家切不可畏发汗，汗出即是邪出也。医家切不可不发汗，当知有是病，即当用是药。总之认症贵宜清耳）。

按：黄芪建中汤一方，乃桂枝汤加饴糖、黄芪耳。夫桂枝汤，乃协和营卫之祖方也，复得黄芪能固卫外之气，饴糖一味有补中之能。若久病恶风之人，皆原中气不足，卫外气疏，今得桂枝汤调和阴阳，黄芪、饴糖卫外守中，而病岂有不愈者乎？

按：附子甘草汤一方，乃先后并补之妙剂也。夫附子辛热，能补先天真阳；甘草味甘，能补后天脾土，土得火生而中气可复（附子补先天之火，火旺自能生脾土，故曰"中气可复"）。若久病畏寒之人，明系先天真阳不足，不能敌其阴寒之气，故畏寒。今得附子而先天真火复兴，得甘草而后天脾土立旺，何患畏寒之病不去乎？

（附）伏火说

世多不识伏火之义，即不达古人用药之妙也。余试为之喻焉：如今之人将火煽红，而不覆之以灰，虽焰，不久即灭，覆之以灰，火得伏即可久存。古人通造化之微，用一药，立一方，皆有深义。若附子、甘草二物，附子即火也，甘草即土也。古人云："热不过附子，甜不过甘草。"推其极也，古人以药性之至极，即以补人身立命之至极，二物相需并用，亦寓回阳之义，亦寓先后并补之义，亦寓相生之义，亦寓伏火之义，不可不知。

问曰：头面忽浮肿，色青白，身重欲寐，一闭目觉身飘扬无依者，何故？

答曰：此少阴之真气发于上也。原由君火之弱，不能镇纳群阴，以致阴气上腾，蔽塞太空，而为浮肿，所以面现青黑，阴气太盛，逼出元阳，故闭目觉飘扬无依。此际一点真阳，为群阴阻塞，不能归根，若欲归根，必须荡尽群阴，乾纲复振，况身重欲寐，少阴之真面目尽露，法宜潜阳，方用潜阳丹。

潜阳丹

西砂一两（姜汁炒） 附子八钱 龟板二钱 甘草五钱

用药意解

按：潜阳丹一方，乃纳气归肾之法也。夫西砂辛温，能宣中宫一切阴邪，又能纳气归肾。附子辛热，能补坎中真阳，真阳为君火之种，补真火即是壮君火也。况龟板一物，坚硬，得水之精气而生，有通阴助阳之力，世人以利水滋阴目之，悖其功也。佐以甘草补中，有伏火互根之妙，故曰潜阳。

问曰：病将瘥，一切外邪悉退，通身面目浮肿者，何故？

答曰：此中气不足，元气散漫也。夫病人为外邪扰乱，气血大亏，中气未能骤复。今外邪虽去，而下焦之阴气乘中土之虚，而上下四窜，故通身浮肿。虽云君火弱不足以制阴，此症实由脾土虚不能制水，而水气泛溢，可名水肿。一者脾土太弱，不能伏火，火不潜藏，真阳之气外越，亦周身浮肿，可名气肿。总而言之，不必定分何者为气肿、水肿，要知气行一寸，水即行一寸，气行周身，水即行周身，是元气散漫，而阴水亦散漫也。治病者不必见肿治肿，明知其土之弱，不能制水，即大补其土以制水；明知其元阳外越，而土薄不能伏之，即大补其土以伏火。火得伏而气潜藏，气潜藏而水亦归其宅，何致有浮肿之病哉！经云"火无土不潜藏"，真知虚肿之秘诀也。而余更有喻焉：试即蒸笼上气，而以一纸当气之上，顷刻纸即湿也。以此而推，气行则水行，气伏则水伏，可以无疑矣。此症可用理中汤加砂、半、茯苓温补其土，自愈。

理中汤

人参四钱　白术一两　干姜一两　甘草三钱

西砂四钱　半夏四钱　茯苓三钱

用药意解

按：理中汤一方，乃温中之剂也。以白术为君，大补中宫之土，干姜辛热，能暖中宫之气，半、茯淡燥，有行痰逐水之能，西砂辛温，有纳气归肾之妙。但辛燥太过，恐伤脾中之血，复得人参微寒，足以养液，刚柔相济，阴阳庶几不偏。然甘草与辛药同用，便可化周身之阳气，阳气化行，而阴邪即灭，中州大振，而浮肿立消，自然体健而身安矣。

问曰：眼中常见五彩光华，气喘促者，何故？

答曰：此五脏之精气发于外也。夫目窠乃五脏精华所聚之地，今病人常见五彩光华，则五气之外越可知，而兼气喘，明系阴邪上干清道，元阳将欲从目而脱，诚危候也。法宜收纳阳光，仍返其宅，方用三才封髓丹。

封髓丹

黄柏一两　砂仁七钱　甘草三钱（炙）

用药意解

按：封髓丹一方，乃纳气归肾之法，亦上、中、下并补之方也。夫黄柏味苦入心，禀天冬寒水之气而入肾，色黄而入脾，脾也者，调和水火之枢也，独此一味，三才之义已具。况西砂辛温，能纳五脏之气而归肾，甘草调和上下，又能伏火，真火伏藏，则人身之根蒂永固，故曰封髓。其中更有至妙者，黄柏之苦，合甘草之甘，苦甘能化阴。西砂之辛，合甘草之甘，辛甘能化阳。阴阳合化，交会中宫，则水火既济，而三才之道，其在斯矣。此一方不可轻视，余尝亲身阅历，能治一切虚火上冲、牙疼、咳嗽、喘促、面肿、喉痹、耳肿、目赤、鼻塞、遗尿、滑精诸症，屡获奇效，实有出人意外、令人不解者。余仔细揣摩，而始知其制方之意，重在调和水火也，至平至常，至神至妙，余经试之，愿诸公亦试之。

（附）七绝一首

阴云四合日光微，转瞬真龙便欲飞（真龙即真火，或上或下，皆能令人病。在上则有牙疼、喘促、耳面肿诸症，在下则有遗尿、淋浊、带诸症，学者苟能识得这一点真阳出没，以此方治之，真有百发百中之妙）。识得方名封髓意，何忧大地不春归。

问曰：两目忽肿如桃，头痛如裂，气喘促，面唇青黑者，何故？

答曰：此先天真火缘肝木而上，暴发欲从目脱也。夫先天之火，原寄于肾，病人阴盛已极，一线之元阳，即随阴气而上升。水为木母，母病及子，故缘肝木而上，厥阴脉会顶巅，真气附脉络而上行，阳气暴发，故头痛如裂；肝开窍于目，故肿如桃；气喘促者，阴邪上干清道，上下有不相接之势也；面、唇青黑，皆系一团阴气，元阳上脱已在几希之间。此际若视为阳症，而以清凉发解投之，旦夕即死也。法宜四逆汤以回阳祛阴，可愈。

四逆汤

附子一枚（生） 干姜一两五钱 甘草二两（炙）

用药意解

按：四逆汤一方，乃回阳之主方也。世多畏惧，由其不知仲景立方之意也。夫此方既列于寒入少阴，病见爪甲青黑，腹痛下利，大汗淋漓，身重畏寒，脉微欲绝，四肢逆冷之候，全是一团阴气为病，此际若不以四逆回阳，一线之阳光，即有欲绝之势。仲景于此，专主回阳以祛阴，是的确不易之法。细思此方，既能回阳，则凡世之一切阳虚阴盛为病者，皆可服也，何必定要见以上病情，而始放胆用之，未免不知几也。夫知几者，一见是阳虚症，而即以此方在分两轻重上斟酌，预为防之，万不致酿成纯阴无阳之候也。酿成纯阴无阳之候，吾恐立方之意固善，而追之不及，反为庸庸者所怪也。怪者何？怪医生之误用姜、附，而不知用姜、附之不早也。仲景虽未一一指陈，凡属阳虚之人，亦当以此法投之，未为不可。

所可奇者，姜、附、草三味，即能起死回生，实有令人难尽信者。余亦始怪之而终信之，信者何？信仲景之用姜、附而有深义也。考古人云"热不过附子"，可知附子是一团烈火也。凡人一身，全赖一团真火，真火欲绝，故病见纯阴。仲景深通造化之微，知附子之力能补先天欲绝之火种，用之以为君。又虑群阴阻塞，不能直入根蒂，故佐以干姜之辛温而散，以为前驱。荡尽阴邪，迎阳归舍，火种复兴，而性命立复，故曰回阳。阳气既回，若无土覆之，光焰易熄，虽生不永，故继以甘草之甘，以缓其正气，缓者即伏之之意也。真火伏藏，命根永固，又得重生也。此方胡可忽视哉？

迩来世风日下，医者不求至理，病家专重人参。医生入门，一见此等纯阴无阳之候，开口以人参回阳，病家却亦深信，全不思仲景为立法之祖，既能回阳，何为不重用之？既不用之，可知非回阳之品也。查人参，性甘微寒，主补五脏，五脏为阴，是补阴之品，非回阳之品也明甚。千古混淆，实为可慨！

问曰：**病人两耳前后忽肿起，皮色微红，中含青色，微微疼，身大热，两颧鲜红，口不渴，舌上青白苔，两尺浮大而空者，何故？**

答曰：此先天元阳外越，气机附少阳而上也。夫两耳前后，俱属少阳地界，今忽肿微痛，红色中含青色，兼之两颧色赤，口不渴，而唇舌青白，知非少阳之风火明矣。如系少阳之风火，则必口苦咽干，寒热往来，红肿痛甚，唇舌定不青白。今见青白苔，而阳虚阴盛无疑。身虽大热，无头疼、身痛之外感可据，元阳外越之候的矣。况两尺浮大而空，尺为水脏，水性以下流为顺，故脉以沉细而濡为平。今浮大而空，则知阴气太盛，一线之阳光，附阴气而上腾，有欲竭之势也。此际当以回阳祛阴，收纳真气为要。若不细心斟究，直以清凉解散投之，旦夕即亡。方宜白通汤主之，或潜阳丹亦可，解见上。

白通汤

附子一枚（生）　干姜二两　葱白四茎

用药意解

按：白通汤一方，乃回阳之方，亦交水火之方也。夫生附子大热纯阳，补先天之火种；佐干姜以温中焦之土气，而调和上下；葱白一物，能引离中之阴，下交于肾，生附子又能启水中之阳，上交于心，阴阳交媾，而水火互根矣。仲景一生学问，就在这阴阳两字，不可偏盛，偏于阳者则阳旺，非辛热所宜，偏于阴者则阴旺，非苦寒所可。偏于阴者，外邪一入，即从阴化为病，阴邪盛则灭阳，故用药宜扶阳；邪从阳化为病，阳邪盛则灭阴，故用药宜扶阴。此论外感从阴从阳之道也。学者苟能于阴阳上探求至理，便可入仲景之门也。

问曰：病人素缘多病，两目忽陷下，昏迷不醒，起则欲绝，脉细微而空者，何故？

答曰：此五脏之真气欲绝，不能上充而下陷，欲从下脱也。夫人身全赖一团真气，真气足则能充满，真气衰则下陷，此气机自然之理。今见昏迷，起则欲绝，脉微，明是真气之衰，不能支持也。法宜峻补其阳，方宜四逆汤以回其阳，阳气复回，而精气自然上充也。方解见上。

问曰：病后忽鼻流清涕不止，忿嚏不休，服一切外感解散药不应而反甚者，何故？

答曰：此非外感之寒邪，乃先天真阳之气不足于上，而不能统摄在上之津液故也。此等病，近似寒邪伤肺之症，世医不能分辨，故投解散药不愈而反甚。不知外感之清涕、忿嚏，与真气不足之清涕、忿嚏不同。外感之清涕、忿嚏，则必现发烧、头疼、身痛、畏寒、鼻塞之情形。真气不足之清涕、忿嚏，绝无丝毫外感之情状。况又服解散药不愈，更为明甚。法宜大补先天之阳，先天之阳足，则心肺之阳自足，心肺之阳足，则上焦之津液必不致外越也。人身虽云三焦，其实一焦而已。方宜大剂四逆汤，或封髓丹亦可，方解见上。即姜桂汤亦可。

姜桂汤

生姜一两五钱　桂枝一两

用药意解

按：姜桂汤一方，乃扶上阳之方也。夫上焦之阳，原属心肺所主。今因一元之气不足于上，而上焦之阴气即旺，阴气过盛，阳气力薄，即不能收束津液。今得生姜之辛温助肺，肺气得助，而肺气复宣，节令可行。兼有桂枝之辛热以扶心阳，心者，气之帅也，心阳得补，而肺气更旺（肺居心上如盖，心属火，有火即生炎，炎即气也。肺如盖，当炎之上，炎冲盖底；不能上，即返于下，故曰"肺气下降"，即此理也）。肺气既旺，清涕何由得出？要知扶心阳，即是补真火也（二火原本一气）。嚏本水寒所作（肾络通于肺，肾寒，故嚏不休），方中桂枝，不独扶心阳，又能化水中之寒气，寒气亦解，而嚏亦无由生。此方功用似专在上，其实亦在下也。学者不可视为寻常，实有至理存焉。

或又曰：扶心阳而肺气更旺，夫心火也，肺金也，补心火，而肺不愈受其克乎？

曰：子不知五行禀二气所生乎！五脏只受得先天之真气，原受不得外来之客气。今所扶者是先天之真气，非外感之客气，既云受克，则肺可以不必居心上也。况此中之旨微，有不可以尽泄者。

问曰：病人两耳心忽痒极欲死者，何故？

答曰：此肾中之阳暴浮也。夫两耳开窍于肾，肾中之火暴发于上，故痒极欲死。

或又曰：肝胆脉亦入耳，肝胆有火，亦可发痒，先生独重肾气，而不言肝胆之火，未免固执。

曰：子言肝胆有火，必不专在耳心，别处亦可看出，必不忽痒极欲死。今来者骤然，故直断之曰肾中之阳暴发也，法宜收纳真气为要。方用封髓丹，解见上。

问曰：病人两唇肿厚，色紫红，身大热，口渴喜热饮，午后畏寒，小便清长，大便溏泄，日二三次，脉无力者，何故？

答曰：此脾胃之阳竭于上也。夫两唇属脾胃，肿而色紫红，近似胃中实火，其实非实火也。实火之形，舌黄而必干燥，口渴必喜饮冷，小便必短，大便必坚，身大热，必不午后畏寒。此则身虽大热，却无外感可据。午后畏寒，明明阴盛阳衰，口渴而喜热饮，中寒之情形悉具。兼之二便自利，又日泄三五次，已知土气不实，况脉复无力，此际应当唇白之候，今不白而反紫红肿厚，绝无阳症可凭，非阴盛逼出中宫之阳而何？法宜扶中宫之阳，以收纳阳气为主，方宜附子理中汤。

附子理中汤

附子一枚　白术五钱　干姜五钱　人参二钱

甘草三钱（炙）

用药意解

按：附子理中汤一方，乃先后并补之方也。仲景之意，原为中土太寒立法，故以姜、术温燥中宫之阳，又恐温燥过盛，而以人参之微寒继之，有刚柔相济之意，甘草调和上下，最能缓中。本方原无附子，后人增入附子，而曰附子理中，觉偏重下焦，不可以"理中"名。余谓先后并补之方，因附子之功在先天，理中之功在后天也。此病既是真气欲竭，在中宫之界，非附子不能挽欲绝之真阳，非姜、术不足以培中宫之土气，用于此病，实亦妥切。考古人既分三焦，亦有至理，用药亦不得混淆。上焦法天，以心肺立极；中焦法地，以脾胃立极；下焦法水，以肝肾立极。上阳、中阳、下阳，故曰三阳。其实下阳为上、中二阳之根，无下阳，即是无上、中二阳也。下阳本乎先天所生，中阳却又是先天所赖，中阳不运，上下即不相交。故曰："中也者，天下之大本也。"后天既以中土立极，三焦亦各有专司，分之为上中下，合之实为一元也。用药者，须知立极之要，而调之可也。

问曰：满口齿缝流血不止，上下牙齿肿痛，口流清涎不止，下身畏寒，烤火亦不觉热者，何故？

答曰：此肾中之真阳欲绝，不能统肾经之血液也。夫齿乃骨之余，骨属肾，肾中含一阳，立阴之极，以统乎肾经之血液。肾阳苟足，齿缝何得流血不止？齿牙肿痛，明系阴气上攻，况口流涎不止，畏寒烤火亦不觉热，而真阳之火种，其欲绝也明甚。此症急宜大剂四逆汤，以救欲绝之真火，方可。若谓阴虚火旺，而以滋阴降火之品投之，是速其危也。四逆汤解见上。

问曰：病人口忽极臭，舌微黄而润滑，不思水饮，身重欲寐者，何故？

答曰：此先天真火之精气发泄也。夫臭乃火之气，极臭乃火之极甚也。火甚宜乎津枯，舌宜乎干燥而黄，应思水饮，身必不重，人必不欲寐。今则不然，口虽极臭，无胃火可凭；舌虽微黄，津液不竭，无实火可据。不思水饮，身重欲寐，明系阴盛逼出真火之精气，有脱之之意也。

或又曰：真阳上腾之症颇多，不见口臭，此独极臭，实有不解。

曰：子不观药中之硫黄乎！硫黄秉火之精气所生，气味极臭，药品中秉火气所生者亦多，而何不臭？可知极臭者，火之精气也。此等症乃绝症也，十有九死。法宜收纳真阳，苟能使口臭不作，方有生机。方用潜阳丹治之，解见上。

问曰：病人舌忽不能转动，肢忽不能升举，睡中口流涎不觉者，何故？

答曰：此阴盛而元阳不固不运也。夫人一身关节窍道，全赖真气布护运行，真气健旺，则矫捷自如，出纳有节，焉有舌不能转，肢不能举，睡中流涎不觉者乎？余故直决之曰：阴盛而元阳不固不运也。

或又曰：中风中痰，亦能使人舌不能转，肢不能举，先生独重阳虚阴盛，不能无疑。

曰：子不知中风、中痰之由乎？风由外入，痰因内成，总缘其人素禀阳虚，损伤已极，而外之风邪始得乘其虚隙而入之。阳衰在何处，风邪即中何处，故有中经、中腑、中脏之别。阳虚则中宫健运之力微，中宫之阴气即盛，阴气过盛，而转输失职，水谷之湿气，与内之阴气相聚，而为涎为痰，久久阳微，寒痰上涌，堵塞清道，遂卒倒昏迷，而曰中痰也。

此病可与附子理中汤加砂半，方解见上。中风者，按陈修园《医学三字经》法治之。中痰者，可与姜附茯半汤治之。

姜附茯半汤

生姜二两（取汁） 附子一两 茯苓八钱 半夏七钱

用药意解

按：姜附茯半汤一方，乃回阳降逆、行水化痰之方也。夫生姜辛散，宣散壅滞之寒。附子性烈纯阳，可救先天之火种，真火复盛，阴寒之气立消。佐茯苓健脾行水，水者痰之本也，水去而痰自不作。况又得半夏之降逆化痰，痰涎化尽，则向之压于舌本者解矣。清道无滞，则四肢之气机复运，而伸举自不难矣。

问曰：平人忽喉痛甚，上身大热，下身冰冷，人事昏沉者，何故？

答曰：此阴盛而真气上脱，已离乎根，危之甚者也。夫喉痛一症，其在各经邪火所作，必不上热下寒，即来亦不骤。今来则急如奔马，热上寒下，明明一线之阳光，为阴气所逼，已离乎根也。

或又曰：既言平人，何得即谓之阳欲脱乎？

曰：子不知人身所恃以立命者，其惟此阳气乎？阳气无伤，百病自然不作。阳气若伤，群阴即起，阴气过盛，即能逼出元阳，元阳上奔，即随人身之脏腑经络虚处便发。如经络之虚通于目者，元气即发于目；经络之虚通于耳者，元气即发于耳；经络之虚通于巅者，元气即发于巅，此元阳发泄之机。学者苟能识得一元旨归、六合妙义，则凡一切阳虚之症，皆在掌握也。兹虽云平人，其损伤原无人知晓，或因房劳过度，而损肾阳；或因用心太过，而损心阳；或因饮食失节，而损脾阳。然亦有积久而后发者，元气之厚也；有一损而即发者，元气之薄也。余常见有平人，日犹相见，而夜即亡者，毋乃元气之薄，而元阳之脱乎？医亦尚不知，而况不知医者乎？

此一段已将阳虚合盘托出，学者务宜留心体之可也。方宜潜阳丹主之，解见上。

问曰：咳嗽喘促，自汗，心烦不安，大便欲出，小便不禁，畏寒者，何故？

答曰：此真阳将脱，阴气上干清道也。夫咳嗽、喘促一症，原有外感内伤之别。经云"咳不离肺"，肺主呼吸，为声音之总司，至清至虚之府，原着不得一毫客气。古人以钟喻之，外叩一鸣，内叩一鸣，此内外之分所由来也。外感者，由风、寒、暑、湿、燥、火六气袭肺，阻肺经外出之气机，气机壅塞，呼吸错乱，而咳嗽作，兼发热、头疼、身痛者居多，宜解散为主。解散之妙，看定六经，自然中肯。内伤者，因喜、怒、悲、哀七情损伤真阳、真阴所作，亦有发热者，却不头疼、身痛，即热亦作时止。损伤真阳之咳者，阴气必盛，阴盛必上干清道，务要看损于何脏何腑，即在此处求之，用药自有把握。若真阴损伤之咳者，阳气必盛，阳盛亦上干清道，亦看损于何脏何腑，即在所发之处求之，用药自有定见。要知真阳欲脱之咳嗽，满腹全是纯阴，阴气上腾，蔽塞太空，犹如地气之上腾，而为云为雾，遂使天日无光，阴霾已极，龙乃飞腾。龙者，即坎中之一阳也。龙奔于上，而下部即寒，下部无阳，即不能统纳前后二阴，故有一咳而大便欲出、小便不禁者，是皆飞龙不潜致之也。世医每每见咳治咳，其亦闻斯语乎？法宜回阳降逆，温中降逆，或纳气归根。方用四逆汤、封髓丹、潜阳丹，解见上。

问曰：胸腹痛甚，面赤如朱，不思茶水，务要重物压定稍安，不则欲死者，何故？

答曰：此元气暴出而与阴争也。夫胸腹痛一症，原有九种，总不出虚、实两字。实症手不可近，虚症喜手揉按。此则欲重物压定而始安，更甚于喜手揉按，非阳气之暴出而何？

或又曰：重物压定而稍安，其理何也？

曰：子不观火之上冲乎，冲之势烈，压之以石，是阻其上冲之气机也。气机得阻，而上冲者不冲。今病人气机上涌，面色已赤如朱，阳与阴有割离之象，故痛甚。重物压之，亦如石之压火也。此病非纳气归根、回阳降逆不可，方用加味附子理中汤或潜阳丹，解见上。

问曰：病吐清水不止，饮食减，服一切温中补火药不效者，何故？

答曰：此肾气不藏，而肾水泛溢也。夫吐清水一症，胃寒者亦多，今服一切温中补火之品不效，明明非胃寒所作，故知其肾水泛溢也。

或又曰：胃寒与肾水泛溢，有分别否？

曰：胃寒者，关脉必迟，唇口必淡白，食物必喜辛辣热物。肾水泛溢者，两尺必浮滑，唇口必黑红，不思一切食物，口间觉咸味者多。胃寒者，可与理中汤。肾水泛溢者，可与滋肾丸、桂苓术甘汤。

滋肾丸

黄柏一两（炒）　知母八钱　安桂三钱

桂苓术甘汤

桂枝八钱　茯苓二两　白术一两　甘草五钱

181

用药意解

按：滋肾丸一方，乃补水之方，亦纳气归肾之方也。夫知母、黄柏二味，气味苦寒，苦能坚肾，寒能养阴；其至妙者，在于安桂一味，桂本辛温，配黄柏、知母二物，合成坎卦，一阳含于二阴之中，取天一生水之义，取阳为阴根之义，水中有阳，而水自归其宅，故口滋肾。此病既非胃寒，而曰水泛，虽曰土不制水，亦因龙奔于上，而水气从之。今得安桂，扶心之阳，以通坎中之阳，阳气潜藏，何致有吐水之患哉？

或又曰：水既泛溢，而又以知、柏资之，水不愈旺，吐水不愈不休乎？

曰：子不知龙者水之主也，龙行则雨施，龙藏则雨止。若安桂者，即水中之龙也；知、柏者，即水也。水之放纵，原在龙主之，龙既下行，而水又安得不下行乎？此方非独治此病，凡一切阳不化阴、阴气发腾之症，无不立应。

按：桂苓术甘汤一方，乃化气行水之方也。夫桂枝辛温，能化膀胱之气，茯苓、白术，健脾除湿。化者，从皮肤而运行于外，除者，从内行以消灭于中。甘草补土，又能制水。此病既水泛于上，虽肾气之发腾，亦由太阳之气化不宣，中土之湿气亦盛。今培其土，土旺自能制水，又化其气，气行又分其水，水分而势孤，便为土所制矣。余故列于此症内。但此方不惟治此症，于一切脾虚水肿与痰饮咳嗽，更为妥切。

问曰：病后两乳忽肿如盘，皮色如常，微痛，身重喜卧，不思一切饮食者，何故？

答曰：此阴盛而元气发于肝胃也。夫病后之人，大抵阳气未足，必又重伤其阳，阳衰阴盛，一线之阳光，附于肝胃之经络而发泄，故色如常而微痛，况身重喜卧，乃阳衰阴盛之征，乳头属肝，乳盘属胃，故决之在肝胃也。若乳头不肿，病专于胃；乳头独肿，病专于肝。虽两经有分司，而病源终一，知其一元之发泄，治法终不出回阳、纳气、封髓、潜阳诸方。苟以为风寒、气滞所作，定有寒热往来，头疼身痛，红肿痛甚，口渴种种病形，方可与行气、活血、解散诸方治之。此病当与附子理中汤加吴茱萸，方解见上。

问曰：两胁忽肿起一埂，色赤如朱，隐隐作痛，身重，爪甲青黑者，何故？

答曰：此厥阴阴寒太盛，逼出元阳所致也。夫两胁者，肝之部位也，今肿起一埂如朱，隐隐作痛，近似肝经风火抑郁所作，其实不然。若果系肝经风火，则必痛甚，身必不重，爪甲必不青黑。今纯见厥阴阴寒之象，故知其元阳为阴寒逼出也。粗工不识，一见肿起，色赤如朱，鲜不以为风火抑郁所作，而并不于身重、爪甲青黑、不痛处理会，直以清凉解散投之，祸不旋踵。法宜回阳祛阴，方用四逆汤，重加吴茱萸。解见上。

问曰：病人头面四肢瘦甚，少腹大如匏瓜，唇色青滑，不思食物，气短者，何故？

答曰：此阳虚为阴所蔽也。夫四肢禀气于胃，胃阳不足，而阴气蔽之，阳气不能达于四末，故头面肌肉瘦甚；阴气太盛，隔塞于中，而成腹胀，实不啻坚冰之在怀也，身中虽有微阳，亦将为坚冰所灭，安望能消化坚冰哉（坚冰喻阴盛也）？法宜峻补其阳，阳旺而阴自消，犹日烈而片云无。方用四逆汤，或附子理中汤加砂、半。方解见上。

或又曰：腹胀之病亦多，皆阳虚而阴蔽乎？

曰：子不知人之所以立命者，在活一口气乎？气者阳也，阳行一寸，阴即行一寸，阳停一刻，阴即停一刻，可知阳者，阴之主也。阳气流通，阴气无滞，自然胀病不作。阳气不足，稍有阻滞，百病丛生，岂独胀病为然乎？他如诸书所称气胀、血胀、风胀、寒胀、湿胀、水胀、皮肤胀，是论其外因也；如脾胀、肾胀、肺胀、肝胀、心胀，是论其内因也。外因者何？或因风寒入里，阻其气机，或因暑湿入里，阻其升降，或因燥热入里，阻其往来，延绵日久，精血停滞。感之浅者流于皮肤，感之深者流于腹内，若在手足骨节各部，便成疮疡疔毒。阻在上焦，胸痹可决；阻在中焦，中满症属；阻在下焦，腹满症作。内因者何？或因脾虚日久，而脾气散漫；或因肾虚日久，而肾气涣散；或因肝虚日久，而肝气欲散；或因肺虚日久，而肺气不敛；或因心虚日久，而心气发泄，凡此之类，皆能令人作胀。大抵由外而入者，气机之阻；由内而出者，气机之散也。阻者宜开，调气行血，随机斡运为要；散者宜收，回阳纳气温补为先。然胀与肿有别，胀者从气，按之外实而内空；肿者从血，按之内实而外亦实。治胀者，宜养气，宜补气，宜收气；忌破气，忌耗气，忌行气，尤贵兼养血。治肿者，宜活血，宜行血，宜破血；忌凉血，忌止血，忌敛血，尤须兼行气。学者欲明治胀之要，就在这一气字上判虚实可也。

问曰：前后二便不利，三五日亦不觉胀，腹痛，舌青滑，不思饮食者，何故？

答曰：此下焦之阳虚，而不能化下焦之阴也。夫一阳居于二阴之中，为阴之主，二便开阖，全赖这点真阳之气机运转，方能不失其职。今因真气太微，而阴寒遂甚，寒甚则凝，二便所以不利也。况舌青、腹痛、不食，阴寒之实据已具。法宜温补下焦之阳，阳气运行，阴寒之气即消，而病自愈也。方用四逆汤加安桂，解见上。若热结而二便不利者，其人烦躁异常，定见黄白舌苔、喜饮冷水、口臭气粗可凭。学者若知此理，用药自不错误也。

问曰：病人每日交午初即寒战，腹痛欲死，不可名状，至半夜即愈者，何故？

答曰：此阳虚而阴盛，阻其气机也。夫人身一点元阳，从子时起，渐渐而盛，至午则渐渐而衰，如日之运行不息。今病人每日交午初而即寒战腹痛者，午时一阴初生，正阳气初衰之候，又阴气复旺之时。病者之阳不足，复遇阴盛，阴气盛而阻其阳气运行之机，阴阳相攻，而腹痛大作，实阳衰太盛，不能敌其群阴，有以致之也。法宜扶阳抑阴，方用附子理中汤加砂、半，方解见上。

问曰：平人觉未有病，惟小便后有精如丝不断，甚则时滴不止者，何故？

答曰：此先天之阳衰，不能束精窍也。夫精窍与尿窍有别，尿窍易启，只要心气下降，即开而溺出。精窍封锁严密，藏于至阴之地，非阳极不开。今平人小便后有精不断者，其人必素禀阳虚，过于房劳，损伤真气，真气日衰，封锁不固，当心火下降，溺窍开而精窍亦与之俱开也。法宜大补元阳，交济心肾为主。方用白通汤，解见上。

问曰：病后两脚浮肿至膝，冷如冰者，何故？

答曰：此下焦之元阳未藏，而阴气未敛也。夫人身上、中、下三部，全是一团真气布护。今上、中俱平，而下部独病。下部属肾，肾通于两脚心涌泉穴，先天之真阳寄焉，故曰："阳者，阴之根也"。阳气充足，则阴气全消，百病不作；阳气散漫，则阴邪立起，浮肿如冰之症即生。古人以阳气喻龙，阴血喻水，水之氾滥，与水之归壑，其权操之龙也，龙升则水升，龙降则水降，此二气互根之妙，亦盈虚消长之机关也。学者苟能识得元阳飞潜之道，何患治肿之无方哉？法宜峻补元阳，交通上下，上下相交，水火互根，而浮肿自退矣。方用白通汤主之，解见上。

问曰：少阴病吐利，手足逆冷，烦躁欲死者，以吴茱萸汤主之，其故何也？

答曰：吐则亡阳（阳指胃阳），利则亡阴（阴指脾阴），中宫之阴阳两亡，阳气不能达于四末，故逆冷。中宫为上下之枢机，上属手少阴君火离也，而戊土寄焉（戊土属胃）；下属足少阴肾水坎也，而己土寄焉（己土属脾）。二土居中，一运精液于上而交心，一运精液于下而交肾。今因吐利过盛，二土骤虚，不能运精液而交通上下，故烦躁欲死。盖烦出于心，躁出于肾，仲景所以列于少阴也。使吐利不至烦躁欲死，亦不得以少阴目之。主以吴茱萸汤，其旨微矣。

吴茱萸汤

吴萸一升　人参三两　生姜六两　大枣十二枚

用药意解

按：吴茱萸汤一方，乃温中、降逆、补肝之剂也。夫吴萸辛温，乃降逆补肝之品，逆气降而吐自不作，即能补中，肝得补而木气畅达，即不侮土，又与生姜之辛温同声相应，合大枣之甘，能调胃阳，复得人参甘寒，功专滋养脾阴，二土得补，皆具生机，转运复行，烦躁自然立止。此方重在补肝降逆以安中，中安而上下自定，握要之法，与理中汤意同而药不同也。理中汤浅一层，病人虽吐利，未至烦躁故酌重在太阴；此方深一层，病人因吐利而至烦躁欲死，烦属心，躁属肾，故知其为少阴病。总由吐利太甚，中土失职，不能交通上下。其致吐之源，却由肝木凌土而成，故仲景主以吴茱萸汤，温肝降逆以安中，是的确不易之法，亦握要之法也。

问曰：病人牙齿肿痛二三日，忽皮肤大热，而内却冷，甚欲厚被覆体，有时外热一退，即不畏寒者，何故？

答曰：此元气外越而不潜藏故也。夫病人牙齿肿痛二三日，并无阳症可凭，已知其阴盛而元气浮也。以后皮肤大热，而内冷甚，明明元气尽越于外，较牙痛更加十倍。有时外热一退，即不畏寒者，是阳又潜于内故也。病人若恶寒不甚，发热身疼，即是太阳寒伤营卫之的症。畏寒太甚，而至厚被覆体，外热又甚，即不得以伤寒目之，当以元气外浮为主，用药切不可错误。此症又与上热下寒同，但上、下、内、外稍异耳。病形虽异，总归一元。法宜回阳，交通上下为主。方用白通汤、四逆汤，解见上。若兼头项腰背痛，恶寒，于四逆汤内稍加麻、桂、细辛亦可。医于此地，不可孟浪，务要察透，方可主方，切切留意。

问曰：大病未愈，忽呃逆不止，昏沉者，何故？

答曰：此元气虚极，浊阴之气上干，脾肾欲绝之征也。夫病人大病已久，元气之不足可知，元气之根在肾，培根之本在脾，脾肾欲绝，其气涣散，上干清道，直犯胃口，上下气机有不相接之势，故呃逆不止。人事昏沉，由元气衰极，不能支持。此等病形，阴象全现，非若胃火之呃逆，而饮水亦可暂止。法宜回阳降逆为主，方用吴萸四逆汤，或理中汤加吴萸亦可，解见上。

问曰：病人腰痛，身重，转侧艰难，如有物击，天阴雨则更甚者，何故？

答曰：此肾中之阳不足，而肾中之阴气盛也。夫腰为肾之府，先天之元气寄焉。元气足则肾脏温和，腰痛之疾不作。元气一亏，肾脏之阴气即盛，阴主静，静则寒湿丛生，元气微而不运，气滞不行，故痛作。因房劳

扶阳论坛

附录：医理真传

过度而损伤元气者，十居其八；因寒邪入腑，阻其流行之机者，十有二三。由房劳过度者，病人两尺必浮空，面色必黑暗枯槁。由感寒而成者，两尺必浮紧有根，兼发热、头痛、身痛者多。凡属"身重，转侧艰难，如有物击，天雨更甚"之人，多系肾阳不足所致，寒湿所致亦同，总在脉色上求之。若阴虚所致，必潮热口干，脉细微，内觉热，逢亢阳更甚。元气亏者，可与潜阳丹。湿气滞者，可与肾着汤。由感寒者，可与麻黄附子细辛汤。肾虚者，可与滋肾丸、封髓丹、潜阳丹。解见上。

肾着汤

白术一两　茯苓六钱　干姜六钱　炙草三钱

麻黄附子细辛汤

麻黄八钱　附子六钱　细辛三钱

用药意解

按：肾着汤一方，乃温中除湿之方也。此方似非治腰痛之方，其实治寒湿腰痛之妙剂也。夫此等腰痛，由于湿成，湿乃脾所主也。因脾湿太甚，流入腰之外府，阻其流行之气机，故痛作。方中用白术为君，不但燥脾去湿，又能利腰脐之气。佐以茯苓之甘淡渗湿，又能化气行水，导水湿之气从膀胱而出。更得干姜之辛温以暖土气，土气暖而湿立消。复得甘草之甘以缓之，而湿邪自化为乌有矣。方中全非治腰之品，专在湿上打算。腰痛之由湿而成者，故可治也。学者切不可见腰治腰，察病之因，寻病之情，此处领略，方可。

按：麻黄附子细辛汤一方，乃交阴阳之方，亦温经散寒之方也。夫附子辛热，能助太阳之阳，而内交于少阴。麻黄苦温，细辛辛温，能启少阴之精而外交于太阳，仲景取微发汗以散邪，实以交阴阳也，阴阳相交，邪自立解。若执发汗以论此方，浅识此方也。又曰温经散寒，温经者，温太阳之经，散寒者，散太阳之寒。若此病腰痛，乃由寒邪入太阳之外府，阻其少阴出外之气机，故腰痛作。少阴与太阳为一表一里，表病及里，邪留于阴阳交气之中，故流连不已。今得附子壮太阳之阳，阳旺则寒邪立消。更得麻、细二物，从阴出阳，而寒邪亦与之俱出，阴阳两相鼓荡，故寒邪解而腰痛亦不作矣。

问曰：病人先二三日发吐未愈，遂渐畏寒，又二三日逢未刻即寒冷，冷后即发热，大汗出，至半夜乃已，日日如是，人渐不起，气促，诸医照疟症治之不效者，何故？

答曰：此由吐伤胃阳，胃阳欲亡也。夫病初起即发吐，病根已在于太阴，太阴与胃为表里，里病及表（胃为表，主容受，脾为里，主消磨，脾气不运，非因食伤，即因气阻，阻太过甚，则上逆而吐，吐则胃伤，过伤则亡阳），故吐。吐则亡阳，故畏寒。复又大热出汗者，亡阳之征也。逢未而病起，至半夜而病止者，阳衰于午未，而生在子也。人事昏沉，气促渐不起，阳将亡而未亡也。诸医不察受病之根，专在寒热上分辨，故照疟法治之不愈。然疟症有外感、内伤之别，外感者，其人必发热、头痛、身痛，汗、吐、下后，而邪未尽，邪附于少阳，少阳居半表半里之间，邪出与阳争则热（阳指阳明），邪入与阴争则寒（阴指太阴），寒疟（单寒无热）、热疟（单热无寒），即在此处攸分。亦有因饮食停滞中脘，气机遏郁不行，逢阳则热，逢阴则寒，其人必饱闷、吞酸、嗳腐为据，即食疟。若此病先由发呕吐（呕吐有因厥阴之气上干者，有胃欲绝者），渐冷、渐发热、出汗、气促、人沉迷，明明吐伤胃阳，故断之曰胃阳欲亡也。法宜急降逆温中回阳为主。回阳者，非回先天坎中之阳，而专回胃阳者（阳本一，分而为三也）。方用吴茱萸汤，或吴萸四逆汤，或理中汤加吴萸俱可，解见上。

问曰：病人前两月，上牙两边时时作疼，肝脉劲如石，脾脉亦有劲象，但不甚于肝部，后忽左边手足软弱，不能步履，麻木，冷汗出，右边伸缩尚利，言语、饮食如常者，何故？

答曰：此先天真气已衰，将脱而未脱之候也。近似中风，其实非中风也。夫病人上牙时时作疼，原系真气不藏，上冲所致。肝脾脉劲如石，先天之阳，欲附肝脾而出，暴脱之机关已具。后忽左边软弱，不能步履，麻木，冷汗出者，是先天真气已衰于左，不复充盈。右边伸缩尚利者，后天脾胃之阳尚充故也。昧者若作风治，更发散以耗其中气，中气立衰，命即不永。此际急宜保护后天，后天健旺，先天尚可复充。法宜先后并补为主。方用附子甘草汤，或加姜、桂、砂、半，缓缓调服，月余可瘳。解见上。

以上数十条，专论阳虚，指出先天真气上浮，反复推明。真气，命根也，火种也，藏于肾中，立水之极，为阴之根，沉潜为顺，上浮为逆。病至真气上浮，五脏六腑之阳气已耗将尽，消灭削剥，已至于根也。经云"凡五脏之病，穷必归肾"，即此说也。然真气上浮之病，往往多有与外感阳症同形，人多忽略，不知真气上浮之病大象虽具外感阳症之形，仔细推究，所现定系阴象，绝无阳症之实据可验，学者即在此处留心，不可孟浪。细将上卷辨认阳虚、阴虚秘诀熟记，君、相二火解体贴，则阳虚之病于在上、在中、在下，阴虚之病于在上、在中、在下，皆可按法治之也。阳虚篇内所备建中、理中、潜阳、回阳、封髓、姜桂诸方，皆从仲景四逆汤一方搜出。仲景云"三阳经病者，邪从阳化，阳盛则阴必亏，以存阴为要"，"滋阴降火"说所由来也；"三阴经病，邪入多从阴化，阴盛则阳必衰，以回阳为先"，"益火之源，以消阴翳"所由起也。大凡阳虚之人，阴气自然必盛，阴气盛必上腾，即现牙疼、龈肿、口疮、舌烂、齿血、喉痛、大小便不利之病，不得妄以滋阴降火之法施之。若妄施之，是助阴以灭阳也，辨察不可不慎。总在这阴象上追求，如舌青、唇青、淡白无神之类是也。千古以来，混淆莫辨，含糊不清，聪明颖悟之人，亦仅得其半而遗其半，金针虽度，若未度也，故仲景一生心法，知之者寡。兹采取数十条，汇成一册，以便后学参究。其中一元妙义，消长机关，明明道破。至于仲景六经主方，乃有一定之至理，变方、加减方，乃是随邪之变化而用也。三阳之方，以升、散、清、凉、汗、吐、下为准。三阴之方，以温中、收纳、回阳、降逆、封固为要。阴阳界限，大有攸分。以三阳之方治三阳病，虽失不远；以三阳之方治三阴病，则失之远矣。世之业斯道者，书要多读，理要细玩，人命生死，在于反掌之间，此理不明，切切不可妄主方药，糊口事小，获罪事大。苟能细心研究，自问无愧，方可言医。

客疑篇

客有疑而问曰：先生论阳虚数十条，皆曰"此本先天一阳所发为病"也。夫人以心为主，心，火也、阳也。既曰阳虚，何不着重在上之君火，而专在以下之真火乎？

余曰：大哉斯问也！子不知人身立命，其有本末乎？本者何？就是这水中天，一句了了，奈世罕有窥其蕴者，不得不为之剖晰。尝谓水火相依而行（水即血也，阴也；火即气也，阳也），虽是两物，却是一团，有分之不可分，合之不胜合者也。即以一杯沸水为喻（沸，热气也，即水中无形之真火），气何尝离乎水，水何尝离乎气？水离乎气，便是纯阴，人离乎气，即是死鬼。二物合而为一，无一脏不行，无一腑不到，附和相依，周流不已。气无形而寓于血之中，气法乎上，故从阳；血有形而藏于气之内，血法乎下，故从阴。此阴阳、上下之分所由来也。其实何可分也？二气原是均平，二气均平，自然百病不生；人不能使之和平，故有盛衰之别，水盛则火衰，火旺则水弱，此阴症、阳症所由来也。二气大象若分，其实未分，不过彼重此轻，此重彼轻耳。

千古以来，惟仲景一人，识透一元至理，二气盈虚消息，故病见三阴经者，即投以辛热，是知其阳不足而阴有余也，故着重在回阳；病见三阳经者，即投以清凉，是知其阴不足而阳有余也，故着重在存阴。要知先有真火，而后有君火，真火为体（体，本也，如灶心中之火种子也），君火为用（用，末也，即护锅底之火，以腐熟水谷者也），真火存则君火亦存，真火灭则君火亦灭。观仲景于三阴阴极之症，专以四逆汤之附子，挽先天欲绝之真火，又以干姜之辛热助之，即能回生起死，何不曰"补木以生火，用药以补心"乎？于三阳阳极之症，专以大承气汤之大黄，以救先天欲亡之真阴，又以芒硝之寒咸助之，即能起死回生，何不曰"补金以生水，用药以滋阴"乎？仲景立法，只在这先天之元阴、元阳上探取盛衰，不专在后天之五行生克上追求，附子、大黄，诚阴阳二症之大柱脚也。

世风日下，稍解一二方，得一二法者，即好医生也。究竟仲景心法，一毫不识，开口即在这五行生克上论盛衰，是知其末而未知其本也。余为活人计，不得不直切言之。余再不言，仲景之道，不几几欲灭乎？余更有解焉：人身原凭二气充塞上下四旁，真阳或不足于上，真阴之气即盛于上而成病，用药即当扶上之阳以协于和平；真阳或不足于中，真阴之气即盛于中而成病，用药即当扶中之阳以协于和平；真阳或不足于下，真阴之气即盛于下而成病，用药即当扶下之阳以协于和平。此三阳不足为病之主脑也。阴气或不足于上，阳气即盛于上而成病，用药即当扶上之阴而使之和平；阴气或不足于中，阳气即盛于中而成病，用药即当扶中之阴而使之和平；阴气或不足于下，阳气即盛于下而成病，用药即当扶下之阴而使之和平。此三阴不足为病之主脑也。二气之不足，无论在于何部，外之风、寒、暑、湿、燥、火六气，皆得乘其虚而入之以为病。凡外感之邪，必先犯皮肤，皮肤为外第一层，属太阳（太阳为一身之纲领，主皮肤，统营卫故也），次肌肉（肌肉属胃），次血脉（血脉属心），次筋（筋属肝），次骨（骨属肾）。乃人身之五脏，又分出五气。五行皆本二气所生，二气贯通上中下，故三焦又为一经，而成六步也。外邪由浅而始深，内伤则不然，七情之扰，中在何处，即伤在何处，随其所伤而调之便了。此论外感、内伤之把握也，学者苟能体会得此篇在手，庶可工于活人，而亦可与言医也。

卷 三

阴虚症门问答

问曰：头脑独发热，心烦热，小便短赤，咽干者，何故？

答曰：此心热移于小肠，小肠热移于肾也。夫肾上通于脑，脑热由肾热也。肾为水脏，统摄前后二阴，前阴即小肠膀胱，后阴即阳明大肠，肺与大肠为表里，心与小肠为表里。今因心热移于小肠，小肠受热，故便短。小肠血液为热所灼，势必乞救于肾水，热及于肾，肾水为邪火所扰，不能启真水上腾，故咽干。真水不能上交于巅，故脑热。法宜养阴、清热、降火为主，方用导赤散。

导赤散

生地一两　木通五钱　甘草三钱　淡竹叶二钱

用药意解

按：导赤散一方，乃养阴、清热、降火和平之方也。夫生地黄甘寒入肾，凉血而清热，肾热清而脑热自解。木通甘淡，能降心火下行，导热从小便而出，故曰导赤。竹叶甘寒，寒能胜热。甘草味甘，最能缓正，亦能清热。此方行气不伤气，凉血不伤血，中和之剂，服之无伤，功亦最宏，苟能活法圆通，发无不中也。

问曰：两上眼皮红肿痛甚，下眼皮如常，渐渐烦渴饮冷者，何故？

答曰：此元阴不足于胃之上络，胃中之火遂发于上而津液伤也。夫上眼皮属阳明胃，下眼皮属太阴脾。今病在胃而不在脾，故上肿而下不肿，胃火太盛，渐伤津液，故口渴饮冷。然未至饮冷，阴血尚未大伤；已至饮冷，阳明之腑症悉具。苟谓风、寒之时气所作，必有风、寒之实据可验。此则无故而发，现于阳明地界，故知其元阴不足于胃之上络，胃中之火，

扶阳论坛

附录：医理真传

192

得以袭之也。法宜灭火救阴为主，方用人参白虎汤。

人参白虎汤

人参五钱（如无人参，即以洋参、沙参代之） 石膏八钱

知母六钱 甘草二钱 粳米一撮

古方分两，石膏用至一斤，知母六两，人参三两，甘草二两，米六合。因阳明胃火燎原，盘踞中宫，周身精血，顷刻有灼尽之势，非杯水可救，故施猛剂，取其速灭也。若此病虽属胃火，不得照此例以施之，故改用分两，不失经旨，可也。

用药意解

按：人参白虎汤一方，乃灭火救阴之神剂也。夫病人所现病形，未见阳明之实据，不得妄施；若已现阳明之实据，即当急投。今病人上眼皮红肿痛甚，又见口渴饮冷，明明胃火已盛，津液已伤，此际若不急用人参以扶元阴，石膏以清胃热，知母以滋化源，甘草、粳米以培中气，势必灼尽津液，为害匪轻。此等目疾，不得不用此方。若视此方专为伤寒之阳明症立法，则为固执不通。不知仲景立法，方方皆是活法，凡属阳明之燥热为病者，皆可服也。妙处即在分两轻重上颠倒，今人过畏石膏不用，往往误事，实由斯道之不明，六经之不讲也。

问曰：**两耳前后红肿痛甚，口苦者，何故？**

答曰：此元阴不足于少阳之经，少阳经之阳气旺而为病也。夫两耳前后，俱属少阳地界，今红肿痛甚，少阳之火旺可知。如系风寒阻滞所作，必现头痛、身痛、寒热往来之候；内有抑郁所作，必有忧思不解之情。审察内外无据，则元阴之不足无疑。元阴之不足，亦有由生。有因脾胃久伤，而生化太微；有因房劳过度，元阳不足，而转运力微，阴血渐虚，即不能滋荣于木，木燥而木病丛生，此红肿、疼痛、耳聋、口苦、胁痛、筋挛诸症作矣。兹揭出于两耳前后，不言胁痛、筋挛，举一隅也。其中更有至要者，人身上下四旁，全凭元阴、元阳二气充塞，元阴不足，无论在于何部，元阳之气即旺于元阴不足之部而成病。元阳不足，亦无论在于何部，元阴之气即旺于元阳不足之部而成病。然二气寓于凡精凡气之中，凡精气盛，

元阴元阳自盛；凡精气衰，元阴元阳自衰，此二气盈虚消息机关，发病主脑。论二气，论部位，六经自在其中；验外感，察内伤，戕伐之机关自定。知得此理，仲景之心法可通，明澈无疵，调和水火之方有据。此病可与小柴胡汤倍人参、黄芩。

小柴胡汤

人参八钱　柴胡六钱　黄芩七钱　半夏四钱

甘草三钱　大枣四枚　生姜三钱

古方柴胡用至半斤，黄芩三两，人参三两，甘草二两，生姜三两，半夏半升，大枣十二枚，是因寒伤太阳之气，不能从胸出入，逆于胸胁之间，留于少阳地界，少阳居半表半里之间，从表则热，从里则寒，故少阳主寒热往来。今为太阳未解之邪所侵，中枢不运，仲景立小柴胡一法，实以伸少阳之木气，木气伸，而太阳未解之邪，亦可由中枢之转运而外出矣。

用药意解

按：小柴胡汤一方，乃表里两解之方，亦转枢调和之方也。夫此方本为少阳之经气不舒立法，实为太阳之气逆胸胁立法。仲景以治太阳，实以之治少阳，治少阳即以治太阳也，人多不识。余谓凡属少阳经病，皆可服此方，不必定要寒伤太阳之气逆于胸胁不能外出者可服。若此病红肿，确实已在少阳，无外感，无抑郁，非元阴之不足而何？将古方改用分两，以人参之甘寒为君，扶元阴之不足；柴胡苦平为臣，舒肝木之滞机；佐黄芩之苦，以泻少阳之里热，佐半夏、生姜之辛散，以宣其协聚之痰水，枣、甘为使，以培中气。然枣、甘之甘，合苦寒之品，可化周身之阴，合辛散之品，可调周身之阳，化阳足以配阴，化阴足以配阳，阴阳合配，邪自无容，故能两解也。然古方重柴胡，功在转其枢，此方倍参、芩，功在养阴以清其热，变化在人，方原无定。总在活活泼泼天机，阴阳轻重处颠倒，不越本经界限，可也。

问曰：**鼻尖红肿，上牙龈肿痛，大便不利，烦躁谵语，口渴饮冷者，何故？**

答曰：此元阴不足于胃，胃火旺盛，阴血又反伤也。夫元阴之气，若无一脏不足，必无红肿火症之虞。人只知为风邪、火邪所作，而不知元阴之早亏于内也。阴虚则火旺，故火症丛生。今病人所现症形，已具阳明之里症，此刻胃火旺极，阴血衰甚也。须知凡血之内寓元阴，凡气之内寓元阳，病人元阴先不足而火生，火生太烈，更足以伤其凡血。故曰"壮火食气"，食气者，食尽元阴之气也。世医以桂、附为壮火，不知桂、附补元阳之衰，阳虚人之要药，非阳旺阴虚之所宜也。此病法宜泻火救阴为主，方用大承气汤主之。

大承气汤

芒硝六钱　大黄五钱　枳实三钱　厚朴八钱

古方厚朴用至半斤，大黄四两，枳实五枚，芒硝五合，是因太阳之邪流入燥地，已经化为热邪，大实、大满、大聚、大便不通、狂叫、腹痛、脉沉实。阳明至此，非清凉、升散可解，惟有下夺一法。仲景故立此方，以为阳明之将坏立法。然未至里实之盛者，亦可改分两以施之，不失本经里症宗旨，可也。

用药意解

按：大承气汤一方，乃起死回生之方，亦泻火救阴之方也。夫病人胃已经实，元阴将亡已在瞬息之间，苟不急用大黄、芒硝苦寒之品，以泻其亢盛之热，枳实、厚朴苦温之味，以破其积滞之邪，顷刻元阴灼尽，而命即不生。仲景立法，就是这元阴、元阳上探盛衰，阳盛极者阴必亡，存阴不可不急，故药之分两，不得不重；阴盛极者阳必亡，回阳不可不急，故四逆汤之分两，亦不得不重。二方皆有起死回生之功，仲景一生学问，阴阳攸分，即在二方见之也。他如一切方法，皆从六气变化而出，六经主气为本，各有提纲界限；六气为客，各有节令不同，不得混视。至于此病，虽具阳明里症，尚未大实之甚，而即以此方改分两治之，不失本经里症治法，分两虽殊，时势亦异，学者苟能细心体会，变化自有定据也。

问曰：**两目两眦，赤脉缕缕，痛甚，舌肿厚，小便不利者，何故？**

答曰：此元阴不足，而少阴火沸也。夫大小眼角属心与小肠，二经之元阴不足，元阳之气便盛而为病，即为客邪，不必定要风寒闭塞而作，才为客气，知得此理，便得二气盈虚消息主客之道。况目窠乃五脏精华所聚之地，原著不得一毫客气，著一毫客气，则目病丛生。客气二字，外指风、寒、暑、湿、燥、火时气，内指元阴、元阳偏盛所现，与风、寒、暑、湿、燥、火时气不同。从外感来者，必有发热、头痛、清涕、畏寒等情，从内二气发者，必无外形可征。元阴不足为病者，火必旺，即为实邪，多红肿痛甚；元阳不足为病者，阴必盛，即为虚邪，多不肿痛。即有肿痛甚者，乃元阳外脱之候，必现阴象以为据。若无阴象可验，便是实火，此认症之要也。目科虽云七十二种，总不出阴、阳、虚、实四字，目科以五脏所属，名为五轮。风轮主肝，黑珠也；血轮主心，两眦也；气轮主肺，白睛也；水轮主肾，瞳子也；肉轮主脾，上下皮也。又分八廓，八廓即乾、坎、艮、震、巽、离、坤、兑是也，其要原不在此，学者务要在二气偏盛上求之，六气上求之，可也。此病两眦与舌肿，小便不利者，心与小肠皆热也。法宜养阴清热为主，方用大剂导赤散，加洋参、黄连主之，解见上。

问曰：咽喉痛，干咳无痰，五心烦热，欲饮冷者，何故？

答曰：此元阴不足，而少阴火旺逼肺也。夫少阴之脉夹咽喉，喉之痛由于火旺，肺之咳由于火逼；无痰者，火盛而津枯；五心烦热者，元阴虚而为邪火灼；欲饮冷者，阴欲阴以救也。法宜清热、润燥、救阴为主。方用黄连阿胶汤主之。

黄连阿胶汤

黄连四钱　黄芩四钱　芍药二钱　阿胶二钱

鸡子黄二枚

用药意解

按：黄连阿胶汤一方，乃交阴阳之方，实养阴、清热之方也。夫此方本为少阴热化症而为"心烦不得卧"者立法。盖心烦者，坎中之精不能上交于心；不得卧者，离中之阴不能下降于肾。方中芩、连、芍药之苦，直清其热，又得鸡子黄以补离中之气，阿胶以补坎中之精，坎离得补，阴阳之气自调，升降不乖，而水火互为其根矣。今病人所现症形，全系元阴亏损，元阳变为客邪所作，故取苦寒柔润之品，以滋其枯涸之区，俾火熄而阴可立复，病可立瘳也。古方分两，立意不同，故所用甚重，今病势稍异，故改用之。

问曰：产妇二三日，偶有小疾，服行瘀破滞之药不效，延至月余，酿成周身肿胀，又服消胀之药，更加乳肿不食，肛门逼胀，痛欲死者，何故？

答曰：此服药不当，酿成血脱之候也。夫产后之人，血暴下注，每多血虚，即有瘀滞、腹痛、乳肿、血晕之症，只宜温中、活血、行气之品，不可大施破血、破滞之味，昧者专以破瘀滞为主，不知气得温而瘀滞自行，血得活而瘀滞自散。此病因误服消导，酿成坏症，独不思产妇血既大虚，全赖扶阳气以生之，今不扶其阳而更耗其阳，阳气既耗，阴血何由得生？瘀滞何由得行？今成血脱，而元气无依，周身散漫，故肿胀丛生。此刻只宜收纳元阳，犹虑不及，尚服见肿消肿之药，更加乳肿、肛门逼胀欲死，其下脱之机已经暴露。法宜峻补其血，血得补而气有所依，气有依而肿胀自然不作。方用当归补血汤，加鹿茸、黑姜、麦芽、甘草、葱、酒。

当归补血汤

当归四钱　黄芪一两　鹿茸三钱　麦芽五钱

黑姜四钱　炙草二钱　甜酒半杯　葱头子四个

用药意解

按：补血汤一方，乃活血行气之方，实补气补血之方也。夫当归味苦入心能补心，心者生血之源也；黄芪甘温补肺，肺者正气之宗也。当归得黄芪而血有所附，黄芪得当归而气有所依，即名补血汤亦可，即名补气汤亦可。古人称为补血汤者，取阳生阴长之义。余谓气血双补，欲补气者，当倍当归而轻黄芪，从阴以引阳法也；欲补血者，当倍黄芪而轻当归，从阳以引阴法也。此方倍黄芪，故名补血汤。今产妇病四十余日，既酿成血虚欲脱而未脱之际，忽得补血之品，而血虚可复；又得补气之物，而血有统制。血既有统，而欲下者不下，则肛门逼胀之症可除。加鹿茸者，取纯阳之质，以助真阳之气；佐姜、草者，有温中之功，又有化阴之意；用葱头以降离阴而下交；用甜酒以鼓坎阳而上行；使麦芽从中以消散其壅滞之气血，不寒不燥，故治此病易也。况当归重用，有活血之能，黄芪重用，有行气之妙。前贤往往用于血虚发热之症颇效，余谓血虚气虚皆可，不必固执。

问曰：病人口臭，色黄，饮冷，呃逆不休，水泻不止，步履如常者，何故？

答曰：此元阴不足，而胃火旺甚也。夫口臭有二，有先天精气发泄者，口虽极臭，而舌滑润微黄，人无神而阴象全现，绝不饮冷。胃火旺者，口臭，舌必干黄，口渴饮冷。呃逆者，火之上冲；泻不止者，火之下降；步履如常者，火之助也。法宜下夺为主，方用大承气汤主之，解见上。此条上、中、下三部俱备，学者不必定要全见，而始用此方，活法圆通，人贵于知机耳。

问曰：平人干咳无痰者，何故？

答曰：此元阴不足，而肺燥也。夫肺为金，生水之源也。元阴不足，由于肺燥不能生水，肺燥实由于元阴不足而邪火生，火旺克金，故肺燥。肺气燥，斯干咳作矣。法宜苦甘化阴养血为主，方用甘草干姜汤，合当归补血汤，加五味子治之。

甘草干姜汤

炙甘草二两　干姜五钱（炮）

用药意解

按：甘草干姜汤一方，乃辛甘化阳之方，亦苦甘化阴之方也。夫干姜辛温，辛与甘合则从阳化，干姜炮黑，其味即苦，苦与甘合则从阴化。仲景以此方治误吐逆烦躁而厥者，取大甘以化热、守中而复阳也。又治吐血，治中寒，取辛甘以化阳，阳气也，气能统血，阳能胜寒，阳能温中也。又用以治拘急，治筋挛，治肺痿，治肠燥，取苦甘以化阴，阴血也，血能胜热，血能润燥，血能养筋也。今病人既现干咳无痰，肺气之燥明矣。即以化阴之法，合当归补血汤，加五味子治之，俾燥热解而肺气清，肃令行而干咳自不作矣。

问曰：妇女病，忽喜忽笑，言语异常，似癫非癫，似狂非狂者，何故？

答曰：此真水不能上交于心，心热生而神无主也。夫人一身，全赖水、火两字，水、火相依而行，彼此互为其根，火下降则肾脏温，水上升则心脏凉，此阴、阳颠倒之妙也。今病人所现症形，明系真阴不足，不能上交于心，则心热生。心者，神之主也，热甚则神昏，故喜笑，言语异常，而人若癫也。诸书称为"热入血室"，尚未窥透此理，不知心者，生血之源也，血室者，冲脉之所居也。冲为血海，即有热入，未必即若癫狂也，当以热甚神昏为确。法宜养阴清热，交济阴阳为主，方用栀豉汤主之。

栀豉汤

栀子一两　豆豉二两

用药意解

按：栀豉汤一方，乃坎离交济之方，非涌吐之方也。夫栀子色赤、味苦、性寒，能泻心中邪热，又能导火热之气下交于肾，而肾脏温。豆形象肾，制造为豉轻浮，能引水液之气上交于心，而心脏凉。一升一降，往来不乖，则心、肾交而此症可立瘳矣。仲景以此方治汗、吐、下后虚烦不得眠，心中懊𢙐者，是取其有既济之功。前贤以此方列于涌吐条，未免不当。独不思仲景既列于汗、吐、下后虚烦之症，犹有复吐之理哉？

问曰：每日早饭后即咳吐黄痰数口，五心潮热，心烦、口渴，大热饮冷，六脉细数者，何故？

答曰：此元阴虚极，火旺而津液欲竭也。夫大热、口渴、饮冷、心烦、咳吐黄痰，症象白虎之形，然六脉细数，细为血虚，数为血热，明明血虚生内热，则又非白虎之的症也。医于此际，不可孟浪，务要审确。余细推究病情，伤寒阳明症之烦躁、口渴、饮冷、发热，是从外感得来，脉必长大，定有头疼、身痛、恶寒等情。血虚之大渴、饮冷、烦躁、发热，从内伤得来，或吐血，或久咳，或产后血暴虚，或抑郁损伤心脾，脉必细微，甚则细数，定少头疼、身痛、恶寒等情，切切不可轻用白虎。误用白虎，为害匪轻。法宜峻补真阴为主，方用独参汤，或当归补血汤亦可，解见上。

独参汤

洋参二两（人参即以洋参代之）

用药意解

按：独参汤一方，乃补阴之第一方也。今人用为补阳、回阳，大悖经旨，由其不知水火立极之妙，药性功用之专。余为活人计，不得不直切言之。夫人身所恃以立命者，惟此水、火而已，水火即气血，即阴阳，然阳之根在乎坎，天一生水，一点元阳含于二阴之中是也；阴之根在乎离，地二生火，一点元阴藏于二阳之内是也。水、火互为其根，乾、坤颠倒，各有妙用，故经云："善补阳者，于阴中求阳；善补阴者，于阳中求阴。"今人罕明此理，一见阳虚症，用药即着重心，而不知着重肾；一见阴虚症，用药即着重肾，而不知着重心。究其所用药品，阳虚重在人参，阴虚重在熟地。查熟地甘寒补阴，尚不为错，而人参甘寒，近来所出洋参味苦，苦寒之品，皆补阴之品，非补阳之品。故仲景不用参于回阳，而用参于大热亡阴之症以存阴，如人参白虎汤、小柴胡汤之类是也。大凡药品，性具苦、寒、酸、涩、咸味者，功专在阴；具甘、温、辛、淡、辣味者，功专在阳。今人着重在后天坎离之阴阳，而不知着重坎离中立极之阴阳，故用药多错误也。仲景一生学问，即在这先天立极之元阴、元阳上探求盈虚消长，揭六经之提纲，判阴阳之界限，三阳本乾元一气所分，三阴本坤元一气所化，五脏六腑，皆是虚位，二气流行，方是真机。阴阳盈缩，审于何部，何气所干，何邪所犯，外感由三阳而入内，六客须知；内伤由三阴而发外，七情贵识。用药各有实据，如六经主方是也。然补坎阳之药，以附子为主；补离阴之药，以人参为先；调和上下，权司中土，用药又以甘草为归。此皆立极药品，奈人之不察何？

余细推世之用人参以补心，即为补阳也，不知心虽属阳，外阳而内阴，功用在阴，周身阴血俱从火化得来，故色赤。经云"心生血"，又曰"火味苦"，以苦补心，即是补离中之阴也，而非补真阳也。千古以来，用参机关，惟仲景一人知之，而时珍《本草》云"能回元气于无何有之乡"，推斯意也，以为水火互为其根。经云"阳欲脱者，补阴以留之"，独参汤是也；"阴欲脱者，补阳以挽之"，回阳饮是也。至于阴盛逼阳于外者，用参实以速其阳亡也。阳盛灼阴将尽者，回阳实以速其阴亡也；凡用参以冀回阳，总非至当不易之理，学者宜知。若此症所现，乃阳旺阴虚之甚，正当用参以扶立极之元阴，元阴盛而周身之阴血自盛，血盛而虚者不虚，病者不病矣。

问曰：酒客病，身大热而喘，口渴饮冷，无头疼、身痛、畏寒者，何故？

答曰：此积湿生热，热盛而伤血也。夫嗜酒之人，易生湿热症，因酒性刚烈发散，入腹顷刻，酒气便窜于周身皮肤，烈性一过，湿气便留中脘。中土旺者，湿气易去；中气弱者，湿气难消，久久中气更虚，湿气因而成疾，湿气流注四肢，便成痰火手脚。医生一见痰火手足，便照痰火治之，鲜有愈者。以余主治，法宜温中除湿，辛甘化阳之品。若此症由湿聚日久，因而生热，热气逼肺，则喘症生；热伤津液，则口渴作。法宜清热、燥湿、升解为主，方用葛根黄连黄芩汤。

葛根黄连黄芩汤

葛根一两　黄连五钱　黄芩五钱　甘草五钱

古方葛根用至半斤，芩、连、草各二两，因太阳桂枝症误下，邪陷于中土，下利不止，脉促喘汗者，内陷之邪，尚欲从肌腠而外出不能出，涌于脉道，则脉促，涌于华盖，则气喘。仲景故用葛根以升腾胃气，鼓邪仍从外出，佐以芩、连之苦，苦以坚之，坚毛窍以止汗，坚肠胃以止泻，又以甘草调中，邪去而正立复，病自不难解矣。今改用分两，借以治酒客之积湿生热、大热而喘者，亦更妙也。

用药意解

按：葛根黄连黄芩汤一方，乃表里两解之方，亦宣通经络、燥湿清热之方也。夫葛根气味甘辛，禀秋金之气，乃阳明胃经主药也。阳明主燥，肌肉属阳明胃，胃热甚故肌肉亦热，胃络上通心肺，热气上涌于肺故喘，热伤脾中阴血故渴。今得葛根之升腾，宣通经络之邪热，热因湿积者，热去而湿亦去矣。况得芩、连之苦，苦以清热，苦能燥湿，复得甘草和中以培正气，内外两解，湿热自化为乌有矣。此方功用尚多，学者不可执一。

问曰：老人大便艰涩不出者，何故？

答曰：此血虚甚而不能分润沟渠也。夫年老之人，每多气血两虚，气旺则血自旺，气衰则血自衰。然年老之人，禀赋原有厚薄，不得概谓气血两虚。亦有素禀阳旺者，精神不衰，出言声厉，饮食不减，此等多由火旺阴亏。亦有禀赋太薄，饮食不健，素多疾病，乃生机不旺，运化太微，阴血渐衰，不能泽润肠胃，肠胃枯槁，此真血虚之候。二条乃言老人之禀赋。亦有因外邪入阳经，变为热邪，伏于肠胃而闭结者；亦有阴盛阳微，下焦无阳，不能化阴而闭结者；亦有肺内伏热而闭结者，认症总宜清耳。若老人大便艰涩，无外症者，即是血枯居多，法宜苦甘化阴为主，方用当归补血汤加蜂蜜，或甘草干姜汤，解见上。或麻仁丸。

麻仁丸

麻仁二两　　芍药八钱　　枳实八钱　　大黄一两六钱

厚朴二钱　　杏仁一两　　白蜜一两

用药意解

按：麻仁丸一方，乃润燥行滞之方，实苦甘化阴之方也。夫人身精血，俱从后天脾胃化生，脾与胃为表里，胃主生化，脾主转输，上下分布，脉络沟渠，咸赖滋焉。今胃为伏热所扰，生化之机不畅，伏热日炽，胃土干燥，渐渐伤及脾阴，脾阴虚甚，津液不行于大肠，肠胃火旺，积粪不行，故生穷约。穷约者，血枯而无润泽，积粪转若羊矢也。故仲景立润肠一法，使沟渠得润，穷约者，自不约也。药用麻仁、杏仁，取多脂之物以柔润之，取大黄、芍药之苦以下降之，取厚朴、枳实之苦温以推荡之，使以白蜜之甘润，与苦合而化阴。阴得化而阳生，血得润而枯荣，肠胃水足，流通自如，推荡并行，其功迅速。此方宜用为丸，缓缓柔润，以治年老血枯，实为至当之法。今改用分两为汤，取其功之速，亦经权之道也。

问曰：男子阳物挺而不收者，何故？

答曰：此元阴将绝，阳孤无匹也。夫阳物之举，乃阳旺也。阳旺极宜生阴，阴生阳自痿，乃阴阳循环不易之理。今出乎至理之外，挺而不收，明明有阳无阴象也。此际法宜救阴，大补先天元阴为主，方用独参汤主之，解见上。或六味地黄汤亦可。

六味地黄汤

熟地一两　枣皮八钱　淮药五钱　茯苓五钱

丹皮六钱　泽泻三钱

用药意解

按：地黄汤一方，乃利水育阴之方也。夫地黄甘寒，滋肾水之不足；二皮酸寒，敛木火之焰光；山药、茯苓，健脾化气行水；泽泻甘寒，补养五脏，又能消湿。此病由水虚而火旺，又加木火助之，故不收。今得地黄补水，又能滋肝，肝主宗筋，乃阳物之根也，宗筋得润，而阳物立痿；佐二皮一敛一泻，火光即灭。又得山、苓、泽泻，健脾化气以行津液，庶几此病易瘳。古人云"补阳以配阴"，乃为阳痿不举注脚，为一切阳虚注脚。"补阴以配阳"，乃为阳挺不收注脚，为一切阴虚注脚。此条应专以滋阴为是，不应利水，利之似反伤阴，不知用利药于地黄之内，正取其利，以行其润之之力也。学者不可执一，分两与古方不同，改用也。

问曰：**病人每日半夜候，两足大热如火至膝，心烦，至午即愈者，何故？**

答曰：此血虚阳旺也。夫人身以阴阳两字为主，阳生于子至巳时，属三阳用事，正阳长阴消之时，阴虚不能配阳，阳旺故发热。至午即愈，乃阴长阳消，阳不胜阴，故热退。世人以为午后发热为阴虚，是未识阴阳消长之道也。余治一易姓妇，每日午初，即面赤发热，口渴喜热汤，至半夜即愈，诸医概以补阴不效，余以白通汤，一服而愈。此病法宜补阴以配阳为主，方用补血汤，或地黄汤，解见上。

问曰：**秋月人忽然腹痛水泻，日数十次，完谷不化，精神不倦者，何故？**

答曰：此肺中之元阴不足，肺气燥甚也。夫大便水泻至完谷不化，谁不以为脾胃之败也？不知肺气燥极，亦有此症。肺与大肠为表里，大肠主传送，饮食入胃，不待消化，随燥热之气下降，而直趋大肠，故日泻数十次，腹痛、饮冷、不倦。若果脾败完谷不化，精神之倦极可知，决然病久非暴也。至于水泻一症，有泻出色黄极者，胃火旺也；泻出色白者，下元无火也；泻出色青者，厥阴之寒化；泻出色如酱汁者，太阴之湿化也；泻出如溏鹜者，脏有寒也；亦有泻出色白如涎者，肺有热也；有泻出淡赤色者，阳不统阴也。以上数症，临症时再察虚实新久，脉息有神、无神，用药自有据也。此症法宜清燥为主，方用甘桔汤，加二冬、地骨、桑皮、黄芩、杏仁、白蜜治之。

甘桔汤

甘草一两　桔梗八钱　天冬四钱　麦冬四钱

地骨三钱　桑皮三钱　黄芩二钱　杏仁二十粒

白蜜五钱

用药意解

按：甘桔汤一方，乃苦甘化阴之方也。此方仲景用以治少阴之咽痛症，因少阴之火上浮于咽，少阴之络夹咽故也。得甘桔之合化，而少阴得养，故愈。今用以治太阴，取桔梗之苦以开提肺气，而伏热立消。取甘草之甘，大甘足以化热，苦与甘合，又能化阴，化阴足以润肺。又加以二冬、二皮、黄芩、杏仁、白蜜，一派甘寒、苦降之品以助之，而肺燥立止，水泻自不作矣。

问曰：病人干咳，周身皮肤痒者，何故？

答曰：此元阴虚不能润肺，肺燥而不能行津液于皮肤也。夫病人干咳，乃血虚肺燥之验。肺主皮毛，肺气清，则节令行而不乖，脏腑咸赖；肺气燥，则节令失而津液不行，百病丛生。津液不行于内，则肺痿、脏结、肠燥、痿躄、筋挛、骨蒸等症即起；津液不行于外，则皮毛、肌肤、爪甲枯槁、燥痒之症立作。此条言血虚肺燥，有如是等症，法宜清燥养营为主，方用补血汤合甘草干姜汤，加五味、白蜜治之，解见上。

业斯道者，须知人身气血运用机关，气血之根皆在下，培养在中，发用在上。根即此〇也，培养即此◎也，发用即此☉也。肺主气，即发用之外圈；心主血，即发用之内圈。外圈本乾体所化，内圈本坤体所生，天包乎地，地成乎天，混然一物。地气上腾，指坎中一阳，由下而中而上，一呼即起；天气下降，指离中真阴，由上而中而下，一吸即入。故曰呼吸者，阴阳之橐籥也。呼则气行而血随，吸则血行而气附。呼吸虽判乎阴阳，其实升则二气同升，降则二气同降，升降循环不已，故即上下以判阴阳也。先圣恐人不明，故画卦以明阴阳，乾坤则称为先天，六子乃为后天，今人专在后天论阴阳生克，固是，而不在先天论阴阳盛衰，是知其末，而未知其本也。苟有知得阴阳升降之道者，庶可与共学适道矣！

问曰：筋缩不伸者，何故？

答曰：此血虚不能养筋，筋燥故也。夫筋之燥也有由生，虽云水能生木，其实水火之功用在心肺，肺主气，心主血，肺气行于五脏，血亦行于五脏，肺气行于六腑，血亦行于六腑。肺气燥极，则运用衰，津液不润于筋，则筋燥作，筋燥甚，故缩而不伸也。法宜清燥养血为主，方用芍药甘草汤主之，或加二冬、白蜜亦可。

芍药甘草汤

芍药二两　甘草二两（炙）

用药意解

按：芍药甘草汤一方，乃苦甘化阴之方也。夫芍药苦平入肝，肝者，阴也。甘草味甘入脾，脾者，土也。苦与甘合，足以调周身之血，周身之血既调，则周身之筋骨得养，筋得血养而燥气平，燥气平则筋舒而自伸矣。然亦不必拘定此方，凡属苦甘、酸甘之品，皆可以化阴，活法圆通之妙，即在此处也，学者须知。

问曰：年老之人多健忘，言语重复者，何故？

答曰：此元阴虚极，而神无主也。夫心生血，神藏于血之中。神者，火也，气也，即坎中一阳，而寓于血之中，气与血相依，故别其名曰"心藏神"，即此可知鬼神之用也。书曰："鬼神者，二气之良能也。""良能"二字，即真阴、真阳之本性也，神禀阳之灵，天体也，位尊，故曰神；鬼禀阴之灵，地体也，位卑，故曰鬼。人之为善，则性从阳，光明气象；人之为恶，则性从阴，黑暗气象。人死而为神为鬼，即在平日修持上判也。将死之际，善气重者，元神从天门而出，定为神道；恶气重者，元神从地户而入，定为鬼道。若老人气血已衰，精神自然不足，不足故神昏也。然又非热甚神昏之谓也，法宜养血为主，气血双补亦可。方用补血汤、独参汤，或参枣汤亦可。补血、独参二汤，解见上。

参枣汤

洋参一两　枣仁一两　甘草五钱　猪心一个

以上三味为细末，同猪心炖服，或同猪心捣为丸俱可。

用药意解

按：参枣汤一方，乃苦甘化阴，酸甘敛阴之方也。因元阴虚极，不能养神，神无所主，故时明时昧，犹若残灯将灭，而火光不明，苟能更添其膏，火光自然复明也。今以洋参之甘苦，枣仁之酸敛，以扶其元阴，元阴敛而真气即敛，故曰藏神。又得猪心同气相求，庶几心神明而不昧。复取甘草从中合化，而真血有源源不竭之妙也。此方不独治老年健忘，凡属思虑损伤阴血者，皆可服也。

问曰：大肠脱出数寸，肛门如火，气粗而喘，欲饮冷者，何故？

答曰：此元阴不足于肺，肺火旺而大肠之火亦旺也。夫脱肛一症，原有阳虚阴虚之别。阳虚之脱肛者，由元气衰极，不能约束也。其人必困倦无神，渴必饮热，阴象全见，法宜温中。阴虚之脱肛者，由于下焦火旺，逼出也。其人精神不衰，渴喜饮冷，热象全见。然此二症，多起大泻大痢之后，治者务要认定阴、阳实据，自然获效。此症即阴虚火旺也，火上逼肺，故喘，火下逼肠，故肛出。法宜滋阴泻火，方用大黄黄连泻心汤，或葛根黄连黄芩汤亦可，解见上。

大黄黄连泻心汤

大黄一两　黄连五钱

用药意解

按：大黄黄连泻心汤一方，乃泻火之方也。仲景以此方治心下痞满，按之濡者，是因无形之热邪，伏于心下，而以此方泻之也。今借以治此症，似亦未切，不知大黄、黄连苦寒，能泻三焦邪热，此病既因热上攻肺，而喘症生，热下攻肠，而脱肛作，得大黄、黄连之苦寒泻火，火邪一去，上

附录：医理真传

扶阳论坛

下自安，亦握要之法也。

问曰：小便便时痛甚，口渴饮冷，其淋症乎？非淋症乎？

答曰：此膀胱之元阴不足，为邪火所灼，乃太阳腑症之甚者也。因邪犯太阳，从太阳之标阳而化为热邪，伏于膀胱，故口渴饮冷而便痛，法宜化气行水，方用五苓散主之。其实近似淋症，淋症亦皆膀胱之症也。前贤有血淋、气淋、砂淋、石淋、劳淋五淋之别，总而言之，不出阴、阳两字。有阳衰不能化停滞之精而作者，十有七八，推其源，多起于梦中遗精，忽觉而提其气以留之，精之已离位者，不能复位，发泄不畅，当心气下降而便溺，败精欲出而不能出，故小便痛甚，此受病之根也。此病法宜大助元阳，鼓之化之，俾气化行而精气畅。世人一见便痛为火，不敢轻投桂、附，是未识透此中消息也。亦有精停日久，阻滞气机，郁而为热，灼尽膀胱阴血，败精为邪火所熬，故有砂、石之名，总缘火由精停起见。阳虚之人，得此者多，方宜白通汤、三才、潜阳诸方。阴虚之人，火旺太甚，宜滋肾丸、六味丸、五苓散之类，解见上。或附子泻心汤亦可。

五苓散

白术一两　茯苓八钱　猪苓五钱　泽泻五钱

桂枝六钱

附子泻心汤

附子一枚　黄芩五钱　黄连五钱　大黄一两

用药意解

按：五苓散一方，乃化气行水之方也。因寒伤太阳之腑，气化不宣，水道不利而生邪热，热伤津液，不能上升，故渴。气化不行，尿欲出而不即出，故痛。今得二苓、术、泽，专行其水以培中；最妙在桂枝一味，化膀胱气机，气机化行，自然郁热解而寒邪亦解。此方重在化气，不重在去热一面，可知气化行即是去热也，世多不识。

按：附子泻心汤一方，乃寒热并用之方也。仲景以此方治心下痞，而复恶寒、汗出者，是少阴无形之热，伏于心下而作痞，复见太阳之寒，又见汗出，有亡阳之虑，故用芩、连、大黄以泻少阴无形之伏热，又用附子

207

以固根蒂而追元阳，寒热互用，真立方之妙也。今借以治停精而生热为淋者，用附子以鼓先天之阳，佐芩、连、大黄以泻伏热，是不固之固、不利之利也。方书多用利水清热之品，是治热结一法，而遗化精一法。余意方中再加安桂二三钱，以助附子之力，而又能化气，气化精通，热解邪出，何病淋之患哉？如三才封髓丹加安桂，滋肾丸倍安桂，皆可酌用，切勿专以分利为主也。

问曰：五更后常梦遗精，或一月三五次，甚则七八次者，何故？

答曰：此元阴虚而神不为主也。夫遗精一症，与遗尿有些微之别。尿窍易开，精窍不易启，然二窍之开阖，总属心气下降，轻重、浅深不同耳。然而梦遗之症，诸书所论纷纷，未有实据，以余细揆其理，人身以神为主，神居二气之中，昼则寄于心，夜则寄于肾，遗精之症，戌亥以前者，病在于肾，子时以后者，病在于心，此人神从阴、从阳之道。人身上下关窍，总在一神字统之。神即火也，气也，坎中之真阳也。真阳配真阴，神始有主，真阴配真阳，神始有依。梦遗之病，务审究在上半夜，或下半夜，以定神之所在。病于上半夜者，主阴盛阳衰，阳虚不能统摄精窍，而又兼邪念之心火动之，故作，法宜扶阳为主，如潜阳丹、白通汤、桂枝龙骨牡蛎汤之类是也。病在下半夜者，主阳盛阴衰，阴虚不能配阳，阳气既旺，而又有邪念之心火助之，神昏无主，而不能镇静，故作，法宜扶阴以抑阳，如封髓丹倍黄柏、参枣汤加黄连、补血汤、将军蛋、洋参蛋之类是也。其中受病之根，由于素多淫念，或目之所见而心思，耳之所闻而慕切，念头辗转不断，一片淫情，不觉已固结于神之中也。一经熟睡，元神游于梦幻之乡，或有见，或有闻，或有交，邪念一动，心火下流，兼以相火助之，直冲精窍，窍开而精自泄也。此病而云血虚神无主者，是遗泄在五更后，正阳长阴消之时，故知其血虚也，法宜补阴以配阳，方用参枣汤，解见上。

问曰：平人精神不衰，饮食健旺，常口渴而欲饮冷，小便亦常觉不快，夜夜遗尿者，何故？

答曰：此元阴不足，而下焦有伏热也。世多以遗尿属下元无火，其实不尽然。有真下元无火者，乃阳虚不能统束关窍，其人必精神困倦，饮食减少，有阳虚之实据可凭，法宜收纳元阳、补火为要。此则精神不衰，饮食如常，定是膀胱素有伏热，亦有心移热于小肠，肝移热于脬而遗者，是热动于中，关门不禁也，即在心、肝两部脉息上求之便了。若果心移热而作者，导赤散可用；肝移热于脬而作者，小柴胡倍黄芩亦可医。再审其上半夜与下半夜，以探阴阳消长机关，而按法治之，必不失也。此症直决为膀胱伏热，是因其人精神饮食有余，渴常饮冷，便常不快，是以知之也。法宜滋肾泻火为主，方用六味地黄汤加知、柏，解见上。

问曰：两足冷如冰，不能步履，服桂、附、除湿药不效，而更甚者，何故？

答曰：此非阳衰湿侵于下，实血虚肺燥，不能行津液于至下也。夫人身上下，全赖二气布护，真阳不足，亦有冷者，服桂、附以助之即愈。脾虚不能转运水湿而作者，服健脾除湿药必效。此则不然，知非阳虚湿盛，乃由血虚肺燥也。肺乃百脉之宗，出治节者也。肺气行，则津液流通贯注，百脉增荣；肺气燥，则津液不行，百脉失养。今两足冷如冰，乃水衰火极之象，人身水居其一，火居其二，火甚则津枯而骨髓失养，其实由肺之燥而津液不充，津液不充，邪火立起，火未甚时，犹觉内热，火既极时，却又作冷。古人云："阳极生阴，阴极生阳。"病机之颠倒如是，浅见者何能一一周知？此病法宜苦甘化阴润燥为主，方用芍药甘草汤，或六味地黄汤加二冬、白蜜，或黄连阿胶汤俱可，解见上。

问曰：四肢肌肉皮肤干粗瘦削，奄奄欲绝，常思冷饮，人俱以为疳病也，不知是否？

答曰：此胃有伏热，而食尽脾阴之血液也。夫周身肌肉，统于脾胃，脾气充则肉盈，脾阴足则肉活，周身肌肉红活充盈，乃后天健旺之征。脾与胃为表里，彼此皆不可偏，偏则病作。今病人四肢干枯饮冷，干枯乃火之象，亦不足之象，饮冷是病之情，亦阴枯乞救之情，以此推求，知其胃有伏热未解，食尽脾阴所致。此等病症，小儿居多，由饮食损伤脾胃，久久元气日落，或食生冷鲜物，停滞于内，邪热丛生，服药未当，渐渐而成者，十居其八。妇女忧郁，损伤肝脾，渐渐而成者亦多。世医一见枯槁，便以痨症目之，而立五痨之名，总非至当。此症法宜甘润养阴为主，方用甘草黑姜汤加五味，解见上。如因内有积热者，审轻重治之。

问曰：病赤白痢，日数十次，腹痛拘急者，何故？

答曰：此元阴不足以致肺燥，复感客燥而移燥于大肠也。诸书俱称赤白为湿热病，以白属湿，以赤属热，照方施治，应效者少。余细推此理，人身以坎离立极，运用机关全在心肺，心属火，化血而居肺下；肺属金，化气而居心上。肺位最尊，气机运转，外充皮肤肌肉，内充筋骨脏腑，有天包乎地之义。肺气一行，心血随之，下而复上，上而复下，循环不已，二气调和，百节无伤；肺气、血气偶乖，诸症蜂起，岂独痢疾为？然查痢疾，多生于秋，乃燥金主气之时，复感外来之燥邪，客于肺金，闭塞清道，转输失职，津液不行于大肠，大肠亦生燥热，故曰"肺移燥于大肠"也。肺气壅则大肠之气壅，而血亦与之俱壅，故痢证作。白者重在气之滞，赤者重在血之涩，赤、白相兼，心、肺俱受燥也。治痢者当在心、肺二处求之，切勿惑于"夏伤于暑，秋必成痢"。推是说也，以为夏日炎天，暑湿大行，交秋之际，暑湿未尽，胶固大肠，欲出不出而成痢。余谓人之肠胃糟粕，有一二日换一次者，有三五日换一次者，岂尽湿热之胶固大肠耶？以白为湿，湿甚宜泻；以赤为热，热甚宜闭。今则不泻不闭，而欲出不出，其为肺气之滞、心血之涩也明甚！何得即以湿热蕴酿加之？此说亦近理，但湿、热合病亦多，何不成痢？独于秋月乃痢，明明燥邪客于肺。要知白者，气也、火也，亦大肠之精也；赤者，血也、水也，亦大肠之液也。赤色虽似火象，其实周身血液，俱从火化得来，故曰"血为阴"，又曰"血虽阴类，运从阳"，指肺气行而血随之也。余谓治痢当着重肺燥为主，虽赤、白有浅深之分，其源总归于"燥"之一字，但治其燥，则二脏之气即舒，不治痢而痢自止，不治赤白而赤白自消，握要之法也。舒驰远以痢为四纲，其说亦可从，但未将受病根处明明指出，概谓白属湿成，赤属血因，纷纷聚讼，愈出愈奇，总非确论，惟有调气行血一语，略可遵从。法宜清燥救肺为主，方用杏冬二皮白蜜甘桔汤主之。至于似痢非痢，亦不可不辨。痢之为病，腹痛拘急，逼胀异常，欲出不出，出亦无多，日数十次。似痢非痢者，腹虽痛而不甚，便虽逼胀而所出尚多，日三五次，甚七八次，一痛即泻，四时皆有，多得于大病久病之后，乃由中气大衰，大肠失职，肠胃稍有存积，气虚不能载之，故似痢而实非痢也。法宜大健中土，中土气足，自能载之，而不失节也。方用附子理中汤加吴茱萸、安桂最妙。治痢诸书，皆云调气行血，余亦立一方，亦可酌用，名大黄木香汤。

杏冬二皮甘桔白蜜汤

杏仁五钱　天冬四钱　麦冬四钱　地骨皮三钱

桑皮五钱　桔梗四钱　甘草三钱　白蜂蜜半杯

大黄木香汤

大黄六钱　木香六钱　当归五钱　苏叶三钱

甘草三钱　白蜜半杯

用药意解

按：杏冬二皮汤一方，乃清燥润肺之方也。因燥邪客肺，肺气壅塞，津液不行于大肠，以致气机滞涩，故取杏仁之苦以降之利之，又佐二冬、二皮、甘、桔、白蜜以开之润之，俾燥邪去而肺气清，肃令行而气机畅，何痢之有哉？

按：大黄木香汤一方，乃调气行血之方也。大黄同当归、甘草，能泻血分之燥热而化阴。木香、苏叶、白蜜，能调气分之滞而化阳。气血两化，阴阳不偏，自然痢疾不作矣。

问曰：病人每日早饭后心烦，两手足心痛痒异常，至午初即愈者，何故？

答曰：此元阴不足，心阳气有余也。夫人身上下四旁，莫非二气充塞，二气皆不可偏，偏于阳则阴虚，偏于阴则阳弱。今病人两手心痒，两足心痒，阴虚、阳虚皆有此候，不得概谓血虚。此病而断为阴虚者，见其病之在上半日也。人身就是这一团真气，出阴入阳，出阳入阴，一日之内，上半日属三阳，阳有余，阴即不足，故易曰："君子道长，小人道消。"下半日属三阴，阴有余，阳即不足，故易曰："小人道长，君子道消。"君子、小人，即阴阳之谓也。其实推其至极，还是这一团真气，由盛而衰，由衰而盛也。故圣人云："老子其犹龙乎！"反之吾身，不亦有犹龙之老子乎！此病法宜补阴以配阳，方用黄连鸡子阿胶汤，或补血汤，解见上。查阴虚发痒，外形手足心肉必干枯，起粗白皮。阳虚发痒者，手足心肉柔润不枯，无白皮干粗色，但痒极而欲重按重压，以此定之，再参看各部气色便了。阳虚宜收纳回阳为主，方用潜阳丹、四逆汤、封髓丹之类，解见阳虚门。

问曰：吐血后，头眩晕不止者，何故？

答曰：此血虚而不能荣于上也。夫头晕一症，有上实下虚者，有上虚下实者，有清阳不升者，有浊阴上干者，有夹虚风者，有夹虚火者，有脏腑偏盛而致者，种种不一，括其旨归，总不出阴阳两字。凡治此病，察其人面白无神，饮食减少，二便自利，困倦欲卧，喜热畏冷，或气短而心悸不宁，或饱闷而腹痛泄泻，或遗尿不禁而自汗频添，脉浮无力而空，诸如此类，都属阳虚清气不充所作，法宜辛甘扶阳之品，按定上、中、下病情消息以斟酌之便了。察其人精神不衰，舌黄，喜冷，饮食易消，二便短少，或心烦热而咳吐黄痰，或饱食而即刻昏晕，或晕数刻而依旧如常，脉实有力而长，诸如此类，都属阴虚火旺上干所作，法宜苦甘化阴之品，按定上、中、下病情消息以酌量之便了。此病既由吐血而后眩晕，明明阴血暴虚，不能上荣于巅，血虚亦能风生，故作眩，法宜养血为主。方用补血汤主之，加味随机而施。如外感六淫之气，只作痛不作眩，学者须知。

问曰：女病血崩后，忽顶巅痛甚者，何故？

答曰：此血虚甚而阳无所附，暴浮于上也。夫气、血两字，彼此互为其根，不可稍有缺陷，阳气暴虚，阴血即无所主，阴血暴虚，阳气即无所托。今病人血骤下奔，海底枯涸，龙无水养，飞腾于上，故顶巅痛甚。此际若不细察受病之因，而见痛治痛，则既竭于上之阳，顷刻即灭也。法宜峻补其水，海中有水，龙即能返于渊，此真阴、真阳互根之妙用也。方用补血汤主之，解见上。或补水汤可。

补水汤

洋参二两（贫者以沙参易洋参） 黄柏一两 白蜜一两

用药意解

按：补水汤一方，乃苦甘化阴之方也。夫洋参色白味苦，苦能补心，心者，生血之源也；黄柏味苦，苦能坚肾，肾者，注水之区也；又得白蜜之甘，能润肺而生金，金者，水之母也。况苦与甘合，足以化阴，阴得化生，而源不竭，龙虽属阳而性喜水，既有其水，则龙潜于渊，太空廓朗，而上下咸安矣，何顶痛之有哉？

以上数十条，专论阴虚，指出元阴不足一句，反复推明。要知元阴即血也、水也，真火寓于其中，则为太极，则为气、血相依，又为水、火互根，又为心藏神。凡血虚之症，所现纯是一派枯槁、憔悴、燥熯、干粗之火形，何也？血中寓火，火旺自然阴亏，阴虚自然火旺，以此推求，便得阴虚之主脑也。三阴与三阳，病形各殊，三阳不足之症，所现纯是阴色，为其阳不足，而阴有余也；三阴不足之症，所现全是阳色，为其阴不足，而阳有余也，此辨认阴虚、阳虚之切法也。

历代以来，著作者数十余家，皆含糊不清，并未将阴、阳底蕴明明指出，一味在后天五行生克上论，铺张满纸，究竟人身立极，一元妙义，二气消长机关，全未说透，宗旨不明，源头不澈，故知斯道之精者寡矣。可惜仲景一生心法，无一人道破，定六经之旨归，罕能了了。甚至有著瘟疫，著痢证，自诩专家，欲与仲景并驾，不知立法之祖，定六经早已判乾坤之界限，明六气业已括万病之攸归。六气即是六经之体，外感六气，便是六经之客，三百九十七法，法法神奇，一百一十三方，方方绝妙，全是活活泼泼天机，绝无一毫碍法。

知其妙者，以四逆汤、白通汤、理中、建中诸方，治一切阳虚症候，绝不有差；以黄连鸡子阿胶、导赤散、补血、独参诸方，治一切阴虚症候，定不能误。虽然阴虚所备诸方，尤贵圆通，有当柔润以扶阴者，独参、黄连、当归补血之类是也；有当清凉以扶阴者，导赤、人参白虎之类是也；有当苦寒以扶阴者，大小承气、三黄石膏之类是也。此皆救阴、补阴之要诀也。补阳亦然，有当轻清以扶阳者，大小建中之类是也；有当温养以扶

213

阳者，甘草干姜汤、理中汤之类是也；有当辛温、辛热以扶阳者，四逆、白通之类是也。此皆治阳虚之要诀也。

他如外感六气，按节令，挈提纲，随邪变化，细详六经贯解。须知仲景伤寒之六经，并非专为伤寒说法，而六步之法已经说明。即以太阴一经而论，太阴主湿而恶湿，主湿是本经之气，恶湿即外之客气，湿土旺于长夏，故六月未土旺而湿令大行，人之本气弱者，感外来之湿邪，每多腹痛、吐泻。仲景故立理中汤一法，后贤改用香砂、四君、六君，以调脾土一切诸症，皆是套理中汤一方出来也，又何尝不可用哉？千百年来，名贤迭出，立方亦多，而仲景之法，遂晦而不明，不得不宣扬之也。

卷　四

杂　问

问曰：吐血一症，其阳虚乎？其阴虚乎？

答曰：吐血一症，其要有三：有阳虚者，有阴虚者，有因外邪阻滞者，不可不知，亦不可不辨也。

夫人身不外气血两字，气为阳，天也，夫也；血为阴，地也，妻也。男正位乎外，女正位乎内，阴阳自然之定理。气血相依而行，气法乎上，血法乎下，流通无滞，均平不偏，何吐血之有乎？至于吐血，乃气机之逆也。阳虚之逆血者，缘由阳气衰弱，不能统血，阴气太旺，势必上僭，渐干清道，以致外越，如今之懦弱丈夫，不能约束其妻也。阴虚之逆血者，由于阳气独旺，阳气过旺，势必上冲，冲之过节，血亦因而外越，如今人之丈夫酷烈，而妻不敢安其室也。外邪阻滞之逆血者，或因风寒之邪，阻其升降之气机，而循行经络之血液，失其常度，或留胸膈，或停胃口，一触即发，血故外越。如沟渠之水，流行自如，忽从中闸定，上流欲下之水，势必逆行上涌，亦气机自然之理也。

又曰：吐血三要，已得闻矣，敢问三要之症，如何辨认？如何施治？

曰：凡阳虚吐血之人，言语无神，脉息无神，面色无神，气衰力竭，困倦喜卧，不思饮食，咳多清痰，又须审察上、中、下三部，何处病情独见，便可按法治之也。法宜辛甘化阳之品，调其中土，扶其元阳，如甘草干姜汤、理中、建中之类。阴虚吐血之人，言语有神，面色有神，脉息有神，吐虽多不觉其病，咳多胶黏之痰，又贵察其上、中、下三部，何处病形独现，便可识其脏腑之偏，而用药自有据也。法宜苦甘化阴之品，如泻心汤、导赤散、鸡子汤（即《伤寒论》黄连阿胶汤）之类。风寒阻滞而吐者，必现发热、头疼、身痛、脉浮或紧，看定提纲，按法治之。法宜升散清凉为主，如桂枝汤、麻黄汤、葛根汤之类。桂、麻、建中、理中、甘草诸方，见阳虚门；泻心、导赤、鸡子诸方，见阴虚门。

葛根汤

葛根四钱　麻黄三钱　甘草二钱　芍药一钱

桂枝二钱　生姜三钱　大枣三枚

古方分两太重，取其直达太阳膀胱之经输，而祛邪早出也。若用以治吐血，务要果真有太阳病，项背，无汗恶风，与阳明合病，下利方可，不然未可轻试也。今改用分两，从俗之意，亦当察病轻重，再为酌量。

用药意解

按：葛根汤一方，乃肌表两解之方，亦太阳、阳明合解之方也。夫风寒之邪，一从肌腠而入，则为桂枝汤证；一从肤表而入，则为麻黄汤证。今以桂枝汤加麻黄、葛根，是从肌腠以达肤表，俾邪直出。太阳与阳明接壤，太阳之邪已在经输，逼近阳明，此刻阳明不病亦病也。祛太阳之邪，即所以救阳明也。师取葛根，乃三路进剿之法，葛根为阳明之主药，用之以截阳明之路，而邪不敢入，又能鼓胃气上腾，足以助桂、麻发散祛邪之力，是以攻无不胜，战无不克也。吐血门中，罕用此方，此方原不治此病，设有因风寒闭塞，以致吐血，兼见项背，自汗恶寒者，此方亦未始不可用也。

问曰：大便下血如注，其有要乎?

答曰：下血之症，论因则多，论要则二。二者何? 即阴、阳两字也。阴阳即气血。夫血固以下行为顺，是顺行其经络之谓，非妄行之谓也。阳虚之人，下血如注，是下焦之阳不足，而不能统摄也；阴虚之人，下血如注，是下焦之阴不足，阴虚则火旺，火旺遂逼血外溢也。阳虚阴虚，察脉察色，与上辨吐血法同。阳虚之下血，宜培中下之阳，方用四逆汤、理中汤，见阳虚门。阴虚之下血，宜培中下之阴，方用泻心汤、六味、补血汤（即六味地黄汤、当归补血汤），见阴虚门。

或又曰：粪前血、粪后血，何谓也?

曰：粪前血者，循行大肠之血失度也；粪后血者，脾胃之阴失度也。亦不必细分，总在这粪之硬溏，以判肠胃之虚实，又要察其人平日起居，外形之有神无神，而虚实自判也。先血而粪硬者，胃火旺而致也，人参白虎、麻仁丸可用。先血而粪溏者，脾不摄血也，理中、建中可用。粪硬而血后来者，心火旺也，导赤散可用。粪溏而血后来者，心血之虚也，补血汤、参枣汤可医。仲景以先便后血为远血，主以黄土汤；先血后便为近血，主以赤小豆当归散。

黄土汤

地黄八钱　白术一两　附片一两　阿胶八钱

黄芩五钱　甘草八钱　黄土二两

赤小豆当归散

赤小豆三升（即小红豆，非太极豆）　当归十两

用药意解

按：黄土汤一方，乃先后并补之方也。夫先便后血，是脾阳之衰，补脾必先助火，故用附子以壮元阳而补脾阳，又以白术、甘草、黄土，专助脾中之气，最妙在地黄、阿胶、黄芩，甘寒苦寒，以滋脾中之阴，水土合德，火土生成，不寒不燥，乃温和之妙方，可使脾阴立复，而无漏血之虞，何忧此病之不除哉！

按：赤小豆当归散一方，乃解毒清热之方也。病人既先血后便，是湿热蕴酿已在大肠，而不在脾胃，大肠血液为热所伤，失其常度，当大便欲出，气机下行，而肠中之血，不啻若沟渠之水，得一团土草以起之，而流行不已也。此方重在赤小豆，以清肠中之湿热，又佐以当归活血行气之品，自然病可立瘳。仲景又立此方于狐惑门，详《金匮要略》。

问曰：小便下血者，何故？

答曰：小便下血，其要有二，有痛、不痛之分，痛则为血淋，照上治淋法治之，不痛则为尿血，多由脾中之阳不能摄脾中之阴血，流注阑门泌清别浊之处，与水谷之湿气，同渗入膀胱，而与尿俱出，故曰尿血。饮食定然减少，人困无神，法宜理中汤加桂元，或甘草干姜汤加五味，以复脾中阴阳，自然尿血不作。若渴喜饮冷，善消食者，则为胃中风火妄动，逼血下行，法宜清胃，如人参白虎汤之类。亦有心移热于小肠，而致血下行

者，法宜清心，如导赤散之类。亦有冲任有伏热，逼血而致者，法宜清热，如赤小豆当归散，小柴胡加芩、连之类是也。学者即在上下四旁搜求病情，便可识也。

问曰：反胃之病，起于何因？

答曰：反胃者，胃中之气逆而不下也。有因胃火上冲，阻其下行之机者，法宜下夺，如大、小承气等汤之类是也。有因胃阳不足，中寒顿起，蔽其下行之机者，法宜温中降逆，如理中汤加吴萸、半夏之类是也。有冲任气逆，夹肝气而致食上逆者，法宜疏肝降逆，如大半夏汤、小柴胡汤加吴萸、半夏之类是也。有朝食而暮吐者，下元无火不能熏蒸脾胃也，法宜补火，如吴茱萸汤、吴萸四逆汤之类是也。有食而即吐者，胃气不降，因火上冲也，法宜清胃降逆，如人参白虎重加半夏之类是也。有为胃槁而作，贲门不展者，法宜柔润，如启膈饮之类是也。总而言之，反胃是一个"逆"字，虽十二经皆能致逆，不出阴、阳两法，用药之妙，在人变通。

问曰：自汗、盗汗，其由何也？

答曰：自汗、盗汗者，阴阳两虚之候也。其说有二，诸书称"自汗为阳虚，盗汗为阴虚"，总未畅言其旨，余特为解之。夫阳虚自汗者，是卫外之阳不足，而不能统卫外之血液也，大象从；盗汗为阴虚，是阴不足，而阴中之火浮于外，血亦随之外出，大象从。人身立命，就是这二物。凡人昼起目张从，则真气行于阳分，阴在内而阳在外，阳不足则不能统内之阴，故自汗出；夜卧目瞑从，则真气行于阴分，阴在外而阳在内，阴不足，则真气上浮，而液随之，故盗汗作，此二汗之实据也。自汗者法宜补阳，如建中加附子汤、芪附汤之类是也；盗汗者法宜补阴，如参枣汤、补血汤之类是也。亦有阳盛而逼阴于外者，如阳明之白虎症是也；亦有阴盛逼阳于外者，如厥阴之四逆、回阳是也。汗症虽多，不出此例。

问曰：三消症起于何因？

答曰：消症生于厥阴，风木主气，盖以厥阴下木而上火，风火相煽，故生消渴诸症。消者，化之速，如风前之烛，易于化烬。诸书称渴而多饮者为上消，为心包之火夹肝风而上刑于肺，肺金受克，不能资其化源，海枯水涸，不能上升，欲乞外水为援，故渴而多饮，古人用人参白虎汤以救之。心包之火夹肝风而刑于胃，胃中风火相煽，食入犹如转轮，食而易饥，故为中消，以调胃承气汤治之。心包之火夹肝风而搅动海水，肾气不能收摄，遂饮一溲二而为下消，以大剂麦味地黄汤治之。此皆对症之方，法可遵从。更有先天真火浮游于上，而成上消，浮游于中，而成中消，浮游于下，而成下消，即以辨阳虚诀辨之，法宜导龙归海，如潜阳、封髓二丹，或四逆、白通，皆可酌用。查此病缘因风火为本，厥阴风木在下，厥阴心包在上，风借火势，火借风威，彻上彻下，而消症从此生矣。但治其火，火熄而风亦熄；治其风，风散而火亦亡。推其至极，风即是气，气即是火，以一"火"字统之便了，即以一"风"字括之亦可。风字宜活看，一年六气，即是六风，佛家以风轮主持大千世界，人之一呼一吸，便是风，离风人即死，人活风，犹鱼之活水，鱼离水顷刻即死，学者须知。

问曰：吐蛔之症，起于何因？

答曰：吐蛔之症，生于湿热，化于厥阴。盖以厥阴者，生生化化之首也。胎、卵、湿、化四生，形体固属不同，推其旨归，俱从一片春风鼓荡，万物赖以化生。仲景列蛔虫于厥阴，虽道一个"虫"字，隐隐将天地化生、万物机关露其圭角也。要知人即百虫之长，天地包罗万物，人身一小天地，却含天地之至理。故孟子云："万物皆备于我，岂特化生一虫而已哉？"故病有千端，漫云易为窥测，苟能识得阴、阳两字，而万变万化之机，亦可由此而推也。仲景剖晰三阴、三阳，配六经以明乾坤之功用，各部发病不同。此症小儿居多，由于过食生冷，损伤脾胃，脾胃受伤，不能传运水谷之湿气，积湿生热，得肝风鼓舞，而蛔虫食虫遂生矣，故曰"蛔虫禀风木之气所化"也。仲景立乌梅丸一方以主之。

乌梅丸

乌梅三百枚　细辛六两　干姜十两　黄连一斤

川椒四两　当归四两　桂枝六两　附子六两

人参六两　　黄柏六两

用药意解

按：乌梅丸一方，乃寒热互用，补肝、燥湿、杀虫之方也。夫手厥阴居上，主心包，足厥阴居下，主肝木，其为病"消渴，气上冲心，心中疼热，饥而不欲食，食则吐蛔，下之利不止"，此本经手足全体为病提纲。至于虫症，论其一端也。推其生虫之源，由于风木所化，仲景立乌梅丸一方，并非专为虫设，凡属厥阴之为病，皆可服也。然虫多因内有湿热，夹肝木之气而化生，木曰曲直，曲直作酸，酸乃木之味，木性喜酸，木为至阴之脏，一阳在下，其卦象为。木气不舒，一阳之气上浮，而与湿热混合，上撞则心疼，侮土则不食，吐蛔尚轻，下利为重。仲景着重乌梅，取大酸之气，以顺木之性。佐以桂、附、辛、姜、川椒，一派辛热之品，导一阳之气下降，又能温中杀虫。复得连、柏泻心包无形之热，更兼燥湿，苦寒药品，惟此二味，能清能燥。继以参、归，滋养脾阴。庶几虫去而中土立复，厥阴之气畅达而无滞机矣。

问曰：癫痫起于何因？

答曰：癫痫二症，缘由先天真阳不运，寒痰阻塞也。夫癫者，神之乱也；痫者，痰之阻也。二症大同小异，癫者言语重复不止，痫者不言不语若痴。按人身立命，无非活一口真气，真气一足，万窍流通，一切阴邪，无从发起；真气一衰，寒湿痰邪顿生，阳虚为痰所扰，则神志不清，顽痰流入心宫，则痫呆并起。古人立"五痫"之名，因其有作羊、犬、猪、牛、马声之情形，以决痫之由来也。以余所论，真气衰为二病之本，痰阻是二病之因，治二症贵宜峻补元阳，元阳鼓动，阴邪痰湿立消，何癫痫之有乎？

问曰：病有关有格，何也？

答曰：关格者，气之有升无降也。前贤云："上不得入为格，下不得出为关，为中枢不运所致。"又云："食不得入，是有火也，下不得出，是有寒也。"喻嘉言先生之进退黄连汤，即可用于此病。余谓上不得入，胸有逆也，下不得出，火不降也。人身以气血两字为主，气机运转，百脉流通，关窍开阖有节。今病人气机有升无降，全是一个"逆"字为主。食不得入，未必尽皆是火；下不得出，未必尽皆是寒，务要审察的确。若唇口红活，舌黄喜冷，脉息有神，精神不倦，则是阳旺火逆，以致气之有升无降也，但去其火之逆，则气机自然下降，气机降而下窍自开也。若病人唇口、面色青白无神，则为阴气上干为逆，阴盛则阳衰，即不能化下焦之阴，故下窍闭而不开也。火逆而致者，法宜泻火，以大承气汤主之。阴寒上逆而致者，法宜温中降逆，以吴萸四逆汤主之。

问曰：怔忡起于何因？

答曰：此心阳不足，为阴邪所干也。夫心者，神之主也，心君气足，则百魅潜踪，心君气衰，则群阴并起。今病人心内怔忡，怔忡者，不安之象也。阳虚之人，心阳日亏，易为阴邪所侮，上侮故心不安，觉有忡之者，忡乃自下而上之谓，明明阴邪自下而上为殃，非大补心阳不可，方用桂枝龙骨牡蛎汤，再重加附子。亦有水停心下而作悸者，悸亦心动不安之貌，与怔忡相同，怔忡重在心阳不足，悸则重在水停心下，必有水声为据。水停甚者，心下痛峻，仲景主以十枣汤；悸而不痛，苓桂术甘汤；悸而兼喘咳者，小青龙汤。苓桂术甘汤见阳虚门。

桂枝龙骨牡蛎汤

桂枝一两　白芍六钱　龙骨四钱　牡蛎四钱

甘草二钱　生姜五钱　大枣六枚　附子四钱

十枣汤

芫花二钱　甘遂一钱　大戟一钱　大枣十枚

小青龙汤

麻黄六钱　白芍六钱　细辛六钱　干姜六钱

甘草六钱　桂枝六钱　半夏半升　五味半升

用药意解

按：桂枝龙骨牡蛎汤一方，乃调和阴阳、交通上下之方也。夫此方乃桂枝汤加龙骨、牡蛎耳。桂枝本方，乃调和阴阳之第一方。凡气血不调之人，外感易生，内伤亦易生，仲景立此方内外通治，不专重在发汗一节也。

221

果有外邪伤及太阳营卫，闭其气血外出之机，遏郁而为热为疼，取此方协和阴阳，鼓动运行之机，俾外入者，仍从外出，故一汗而病可立解。若无外邪，而用桂枝汤，必不出汗，何也？气机原未闭塞，血液畅流，何汗之有？此方本意，非专为太阳而设，实为阴阳不调而设。要知阴阳调和之人，六邪不侵，七情不损。阳不调之人，必有阳不调之实据，以辨阳虚法辨之；阴不调之人，必有阴不调之实据，以辨阴虚法辨之。阳不调之人，用此方，桂、甘、姜、枣宜重，稍加白芍以敛阴；阴不调之人，芍药、甘、枣宜重以调阴，少加桂以宣阳；阴阳两不足之人，分两平用，彼此不偏。此立法之苦心，亦变通之道。如大、小建中与此方，皆桂枝汤之变局也。识得阴阳至理者，始信余非妄说也。今加龙、牡二物，又加附子，以治怔忡，取龙、牡有情之物，龙禀阳之灵，牡禀阴之灵，二物合而为一，取阴阳互根之意；加附子者，取其助真火以壮君火也，君火壮而阴邪立消，怔忡自然不作矣。此方功用最多，治遗精更妙。世人谓龙、牡涩精，失二物之性，并失立方之意也。

按：十枣汤一方，乃决堤行水第一方也。本方原因风寒伤及太阳之气，太阳主寒水，气机闭塞，水道不利，逆行于上，聚于心下，水火相搏，故作疼，非五苓散可治。盖五苓之功独重在下，此刻非直决其水，为害匪轻，故取芫花、大戟、甘遂三味苦寒辛散之品，功专泻水行痰。又虑行之太烈而伤中，欲用甘草以守中，甘草与甘遂相反，用之恐为害，仲景故不用甘草，而择取与甘草相同而不与甘遂相反者，莫如大枣。大枣味甘，力能补中，用于此方，行水而不伤中，逐水而不损正，立法苦心，真是丝丝入彀之方也。

按：小青龙一方，乃发汗行水之方也。因太阳表邪未解，以致水气不行，聚于心下，为咳，为喘，为悸，是皆水气上逆之咎也。今得麻、桂、细辛，发太阳之表，行少阴之水，干姜、半夏、五味，降上逆之水下行，甘草补土，白芍敛阴，最为妥切。此方重在解表，表解而水自不聚，以龙名汤，是取麻黄轻清发汗行水，如龙之得雨水而飞腾变化莫测也。岂果若龙哉？

问曰：妇女另列一科何也？

答曰：男子禀乾之体，女子禀坤之质，乾主施化，坤主生成，以其有胎前、产后、经期之殊耳。余病皆同，惟此三者，动关生死，不可不知，不可不亟讲也。

先以经期言之，经期者何？经者，常也；期者，信也。女子二七而天癸至，经脉始通，经血一月下行一次，以象月之盈而缺，缺而复盈，循环不已。但人之禀赋不齐，盛衰损伤不一，故有先期而血即下行者，气之有余也，气有余便是火，法宜清热。有后期而血始下行者，气之不足也，气不足便是寒，法宜温中。中也者，生化精血之所也，言调经之大主脑也。他如经水来而色淡者，火化不足也，法宜补火；经水来而黑紫块者，火化太过也，法宜清热；经来过多而心烦者，血骤虚也，法宜养血；经来少而腹痛者，气之滞也，法宜调气；经行衍期，淋漓不断者，气衰脾弱，不能统约也，法宜甘温扶阳；经过后而腹空痛者，气血之骤虚也，法宜调和气血；当期过月而不行者，有妊有不妊也，妊者不必治，不妊者经之闭也，闭者宜开，因气而闭者，法宜行气，因寒而闭者，法宜散寒，因热而闭者，法宜清热，因血枯而闭者，法宜补血。病原不一，审其因而治之。

至于带下、崩漏，妇女之大症也，十有八九。带分五色，不出阴阳，照阴阳辨法治之。凡带症之脉，余阅之甚多，往往两寸浮大无力，两关、两尺细微甚者，是阳竭于上，而下元无火也，以温中回阳法治之多效。有两寸大实有力，两关滑而两尺细者，心肺移热于下，脾湿下注也，以除湿清热法治之甚效。崩症与漏症有别，漏者病之浅也，亦将崩之兆也。崩者势大而来如决堤，漏则势小而淋漓不止，二症俱当照阳虚、阴虚辨法治之，便得有余不足之机关也。

至于逆经而吐血者，照上吐血条法辨之，治法自在其中矣。

胎前者何？以其夫妇交媾，精血凝聚，二五合一，具生生化化之道，人之性命有始基矣，故曰胎。俗语云"胎前不宜热"，此语举世信之，而不知非确论也。夫坤厚载物，全赖二气维持，一动一静，阴阳互相化育，元阴化生五脏，合包络则为六也；元阳化生六腑，合之则为十二官也，故曰阳六六，阴六六。阳六六，即乾，为天卦，阴六六，即坤，为地卦。乾坤化生五行，五行不出二气之中，二气不出五行之内，故曰天数五，地数五。婴儿在母腹中，母呼亦呼，母吸亦吸，十月功圆，性与命立，打破一元，坎离立极。未生以前，寒热各别，胎寒不温，胎亦易损；胎热不清，胎亦易堕，以此为准，经旨方畅。前贤有逐月养胎之说，其实在可从、不可从之间。以余细推，阴阳合一，养于坤宫，此刻十二经经血，无时无刻不在，真不啻北辰居所而众星拱之也。其中有恶阻者，胎初凝结，养于坤宫，土气卒然不舒，故生呕吐等情，法宜温中而行脾气。有子眩者，胎气之上逼也，法宜平气。有子满者，气之壅也，法宜破滞行气。有子喑者，胞胎压少阴连舌本之脉络也，法宜升举胎气，如不应，生娩自能言。有子鸣者，因卒伸手取物，母之呼吸，骤不与婴儿接也，法宜掬身片刻以就之。有腹痛、小便点滴不出者，胞胎下压膀胱之腑也，法宜升举。有胎尚漏下血者，审是火逼而下行者，法宜清火，审是元阳不足而不能收束者，法宜补阳。有子肿者，水停而不行也，法宜化气行水。有子嗽者，肺气为胎火所逼也，法宜清胎热。有胎不长者，母之气血不足也，法宜大补气血。有夹食而吞酸者，法宜消食。有因外邪闭塞而大热身痛者，照外感六经法治之。有吐泻交作而胎不安者，法宜温中。有大渴饮冷、谵语、大热、汗出、便闭者，法宜攻下。有身冷汗出，人事昏沉，精神困倦，喜极热汤者，法宜回阳。胎前诸症，略举数端，学者宜留心讨究。

产后者何？以其婴儿下地，周身百脉开张，努力送出，十二经护胎之血，一齐下注，此刻气、血两虚，与常不同，用药不可错误。婴儿下地，即有昏晕而人事不省者，血瘀之不下行而反上也，法宜行瘀。有腹鞕而痛剧者，血瘀滞而无阳以运化也，法宜温中行滞。有空疼而腹不鞕者，气血之骤虚也，法宜大补气血。有冷汗出而昏晕甚者，阳欲脱也，法宜回阳。有大热、大渴而思冷饮者，血虚阳无所附而外越也，法宜峻补其血。有顶巅痛，头如火焚者，血骤虚，阳无所依而暴浮于上也，法宜大补其血。有气喘息高，寒战汗出，身冷者，阴阳不交，阳欲脱也，法宜回阳。有胎未全而即产者，俗名小产，较正产更甚。正产乃瓜熟自落，得阴阳之正，调养贵乎得宜；小产如生果摘下，损伤太甚，一切诸症，治法与正产同，而调养更宜周密。愚夫愚妇，视为寻常，不知保养，而致死亡者，不胜慨叹也。亦有胎儿死腹中而不下者，必有所伤也，法宜下之。病症亦多，何能尽述？举其大纲，不越规矩，学者再为广览。至于方药，《济阴纲目》甚详，亦可参看。

问曰：小儿另列一科，何也？

答曰：小儿初生下地，不能言语，食则母之精血，即有病症，医家全是猜想，并无几个一见便知。未食五谷者，外感尚多，内伤即少；食五谷者，外感、内伤俱有。更有痘、麻，动关生死，所以小儿科之外，又有痘科也。俗云哑科，真是不谬。

最可怪者，小儿初生下地，世俗皆用大黄、银花、钩藤、甘草之类，以下胎毒、血粪，余深为不然。凡人皆禀二气所生，有自然之理，小儿初生，犹若瓜果初出土之萌芽，以冷水灌之不可，以热汤灌之亦不可，生机原是自然，换肚换肠亦是自然，何待大黄、银花之类以摧之毒之？只要小儿不偏于寒、热两字，即不可妄施药品，以种病根。苟有胎中受热者，小儿必面赤、唇红、气粗、口热，以苦甘一二味投之便了。有胎中受寒者，小儿必面青，唇、口淡白，气微，口冷，以辛甘一二味投之便了。

至于外感，一切务察时令，小儿虽不能言，而发热之有汗、无汗，口热、不热，二便之利、不利，只此数端，亦可以知其病矣。其至要者，太阳主皮肤，统营卫，为第一层，六客中人，必先犯此，学者须知。切勿惑于"小儿稚阳之体，原无伤寒"之说，不知小儿气轻力薄，正易伤寒也。伤寒二字，四时皆有，盖所谓伤寒者，伤及太阳地界也。太阳本气主寒，六气从太阳而入内，故皆可以名伤寒也。

其中有称为惊风者，有称为慢脾风者，是皆不经之论也。余为活人计，不得不直切言之。所谓惊风者，因小儿发热抽掣，角弓反张，项强，摇头吐舌，有时卒然掣动，若惊之状，前人不按经旨，见其惊状，即以惊风名之，而不知是外邪客于太阳之经络也。太阳之经络为外邪蔽束，气机不畅，抑郁为热，热甚则风生，而抽掣、角弓等情所以有也。此际正当用桂、麻二汤，或麻杏石膏等汤，以解太阳之邪，邪气解而风热即不生，何抽掣等症之有乎？市医遵守惊风一语，更立无数名目，以讹传讹，妄拟一派镇惊

225

祛风逐痰之方，小儿屈死于此者，不知几百亿兆矣。况人身皮肤第一层，属太阳主事，岂有外邪入内，而不伤及者乎？业斯道者，何不于此经三致意也！

至于慢脾风者，因小儿素病，调养失宜，饮食不健，自汗、盗汗不觉，呕、吐、泻、利不觉，积之久久，元气日薄，酿成虚极之候，元气虚极，则神无主，不能支持上下四旁，故有战动、发热、汗出不止，似惊之状，其实非惊风也。外验人必无神，面青唇白，困倦目瞑，此刻正当大补元阳，元阳气足，则神安而体泰，何动摇之有乎？若以惊风治之，是速其亡也。前人称曰慢脾，因其来之非骤也。论惊多在三阳，乃有余之疴；论慢脾属三阴，乃不足之候。惊风从外感得来，六气须知，气即风也，风字宜活看。慢脾由内伤所积，吐泻汗出，停滞食少，酿久生端，分阴分阳，察之辨之，不可不密，用方用药，补之泻之宜清。此乃活人之业，性命生死攸关之际，学者毋忽视之。

更有痘、麻，动关生死，《幼幼集成》《活幼心法》二书，讲说最详，宜阅。以余拙见，和平、有余、不足，三法尽之矣。但痘出于脏，麻出于腑，痘喜温和，麻喜清解。痘本胎毒，藏于命根，初起由太阳真机鼓动，运毒外出，法宜用桂枝汤调和阴阳，以助太阳外出之气机，使无一毫毒邪之滞于内；次归阳明，血水化为脓浆，未出透时，法宜用升麻葛根汤以解肌，而使毒气发透，已出透时，法宜用理中汤以培中气，中气健旺，易于化血为脓，熟透结疤，欲结疤时，法宜用回阳、封髓等方，使这一点真气复还于内。此四法者，乃顺其阴阳气机出入之道，为治痘用药不易之法也。至于和平之痘，二便、饮食如常，微烧而精神不倦，疮根红活，顶润充盈，颗颗分明，粒粒精光，乃和平第一等痘，勿药有喜。最可忧者，有余、不足两症，有偏余于气而不足于血者，如气至而血不至之白泡无红根是也；有偏余于血而不足于气者，如血至而气不至之红泡无脓是也。偏于气而不足于血者，法宜养阴以配阳；偏于血而不足于气者，法宜补阳以配阴。盖有余者气之盈，如暴出、一齐涌出、紫红、顶干、焦枯、便闭、烦躁、饮冷、谵语之类，法宜清火养阴，甚极者宜下。不足者气之缩，如慢出、下陷平塌、色嫩、二便自利、饮热、目瞑、困倦已极之类，法宜补火。火即气，补火一字，人多忽略，一味在后天肺气上用药，而不知在人身立命之火种上用药。故近来痘科，一见下陷不足之症，用药总在这参、芪、鹿茸、归、芍，以为大补气血，究竟致死者多，深为可慨也，由其未得仲景之心法耳。观于仲景之用四逆汤，姜、附、草三味，起死回生，易如反掌，非专补立极之火种，何能如斯之速乎？世医不求至理，以为四逆汤乃伤寒之方，非痘科之方，不知此方正平塌下陷痘症之方，实补火种之第一方也。今人亦有知得此方者，信之不真，认之不定，即用四逆，而又加以参、归、熟地，羁绊附子回阳之力，亦不见效，病家待毙，医生束手，自以为用药无差，不知用药之未当甚矣。麻疹一条，较痘症稍异，麻疹往往兼时气传染而成，为病发热、咳嗽、目如醉人、鼻流清涕，乃将出之候也。太过色紫红，不及则色淡，始终治法，只宜升解清凉发透为主，所有一切变症，总以阴、阳、虚、实四字括之。《幼幼集成》说最妥，兹不赘。

（附）不解说

俗传出痘一事，余甚不解，沿古及今，俱称痘为胎毒，人人俱要出痘，方可无忧，未出痘者，务要借出痘之苗，以引之外出，取其知是出痘，按痘法治之有准，以免用药错误。此说一开，而婴儿之夭亡者，不啻恒河沙数矣。余深谓不然，人俱要出痘，何以有不放而终身不出者？有放而亦不出者？又何得遽谓人人俱要出痘？即要出痘，亦当听其自然，何必定要用痘以引之哉？窃念人禀二气以立命，风寒、饮食，一切俱要谨慎，惟恐疏虞，以致外邪深入，有戕生命，独于此痘，何不避之，而偏要使之从鼻窍以入内，明明叫出痘，何尝是痘一定要出哉？人之一身，如一穴空地，种麻即麻，种豆即豆，此理之常，但种疮痘一法，仲景尚且不具，而独于六气立法，盖六气即是六经，主一年之事，循环不已，人身二气不调，六邪始能入内为病，故法可立而病可穷，方可定也。今之痘、麻，又列一科，以其知得痘、麻之始终，如人之种瓜果，而知其结实时也，法虽可从，而陋习不可不急正也。嗟乎！俗染成风，牢不可破，犹人之愚而甘于愚也。余目见邻里小儿，康健嬉戏，以痘疮之毒苗种之，十数日而即死者，不胜屈指矣。想来不种痘苗，未必即死，虽曰天命，又岂非人事哉！

问曰：外科工专金疮诸症，其故何也？

答曰：凡一切疮症，皆起于二气不调，气血偏盛，壅滞流行不畅之过，病原从内出外，以其有金疮折骨，化腐生肌一事，稍不同耳。然疮形已具，即当分辨阴阳，不可忽略。阳症，疮色红肿痛甚，高凸发热，口渴心烦，小便短赤，大便闭结，喜冷，用药重在活血行气，养阴清火为主。阴症，疮色不红活，皮色如常，慢起不痛，或微痛，二便自利，精神短少，用药大补元阳为主。大凡疮症，《内经》云"皆属于火"，人身立命，就是这一个"火"字，火即气，气有余便是火，气不足便是寒。气有余之疮，即阳症，必由阻滞而成，用药故要清火养阴，活血行气，方用桂枝汤倍白芍，加麦芽、香附、栀子主之。气不足之疮，即阴症，必由阳不化阴而成，法当大补元阳，方用桂枝汤倍桂，加麦芽、附子、香附主之。此乃调和气血之妙法，原不在芩、连、银花、山甲、大黄之类专以清火。要知气血壅滞，方得成疮，调气即是行气，调血即是行血。桂枝重在调阳，白芍重在调阴，气有余则阴易亏，故倍芍药加栀子；气不足则阴更盛，而阳愈弱，故倍桂而加附子。学者切勿以此方为伤寒之方，非疮科之方。仲景以此方冠一百一十三方之首，而曰调和阴阳，试问人身阴阳调和，尚可得生病也否？尚可得生疮也否？若刀伤、折骨、跌打、闪挫，另有治法，又有手法，不与内因同治，故曰外科。

问曰：目病皆原内起，何以另列一科也？

答曰：医门一十三科，皆内科之恒事，不独眼科为然也。目病，一切皆从五脏六腑发出，岂有能治内症而不能治眼症者？然目之为病，亦千变万化，有工于此者，取其专于此，而辨症清，用药有据。无奈今之眼科，主有眼科之名，无眼科之实者多矣。目症有云七十二症，有云三百六十种，名目愈多，旨归即晦。今为之总其大纲，括以阴阳两字为主，余不足录。阳症，两目红肿，羞明，眵翳障雾，赤脉贯睛，目泪、痛甚，小便短，大便结，喜冷饮者是也。阴症，两目微红而不羞明，即红丝缕缕、翳雾障生，而不觉痛甚，二便如常，喜饮热汤者是也。务看先从何部发起，即在此处求之便了。部位亦不可不知，上眼皮属胃，下眼皮属脾，白晴属肺，黑睛属肝，瞳子属肾，两眦属心。再审系外感时气传染者，照外感发散、升解、清凉法治之，亦必有发热、头疼、身痛可凭。审是内伤，以致清气不升，浊阴不降而作者，看何部之病情独现，即在此求之，或宜甘温，或宜辛温，或宜收纳，或宜降逆，如法施之，便可尽目之事矣。

切脉约言

切脉一事，前贤无非借寸口动脉，以决人身气血之盛衰耳。盛者气之盈，脉动有力，如洪、大、长、实、浮、紧、数之类，皆为太过，为有余，为火旺，火旺则阴必亏，用药即当平其有余之气，以协于和平。衰者气之缩，如迟、微、沉、细、濡、弱、短、小之类，皆为不及，为不足，为火虚，火虚则水必盛，用药即当助其不足之气，以协于和平。只此两法，为切脉用药至简至便至当不易之总口诀也。后人未解得"人活一口气"之至理，未明得千万病形，都是这一个"气"字之盛衰为之，一味在后天五行生克上讲究，二十八脉上揣摹，究竟源头这一点气机盈缩的宗旨，渐为诸脉所掩矣。

三指说

前人于寸口之动脉，以三指按之，分出上、中、下，是将一气分为三气，三气即天、地、水，分而为三，合而为一。又于三部，而分出浮、中、沉，合三三如九之数，亦有至理，法亦可从，不得为错。其意欲借此以穷人身在上、在中、在下之脏腑、经络，以决人之疾病，可按法而治之，实属大费苦心。但理愈多，而旨愈晦，且纷纷聚讼。有云"左，心、小肠、肝、胆、肾；右，肺、大肠、脾、胃、命"；有云"左，心、膻中、肝、胆、肾；右，肺、胸中、脾、胃、命"；有谓"小肠当候于左尺，大肠当候于右尺"；有云"左尺候肾之元阴，右尺候肾之元阳"，互相矛盾，教后人如何遵从，余更不能无疑也。疑者何？疑分配之未当也。后天以子午立极，左寸候心火，左关候肝木，左尺候肾水，是子午对针，不为错，肝布于左，居左关，合法，肺布于右，何不居右关而居右寸？是子午对针，而卯酉不对针也？又可疑者，左尺候肾之元阴，右尺候肾之元阳，查人身二气合一，充塞上下四旁，阴阳打成一片，何尝定要分左右之阴阳乎？既分左为阳，元阳应在左尺候之，右为阴，元阴应在右尺候之，何左右候之不相符也？总而言之，阴阳气机出入之道不明也，千古混淆，不得不急正之。

拙见解

夫人身立命，本乾元一气，落于坤宫，二气合一，化生六子，分布上、中、下，虽有定位，却是死机，全凭这一团真气运行，周流不已。天开于子，人身这一团真气，即从子时发动，自下而中而上，上极复返于下，由上而中而下，循环出入，人之性命赖焉。切脉一事，无非定这一点气盛衰耳。查后贤分配脏腑脉图，与一元真气出入之机不符，余意当以仲景六经次序排之，方与一元真气出入之机相符。然仲景虽未论脉，而六经流行之气机，即脉也。今人不识一元之义，以两手寸口动脉，将阴阳分作两道看，不知左右固有阴阳之分，其实二气浑为一气，何尝分为二道也？不过真气运行，先从左而后及于右，从右而复及于左。左手属三阳，三阳用事，阳在外，而阴在内，当以立极之☳卦形之。右手属三阴，三阴用事，以阴在上而阳在下，当以立极之☶卦喻之。脉体，左手当以浮分取三阳，沉分取三阴；右手，当以浮分取三阴，沉分取三阳，庶与气机出阴入阳、出阳入阴之理相合，亦不致将一元分作二道看也。是否有当，高明斧正之。附气机循环图于下。

扶阳论坛

附录：医理真传

再解古脉说

古来圣圣相传，原不专在切脉一事，其要在望而知之，闻而知之，称为圣、神，为上一等说法也。问而知之，切而知之，称为工、巧，为下一等说法也。然考分配脉图，却不与六经气机相合，若与六经气机相合，则医家治伤寒方有实据，余甚不解何以不如斯也。再三追索，以为心肺居膈膜上，法天，故配之于寸，以为上者上也，胸喉中事也。脾胃居膈膜下，至脐，法地，故配之于中，中也者，上下之枢机也。肝肾居脐下，法水，故配之于下，以为下者下也，少腹、腰、股、膝、胫、足中事也。此是就后天生成之定位言之，理实的确可从，即以仲景六经排之，差错不远。

余按：后天生成定位，乃是死机，全凭这二五合一，这一团真气，呼吸运用，方是真机。五行充塞二气之中，二气即在五行之内。二气盛，则

231

气机循环图

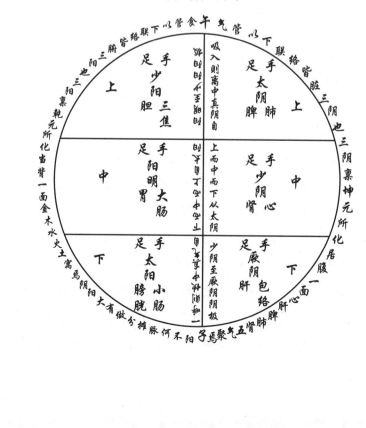

五行之气即盛；二气衰，则五行之气即衰；二气亡，则五行之气即亡。溯治病之要，望色以有神无神，定气之盛衰；闻声以微厉，判气之盈缩；问病以饮热饮冷，知气之偏盛；切脉以有力无力，知气之虚实。以此推求，万病都是一个"气"字，以盛衰两字判之便了，即以一气分为三气，以定上、中、下之盛衰，亦可。诸脉纷纷揣摹，试问天下医生，几人将二十八脉明晰？以余拙见，有力无力尽之矣，不必多求。论分配脏腑，《内经》不差，论气机出入一定法则，仲景六经为最。从《内经》也可，从仲景也可。余不敢以己见臆说为即是，姑存之，以与来者共商。

五行说

天地化生五行，故有青、黄、赤、白、黑之说焉。肝青象木，主东方春令；肺白象金，主西方秋令；心赤象火，主南方夏令；肾黑象水，主北方冬令；脾黄象土，主中央湿令。五行各司一气，各主一经，各有生克制化。《内经》云："肝布于左，肺布于右，心布于表，肾布于里，脾为四方之使。"历代注家，俱在方位上论，而不在一气上论，五行之实义，渐不明矣，余特直解之。夫人身与天地无异，天地以五行之气塞满乾坤，人身以五脏之气塞满周身，何也？骨本属肾，而周身无处非骨；筋本属肝，而周身无处非筋；血本属心，而周身无处非血；肌肉本属脾，而周身无处非肌肉；皮毛本属肺，而周身无处非皮毛。以此推之，五行原是一块，并非专以左肝、右肺、心表、肾里、脾中为主。盖以左肝、右肺、心表、肾里、脾中者，是就五行立极之处言之也。若执五方以求五行，而五行之义便失；以五行作一块论五行，而五行之义即彰。五行不出二气之中，二气即在五行之内，二气乃人身立极主宰，既生五行，又以五行为归。

然五行之要在中土，火无土不潜藏，木无土不植立，金无土不化生，水无土不停蓄，故曰："土为万物之母，后天之四象咸赖焉。"不独后天之四象赖之，而先天立极之二气，实赖之也。故经云："无先天而后天不立，无后天而先天亦不生。"后天专重脾胃，人日饮食水谷入脾胃，化生精血，长养神气，以助先天之二气，二气旺，脾胃运行之机即旺，二气衰，脾胃运行之机即衰。然脾胃旺，二气始能旺，脾胃衰，二气亦立衰，先后互赖，有分之无可分，合之不胜合者也。至于用药机关，即在这后天脾土上，仲景故立建中、理中二法。因外邪闭其营卫，伤及中气者，建中汤为最；因内寒湿气，伤及中气者，理中汤如神。内外两法，真千古治病金针、医家准则，惜人之不解耳。况一切甘温、苦寒之品，下喉一刻，即入中宫，甘温从阳者，赖之以行，苦寒从阴者，赖之以运，故曰："中也者，上下之枢机也。"后贤李东垣立补中汤，以治劳役伤脾，是套建中汤之法也，亦可遵从。俗语云"百病从口入"，是伤中之意也。余谓凡治一切阴虚、阳虚，务在中宫上用力。以上三法，皆可变通，但阴虚、阳虚，辨认不可不澈，上卷辨认法，切切熟记。

问曰：《内经》言"冬伤于寒，春必病温"，可另有说乎？

答曰：冬月既伤于寒，岂有延至春月始发之理？然亦有说焉。以为天地闭塞，阳气潜藏，人身之气机亦潜藏，感之轻者，随气机而潜藏，不即为病，至春日春风和畅，气机发泄于外，这点寒邪种子亦向外，故病作。如春日布种，而夏日收割，夏日布种，而秋日收割，病温之说，其意如斯也。推之"春伤于风，夏生飧泄；夏伤于暑，秋必痎疟；秋伤于湿，冬必咳嗽"，理无二义也。余亦有说焉。夫冬月寒令，天地之气寒，人身之气亦寒，潜藏是天地自然之机，人身同然，此正气也。客寒乃外之贼邪，邪正原不两立，无论一丝一毫客邪，着于人身，未有不即病者。感之既轻，不能闭塞气机，遇经气旺时，邪亦可以默化；感之若重，邪气即能蔽束气机，未有不即病者。况冬月伤寒而死者亦多，以此推之，此说殊不尽然。余再三追索，疑是内伤于生冷之寒湿，不能闭其卫外气机，故不即病，伏于其中，感天地闭塞潜藏之气机裹束，不能发泄，延至春月，寒气化为热邪，随气机发泄而外出，春月温和，故名之曰温病。如此推求，方得"冬伤于寒，春必病温"实据。诸书纷纷言温，而曰风温、寒温、温热、湿温、温燥，更立大头、杨梅、捻颈、软脚诸瘟，难以尽举。各家之说，以春为风温，夏为温热，长夏为湿温，俱在六气节候上论之。余意春月温和节令，

附录：医理真传

233

而加以温之名方妥，外此候而名温，即属不当。所谓寒温者，指发病之来脉说也；所谓风温者，指发病之时令言之也；所谓温热者，指寒变为热言之也；所谓湿温者，指夹内湿言之也；所谓温燥者，指邪入阳明燥地，伏而不出言之也。如此言温，而温之名始不错，舍此而在六气节候上言温，而温之名即诬。六气各有发病，试问又当何名？

再按：温病初起，先憎寒而后发热，以后但热而不恶寒，明明是春月温和，节中不正之气则为温邪，"温"字即"热"字看，先犯太阳，太阳为寒水之区，热不胜寒，故直趋阳明，伏于膈间，阳明主燥，燥亦热也，此刻温燥混为一家，故但热不憎寒，乃为阳明的确不易之症，仲景立麻杏石膏甘草汤，早已为此等症候具法也。

按：麻黄开腠里，杏仁利气机，石膏清阳明之肌热，甘草和中，俾邪之从太阳而入者，仍从太阳而出，真丝丝入彀之方也。后人立升降散一法，解表清里，而曰此为风温设也，不知此刻气机，气即是温，温即是气，气即是风也，何必多方立名？后人不得其旨归，即以此方为风温设，而不知与麻杏石甘汤同一法也。他如白虎汤、人参白虎汤、苍术白虎汤，因其所兼而用之也。温病总是一热病，是二阳之正病也。他书纷纷讲解，愈出愈奇，不可为法，学者须知。

认病捷要总诀

发热类

发热而身疼者，外感也（自汗桂枝汤，无汗麻黄汤）。发热而身不疼，饱闷吞酸者，内伤于食也（平胃散加消食行气之药）。发热身疼，不恶寒，舌黄而饮冷者，热伤于里也（白虎汤加桂枝、干葛）。发热身疼，恶寒，口不渴者，邪入少阴也（麻黄附子细辛汤）。素禀不足，无故身大热，舌青，欲饮极热者，元阳外越也，亦有口不渴者，皆同（吴萸四逆汤）。小儿发热，气粗口热者，表里俱病，内有热也（人参败毒散加芩、连、栀子）。发热，出气微温，而口不热，小便清长，大便不实，素有疾者，元气不固也

（理中汤、六君子汤之类）。

疟　疾

寒热往来而有定候者，真疟也。一日一发而在上半日者，邪在三阳为病也（宜小柴胡加桂、葛）。一日一发而在下半日者，邪在三阴为病也（宜理中汤加柴、桂）。二日一发者，病深一层也（按寒热轻重治之）。单热无寒，渴饮冷不休者，病在阳明也（宜白虎汤）。单寒无热，欲饮热者，病在太阴也（宜理中汤）。饱闷不舒，而发寒热者，食疟也（平胃散加楂曲、柴胡）。先吐清水，而后发寒热，欲饮极热汤者，脾阳外越，似疟而实非疟也（宜吴萸四逆汤）。

鼓　胀

单腹胀而四肢不胀，舌青，欲饮热者，阴邪伏于中而闭塞清道也（宜理中汤或吴萸四逆汤）。单四肢胀，而腹不胀者，脾阳不固，发散于四末也（宜理中汤加西砂）。有周身鼓胀，不渴，不欲食者，元气涣散也（宜收纳，切忌消肿，如理中、回阳之类）。有胀而皮色如血者，阴乘于上而作也（宜补阳以消阴，如阳旦汤、潜阳丹）。有胀而皮色如水晶，内无他病者，水气散于皮肤也（宜五皮饮）。胀病亦多，握定阴阳辨诀治之，决然不错。

积　聚

腹中有块，无拘左右，痛而始有形，不痛而即无形者，瘕症也（宜活血行气，如当归补血汤加桂、麦芽）。不痛而亦有形，按之不移者，癥病也（宜三物厚朴七气汤）。有嗳腐，大便极臭，而腹中有块者，宿食积聚也（平胃散加大黄、莪术）。有痰涎不止，腹中累累觉痛，作水声者，痰湿积聚也（宜桂苓术甘汤，理中汤加砂、半）。有小腹鞕满，小便不利者，血积聚于下焦也（宜五苓加桃仁、红花）。总之，喜揉按者，阴之积聚，由于阳不化阴也（宜温解）。手不可近者，阳之积聚，由于气不活而血壅甚也（宜攻破）。治积聚亦不出阴阳两法。

痰　饮

痰饮者，水湿之别名也。脾无湿不生痰，水道清则饮不作。痰清而不胶者，胃阳不足以行水也（宜温中，理中汤）。痰黄而胶，喜生冷者，火旺而津枯也（宜鸡子黄连汤）。痰白、痰青、痰咸，皆由于阳不足（宜温、宜补）。痰臭、痰吐如丝不断、痰结如砂石者，皆由于阴亏火旺（宜五味子汤、养血汤）。《金匮》列五饮之名，亦当熟看。

咳　嗽

咳而兼发热身疼者，外感也（小青龙、麻黄汤之类）。咳而不发热身痛，饱闷嗳腐臭者，饮食为病也，亦间有发热者（宜平胃散加麦、曲）。咳而声大热，喜极热汤，唇舌青白者，元阳外越，阴气上干清道也（宜吴萸四逆汤）。咳而身如瓮中，欲饮热者，肺为寒痰闭塞也（宜苓桂术甘汤加细辛、干姜五味子）。咳而口干喜冷饮，二便不利者，肺为火逼也（宜泻白散中加苏叶、栀子）。干咳而无痰者，肺燥血虚也（宜补血汤合黑姜甘草汤，加五味子）。咳而痰水如泉涌者，脾阳不运也（宜理中加砂、半、吴萸、茯苓）。咳症虽多，总以阴阳两法辨之即可。

喘

喘而发热、身疼者，寒邪闭塞肺窍也（宜麻黄汤倍麻）。喘而不发热身疼，舌青，二便自利者，元气上腾也（宜潜阳丹）。喘而身大热，面赤如朱，口不渴，唇舌青白者，元阳外越也（宜吴萸四逆汤）。

呕　吐

呕吐水谷，尚欲饮冷者，热隔于中也（宜黄连生姜汤）。呕吐而欲饮极热者，寒隔于中也（宜理中加吴萸）。呕吐，身热头痛者，夹外感也（宜桂枝汤倍生姜加吴萸）。呕吐，身大热而无外感，尚欲饮热者，脾阳外越也（宜附子理中加吴萸）。凡吐症发热者多，因吐气机向外，故身亦发热，以身不痛为据。

扶阳论坛

附录：医理真传

霍 乱

腹痛，吐泻交加，而欲饮水者，热隔于中，阻其阴阳交通之机也（宜五苓加炒栀）。吐泻交加而欲饮热者，寒隔于中，阻其阴阳交通之机也（宜理中汤）。

呃 逆

呃逆来饮水即止者，胃火上冲也（宜大承气汤主之）。呃逆来而欲极热饮者，阴邪上干清道也（宜吴萸四逆汤）。

痢 证

痢证不拘赤白，舌黄、脉有神者，燥热为病也（宜大黄木香汤）。痢证红白，脉无神而口不渴者，下焦阳衰，不能化下焦之精血也（宜附子理中加小茴、安桂）。痢证红白，身大热而渴饮极热，或不渴而舌青滑者，元阳外越，而内无阳以化肠胃中之精血也（宜吴萸四逆汤）。若大热、舌黄，饮冷不休，日数十次者，胃热极也（宜白虎汤加柴、葛）。痢疾初起，发热、身疼、脉浮者，外感也（宜人参败毒散）。

头 痛

头痛如裂，身无他苦，舌青、不渴，或身大热，或脉劲者，此皆元阳外越，暴脱之候，切忌发散，法宜收纳（宜四逆汤，或潜阳丹）。头痛、身热、颈背强痛者，风寒袭于太阳也（宜桂枝汤）。六经各有头痛，须按法治之，此不过明其危险者。

耳、目、口、鼻、唇、齿、喉各部肿痛

各部肿痛，或发热，或不发热，脉息有神，舌黄，饮冷，二便短赤，精神、饮食一切不衰者，气有余之症也（宜清凉、升解、攻下，如小柴胡、甘桔、白虎、凉膈、导赤之类）。各部肿痛，或发热，或不发热，脉息无神，脉浮大而空，或坚劲如石，唇口舌青白，津液满口，喜极热汤，二便自利，间有小便赤者，此皆为气不足之症，虽现肿痛火形，皆为阴盛逼阳

之的候。市医往往称为阴虚火旺，而用滋阴降火之药者极多。试问，有阴虚火旺，而反见津液满口，唇舌青滑，脉息无神，二便自利者乎？吾愿天下医生，切切不可见头治头，见肿治肿，凡遇一症，务将阴、阳、虚、实辨清，用药方不错误。

心　痛

心中气痛，面青、肢冷、舌滑、不渴者，寒邪直犯于心君，由君火衰极也（宜四逆汤）。心中气痛，面赤舌黄，欲饮冷者，热邪犯于心包也（宜栀子大黄汤）。

胸、腹、胁、背、腰、肘、胯、膝各部肿痛

各部肿与痛，而不喜手按者，或发热，或不发热，恶寒喜热，舌黄，便赤，脉息有神，乃为气血壅滞，皆有余之候（宜活血、行气、清凉之品）。各部或肿或痛，而喜手按者，或发热，或不发热，舌青，喜热饮，二便清长，脉息无神，人困极者，乃阳衰不能运行，皆为不足之候（宜温中、行气之品）。

二便病

二便不利，腹胀，烦躁，舌黄，饮冷，脉息有神者，乃阳邪闭结也（宜清凉、分利、攻下之品）。二便不利，腹不满，人安静，口不渴，喜卧，脉息无神，舌青滑者，阴邪闭于下，由阳不足不能化阴也（宜温补、回阳之品）。

辨认脉法

气有余：所现浮、洪、长、大、实、数、紧之类（倘病现阴色，不合脉，舍脉从病）。

气不足：所现沉、迟、细、微、虚、短、涩之类（倘病现阳色，不合脉，舍脉从病）。

辨认诸症法

气有余：所现脉息、声音、面色、饮食、起居，一切有神。

气不足：所现脉息、声音、面色、饮食、起居，一切无神。

辨认疮法

气有余：所现红肿、高凸、痛甚、烦躁，人有神者，痈也。

气不足：所现皮色如常、漫肿、不痛，人无神者，疽也。

辨认痘法

气有余：所现痘色紫红，或夹斑疹，顶焦，唇红，便闭之类。

气不足：所现痘疮灰陷平塌，寒战，唇口青白，便利之类。

辨认目疾法

气有余：所现红肿、痛胀、眵矐、障雾、赤脉、泪多、烦躁之类。

气不足：所现痛胀不甚，矐雾障膜虽多，不觉大苦之类。

辨色法

气有余：所现色紫红，口唇如朱，烦躁不宁。色不合病，舍色从病。

气不足：所现色滞暗，青白无神，唇口黑青。病不合色，卒闭须知。

辨舌法

气有余：所现舌黄、干白、紫红、黑黄、纯干黑，烦躁，饮冷。

气不足：所现舌青滑、润黄、黑润、干黑色、或青中带黄、或黄中带白、黑而润，津液满口，其人安静，而喜热饮之类。

辨口气

气有余：所现气粗，气出蒸手，出言厉壮之类。

气不足：所现气微、气短、气冷，出言微细之类。

239

辨口流涎水

气有余：所现流涎不止，口热，思水饮者，胃火也。

气不足：所现流涎不止，口冷，思热汤者，胃寒也。

辨二便

气有余：所现尿短赤、黄、红，粪硬、羊矢、极臭、极黄之类。

气不足：所现尿清长，间有黄者，粪溏，色白、色青之类。

辨皮毛肌肤

气有余：所现皮干枯，皮粗，毛干枯，肌肤燥痒之类。

气不足：所现皮肉光润，毛泽，肌肤虽瘦，无燥痒之形。

辨饮食

气有余：所现食多易消，善饥，喜饮汤水。

气不足：所现食少难消，反饱，喜硬食物。

辨起居、性情

气有余：所现身轻，喜动游，怒骂、喜笑、狂叫之类。

气不足：所现身重，嗜卧，不言不语，愁闷忧思之类。

钦安用药金针

余考究多年，用药有一点真机，与众不同。无论一切上、中、下部诸病，不问男妇老幼，但见舌青，满口津液，脉息无神，其人安静，唇口淡白，口不渴，即渴而喜热饮，二便自利者，即外现大热、身疼、头痛、目肿、口疮，一切诸症，一概不究，用药专在这先天立极真种子上治之，百发百中。若见舌苔干黄，津液枯槁，口渴饮冷，脉息有神，其人烦躁，即身冷如冰，一概不究，专在这先天立极之元阴上求之，百发百中。后列二图，学者细心参究。

寒邪外入图

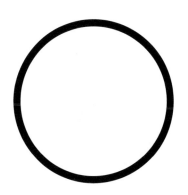

寒邪外入图说

今以一圈白色，喻人身一团正气，黑色喻外入之寒邪。邪犯皮肤第一层，及太阳所主，病现头项腰背疼痛，发热恶寒，邪既入于皮肤，如盗贼之入墙垣也。看其何处空虚有隙，便得而乘之，故不必拘定一日二日之说，或入于手足之阳明，或入于手足之少阳，或入于手足之太阴，或入于手足之少阴，或入于手足之厥阴。仲景以太阳一经，包括三百九十七法，一百一十三方，论传经，是六步流行之定理，论圆通，是六步之化机。仲景恐人不知贼之去向，故标出六经提纲病情，与夫误汗、误吐、误下、当汗不汗、当下不下、当吐不吐，用药失宜，变逆匡救之道，俱在一百一十三方之中，学者务宜留心，不必执定伤寒邪入如是，须知六客亦如是也。更要明得外邪入内，闭束皮毛气机，遏郁而为身热疼痛，故发汗散邪，为治外邪初入第一要着。苟外邪从阳经而入内，寒邪亦化为热邪，热甚则伤阴，轻浅者，仲景有人参白虎、小柴胡之类以存阴；最重者，仲景有大、小承气之类以救阴。苟外邪从阴经而入内，阴寒混为一家，阴盛则阳衰，轻浅者，仲景有大小建中、理中之类以扶阳；最重者，仲景有四逆、白通之类以回阳。余谓此即仲景治外邪入内之子午针也。

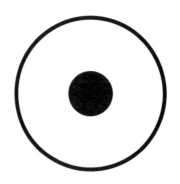

寒邪内生图说

　　今以一圈白色，喻人身一团正气。正气旺者，外寒不入，内寒不生。夫内寒之生，由于内之正气不足，正气不足一分，身内之阴寒便生一分。故经云："气不足便是寒。"究不足之原，因房劳过度者，则损肾阳；因饮食不节者，则损脾阳；因用心过度者，则损心阳。阳者，气也，阳气损于何处，阴寒便生于何处，积阴日久，元阳便为阴所灭也。在上者，仲景用桂枝以扶心阳。在中者，仲景用建中、理中以扶脾阳。在下者，仲景用四逆、白通以救肾阳。阳虚日久，不能化生真阴，阴液日亏，积之久久，血枯而虚阳又炽，反为客邪，此真可谓阴虚也，法宜甘寒养阴，切切不可妄用苦寒，故仲景有炙甘草汤、桂枝龙骨牡蛎汤、甘草黑姜汤之法，从阳以引阴，滋阴化阴。余谓此即仲景治内伤之子午针也。

　　诸书称"痨"字从"火"，皆是从损阳一语悟出也，惜乎解理未畅，后学无从下手，遂使由痨症而毙者多多矣。学者务要明得，损阳而阴象症形足征者，照上卷阳虚门法治之。损阳不能化阴，阴液枯竭，肌肤枯槁，神气短少，吐痰胶黏，有火形可验者，照仲景炙甘草、龙骨黑姜汤之法治之，阴虚门方，亦可择取。又要识得外邪从阳经入内，以致热伤血者，亦可谓阴虚，若此而论者，是谓之真阴虚。从外而致者，苦寒、清凉、升解俱可治之。若此论者，只宜甘温微寒，从阳养阴以调之，内外之法，至此详矣。

余于上卷将阳虚、阴虚症形实据列出，乃辨症认症之子午针也；辛甘化阳、苦甘化阴，乃用药之子午针也；气有余便是火，气不足便是寒，乃犹是一元中之子午针也。学者务宜潜心默会，期于明白了然，幸甚幸甚。

附：禳久病不愈，一切怪症奇疮善法

（小神作祟亦同）

凡人家中，最难免者疾病，感之轻浅，医药可愈。设或感之太重，三年两载，医药无功，此等疾病，非前世罪孽冤缠，即今生不知检束，积罪累愆之所致也。为人父、为人子、为人弟、为人兄、为人夫者，急宜反身修德，多行善功，或终身戒食牛犬，或全家斋敬九皇，或买鱼物而放生，或施棺木而修路，方便时行阴功，广积斋，诚涤虑，虔具悔罪、祈恩、解厄、消灾疏文，先申中宫，次申城隍，次申东岳，当空焚之，或可转危为安。余常以此法教人，应验屡屡，亦可以补医药之不逮处。